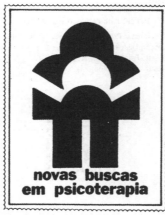

novas buscas em psicoterapia

VOL. 1

Dados Internacionais de Catalogação na Publicação (CIP)
(Câmara Brasileira do Livro, SP, Brasil)

Stevens, John O.
   Tornar-se presente : experimentos de crescimento em gestalt-terapia; [tradução de Maria Julia Kovacs, George Schlesinger]. - 14. ed. - São Paulo : Summus, 2013.
   (Novas buscas em psicoterapia; v. 1)
   ISBN 978-85-323-0099-7

1. Conscientização 2. Gestalt-terapia I. Título. II. Título: Experimentos de crescimento em gestalt-terapia. III. Série.

	CDD-153
88-2070	-616.89143
	NML-WM420

Índices para catálogo sistemático:

1. Consciência: Processos mentais : Psicologia   153
2. Conscientização: Psicologia   153
3. Gestalt: Psicoterapia: Medicina   616.89143
4. Gestalt-terapia: Medicina   616.89143

www.summus.com.br

Compre em lugar de fotocopiar.
Cada real que você dá por um livro recompensa seus autores
e os convida a produzir mais sobre o tema;
incentiva seus editores a encomendar, traduzir e publicar
outras obras sobre o assunto;
e paga aos livreiros por estocar e levar até você livros
para a sua informação e o seu entretenimento.
Cada real que você dá pela fotocópia não autorizada de um livro
financia o crime
e ajuda a matar a produção intelectual de seu país.

TORNAR-SE PRESENTE

experimentos de crescimento
em gestalt-terapia

JOHN O. STEVENS

Supervisão desta edição: Paulo Barros

summus
editorial

Do original em língua inglesa
AWARENESS
Exploring, experimenting, experiencing
Copyright © 1971 by Real People Press - USA
Direitos desta tradução adquiridos por Summus Editorial

Tradução: **Maria Julia Kovacs e George Schlesinger**
Supervisão da tradução: **Paulo Eliezer Ferri de Barros**
Foto da capa: **Lula Campos**

Summus Editorial

Departamento editorial
Rua Itapicuru, 613 – 7º andar
05006000 – São Paulo – SP
Fone: (11) 3872-3322
http://www.summus.com.br
e-mail: summus@summus.com.br

Atendimento ao consumidor
Summus Editorial
Fone: (11) 3865-9890

Vendas por atacado
Fone: (11) 3873-8638
e-mail: vendas@summus.com.br

Impresso no Brasil

NOVAS BUSCAS EM PSICOTERAPIA

Esta coleção tem como intuito colocar ao alcance do público interessado as novas formas de psicoterapia que vêm se desenvolvendo mais recentemente em outros continentes.

Tais desenvolvimentos têm suas origens, por um lado, na grande fertilidade que caracteriza o trabalho no campo da psicoterapia nas últimas décadas, e, por outro, na ampliação das solicitações a que está sujeito o psicólogo, por parte dos clientes que o procuram.

É cada vez maior o número de pessoas interessadas em ampliar suas possibilidades de experiência, em desenvolver novos sentidos para suas vidas, em aumentar sua capacidade de contato consigo mesmas, com os outros e com os acontecimentos.

Estas novas solicitações, ao lado das frustrações impostas pelas limitações do trabalho clínico tradicional, inspiram a busca de novas formas de atuar junto ao cliente.

Embora seja dedicada às novas gerações de psicólogos e psiquiatras em formação, e represente enriquecimento e atualização para os profissionais filiados a outras orientações em psicoterapia, esta coleção vem suprir o interesse crescente do público em geral pelas contribuições que este ramo da Psicologia tem a oferecer à vida do homem atual.

ÍNDICE

Nota Explicativa 11

Prefácio da edição brasileira 13

Introdução 17 a 19

Consciência 20 a 65

Zonas de Consciência 23, Focalizando 23, Generalizando 23, Seleção 24, Evitando 24, Duração e Fluxo 25, Conexão-Interrupção 25, Agradável-Desagradável 26, Vaivém (*Shuttling*) 26, Pretender 27, Processo 27, Atividades Físicas 27, Soltando seu Corpo 28, Contato-Retraimento 29, Exemplos 31, Tarefa Diária 35, Escutando os Arredores 36, Contatando 36, Prevendo 37, Retraimento 37, Imagens de Memória 38, Censurando 39, Contatando 41, Aceitando Sintomas 41, Exagerando Sintomas 42, Teste de Realidade 42, Vaivém (*Shutting*) 42, Identificação com Objeto 47, Cantarolando 49, Identificação com a Roseira 49, Amostra de Respostas 51, Aspectos da Experiência 60, Identificação com Opostos: respirando, sexo, raça, auto-escolha 63

Comunicação Interna 66 a 89

Exigência e Reação (Dominador-Dominado ou *Topdog-Underdog*) 67, Ouvindo a Si Próprio 71, Abandonando o "Passado" 72, Situação Sim-Não 73, Diálogo com os Pais 76, Eu Preciso-Eu Escolho 79, Eu Não Posso-Eu Não Vou 79, Eu Necessito-Eu Quero 80, Eu Tenho Medo-Eu Gostaria 80, Consciência da Face 82, Diálogo de Mãos 83, Diálogo com o Sintoma 85, Diálogo Sintoma-Outro 86

Comunicação com Outros 90 a 123

Escutando a Voz 92, Fala sem Sentido (*Gibberish*) 93, Identificação com a Voz 94, Diálogo Pai-Filho 95, Briga em Família 98, Afirmações Impessoais: Você, Nós, Eu 101, Transformando Perguntas em Afirmações "Eu" 102, Por que?-Porque 103, Como-O Que 103, Mas 103, E 104, Afirmações "Eu-Você" 104, Culpa-Ressentimento-Exigência 108, Você Tem-Eu Quero 112, Comunicação Não-Verbal 113, Anulação Não-Verbal 115, Espelhando: Corpo-Movimentos-Fala sem Sentido-Fala-Simultaneamente 116, Ressentimentos 120, Apreciações 121, Diferenças 122, Constatando a Posição da Outra Pessoa 122, Reagindo a Sentimentos 122

Ao Líder do Grupo ou Professor 124 a 132

Viagens de Fantasia 133 a 160

Tronco, Cabana, Corrente de Água 134, Respostas e Comentários 135, Pensamentos 143, Ressentimento-Apreciação 144, Fraqueza-Força 144, Inversões: Comunicação, Árvore, Características Dominantes 146, Estátua de Si Próprio 147, Companheiro 148, Motocicleta 149, Espelho 149, Loja Abandonada e Loja de Trocas 150, Gruta Submarina 152, Praia 153, Quarto Escuro 154, Homem Sábio 155, A Procura 156, Louco 157, Pessoa Esquerda-Direita 158, Outras Possibilidades 158

Pares 161 a 177

Para Mim é Óbvio Que-Eu Imagino Que 161, Trabalhando com a Imaginação 162, Conversa com as Costas 164, Eu Sou-Eu Represento 164, Ilha Deserta 165, Fala sem Sentido 165, Abrindo 166, Desenhando a Face 166, Telegramas 167, Vazios 167, Em Seguida 168, Diálogo com as Mãos 168, Segredos 168, Bom Menino-Mau Menino 169, "Deverias" 170, Professor-Aluno 170, Conversa de Pais 171, Completando Sentenças 171, Não-Eu (*Not-Self*) 174, Passeio às Cegas 174, Espaço Pessoal 175, Empurrar Sim-Não 176

Casais 178 a 187

Conhecendo 178, Provérbios 178, Suposições 179, Apreciação 180, "Não" Indireto 180, Inversão de Papéis 181, Machucando 181, Expectativas 182, Exigência-Resposta Maldosa 183, Roteiro de Vida (*Life-Script*) 184, Roteiro de Relacionamento 185, Contatando pelo Nome 185, Precisar-Querer-Sentir Falta 185, Diálogo Sim-Não 186, Oração Gestalt 186

Atividades de Grupo 188 a 225

Ensaios e Ansiedade 188, Demonstração de Identificação 189, Formando Grupos 191, Apresentações 193, Escolhendo um Líder 194,

Dando e Recebendo Apreciações 195, Expressão Não-Verbal 196, Três Desejos 197, Passar a Máscara 197, Robô-Idiota 199, Conversa com as Mãos 200, Exagero ou Inversão 203, Papel e Inversão 203, Tocando a Face 205, Animal 206, Exploração Cega de Objetos 209, Fim do Mundo 210, Espaçograma 211, Ponto Familiar 212, Ligação 213, Telegrama 213, Massagem nos Ombros 213, Organismo Submarino 214, Coração de Mãos 214, Máquina de Grupo 215, Círculo de Confiança 216, Levantar e Balançar 218, Massagem nas Costas em Grupo 219, Segredos 221, Argila Imaginária 222, Escultor 223, Amontoado 224, Círculo de Imitação 224, Natureza do Homem 225

Arte, Movimento e Som 226 a 248

Desenho Esquerda-Direita 226, Autodesenho 228, Diálogo de Desenho 229, Experimentando 230, Deixar Surgir 231, Escrevendo o Nome 233, Auto-Escultura 234, Movimento do Corpo 236, Respirando para Dentro do Corpo 237, Centrando 237, Compressão-Expressão 238, Base 238, Aproximar-se-Afastar-se 239, Tensionando 240, Casulo 240, Gravidade 240, Explorando Possibilidades 241, Dançarino 242, Crescendo 242, Evolução 243, Separação e Ligação 243, Incompleto 244, Perspectivas Não-Usuais 244, Diálogo de Movimentos 244, Chamas 245, Cantando 245, Diálogo de Som 246, Poesia de Consciência 247, Canto de Consciência 248

Palavras Finais 249 a 250

NOTA EXPLICATIVA

Esta obra recebe no original o título de *Awareness*. *Awareness* é uma palavra que não possui correspondente preciso em nosso idioma. Em geral é traduzida por "consciência", porém seu significado é muito mais amplo. No sentido psicológico, o equivalente em inglês de "consciência" seria *consciousness*. *Awareness*, porém, possui uma conotação que transcende este sentido, envolvendo um aspecto maior de "consciência". Assim, *awareness* pode significar "consciência", "conhecimento", "ciência", "atenção", "percepção" ou "sensação da presença de algo". *To be aware* pode ser "ter consciência", "estar consciente", "estar ciente", "ter conhecimento", "perceber, sentir a presença de algo em determinado momento", "presentificar", "aperceber-se de" etc. Em virtude dessa gama de significados possíveis, a palavra *awareness* foi traduzida alternadamente, de uma ou outra forma, procurando-se adaptar à conotação que parecesse a mais apropriada para o contexto específico.

PREFÁCIO DA EDIÇÃO BRASILEIRA

Lembro-me quando há três anos, Mariana, uma colega de faculdade, recém-chegada dos Estados Unidos, mostrou-me um exemplar deste livro, provavelmente um dos primeiros a chegar aqui. Havíamos participado de um grupo intensivo de Gestalt-terapia em um fim de semana e estávamos entusiasmados. O seu entusiasmo a levara aos Estados Unidos e ela trazia o livro como precioso. Eu andara lendo tudo o que pudera conseguir sobre Gestalt e Grupos de Encontro.

Havia iniciado o trabalho de grupos de desenvolvimento pessoal com outros terapeutas para estudantes de psicologia. Lembro-me da sensação de certeza de estarmos em um caminho verdadeiro, sempre que alguém do grupo descobria algo sobre si mesmo. Dedicávamos esforços para criar experimentos que facilitassem descobertas autênticas.

Lembro-me da sensação de humildade e espanto ao perceber semelhanças entre nossos experimentos e os propostos neste livro. Estávamos possivelmente em contato com solicitações e necessidades atuantes e presentes. Curiosamente, foi também como professor em cursos de Psicologia que Stevens organizou estas proposições. Existe de fato uma busca urgente e inquieta por parte dos estudantes de Psicologia, de qualquer coisa que os aproxime um pouco mais de suas experiências. Em sua insatisfação com as orientações mais acadêmicas e conceituadas por um lado, e com as orientações mais rigorosamente científicas e técnicas por outro, existe a convicção de alguma coisa mais próxima de suas realidades existenciais que os coloque em contato com suas ilusões, anseios, preocupações e fantasias. E, existe também a certeza não explícita de que estas ilusões e fantasias são o que de humano eles carregam, e o "humus" para suas realizações. Esta busca e insatisfação permanecem desorientadas apenas enquanto não se encontram.

Foi o contato com as solicitações constantes de bibliografia, orientação, formação de grupos de estudos e grupos de vivência, por parte dos estudantes com quem tenho convivido estes anos, que me levou a trabalhar para a tradução deste material, muito mais do que me sentir habilitado ou preparado. Foram também os estudantes que trabalharam para a realização desta tradução.

* * *

Os grupos que tenho orientado em colaboração com Denise Ramos, utilizando estes exercícios, me sugerem alguns comentários.

— Uma rápida indução de relaxamento, através de uma das modalidades da técnica de Jacobson,[1] facilita o contato com o próprio corpo, rebaixa o nível de estimulação externa e de excitações anteriores ao início do grupo, sendo de grande utilidade para introduzir os exercícios com fantasia. Com grande freqüência, este procedimento aumenta o grau de envolvimento com as vivências interiores, tornando-as mais vívidas e intensas. A mobilização assim obtida aparecerá no relato das fantasias e pode ser utilizada para trabalhos de "hot-seat",[2] não raro propiciando um episódio terapêutico.[3]

— Ao se passar, em uma mesma sessão, de um exercício com fantasias — onde a energia é orientada para vivências internas — para um exercício de pares — onde a orientação é para contato e interação — pode ser útil a realização de um dos exercícios rápidos de energetização propostos pela Bioenergética de Alexander Lowen ou de conscientização sensorial propostos por Bernard Gunther.[4]

Esta intercalação reativa e reorienta a energia dos participantes para um nível sensorial e de contato interpessoal. A mudança de um exercício com fantasias para outro de contato e interação é indicada quando o primeiro, por qualquer motivo, não tenha resultado em mobilização e envolvimento, mas, ao contrário, em um clima de cansaço ou desinteresse de boa parte dos membros do grupo.

O procedimento de intercalar exercícios corporais ao trabalho com fantasias (ou de interação e contato) é atualmente utilizado de forma generalizada pelos líderes de "workshops" das mais diversas orientações na bibliografia americana. O próprio Stevens, autor deste livro, atualmente intercala "T'ai chi" e outros exercícios físicos com trabalhos de "hot-seat" em seus "workshops".

---

1. Em: Técnicas de Relaxamento, Petho Sandor, Ed. Vetor, 1975.
2. Técnica básica da Gestalt-terapia desenvolvida por Frederick S. Perls amplamente explicada e exemplificada em seu livro Gestalt-Terapia Explicada (publicação desta coleção).
3. Episódio terapêutico: Utilizo-me desta expressão para indicar aqueles momentos de um processo terapêutico ou mesmo de um grupo não terapêutico, em que ocorre um pequeno passo em direção à integração de um conteúdo ou temática mobilizada e um fluir mais livre desta mobilização.
4. Por exemplo o exercício de tapinhas (slapping) descrito em Sense Relaxation, Bernard Gunter, Pocket Books, pág. 119.

— Os exercícios de diálogo em fantasia, embora inspirados no trabalho de "hot-seat" e mantendo a sua estrutura básica de alternância de lugares, não produzem de forma alguma a conscientização e integração de polaridades opostas obtidas com o trabalho individual. As fantasias emergentes são nitidamente as "gestalten" incompletas, os negócios inacabados, mas os participantes atuam dentro de suas formas habituais de evitar e bloquear.

Entretanto possibilitam uma forma de aproximação com áreas de experiência sistematicamente evitadas, proporcionando um certo alívio e uma revitalização da pessoa, freqüentemente expressa em termos de disposição e vontade de lidar mais profundamente com suas dificuldades.

— A abordagem deste livro fornece uma orientação bastante precisa; é diretiva e não interpretativa: fique no agora; aproxime-se de sua experiência; viva sua fantasia, não interprete-a; perceba como você interfere no seu modo de funcionar; não manipule sua experiência. Estas diretrizes constituem o legado fundamental da Gestalt-terapia e podem orientar qualquer outro tipo de exercícios de outras abordagens utilizados em Grupos de Crescimento Pessoal.

— Não obstante a forma espontânea e lúdica como são apresentados e embora em toda sua variedade representem uma riqueza potencial como fonte de crescimento, estes exercícios em si são tão neutros quanto o papel e os tipos que constituem este livro. Podem ser divertidos e usados de forma lúdica. Podem ser perigosos, se aplicados de forma descuidada. Podem ser impessoais, se utilizados apenas como técnicas. Podem ser produtivos, se orientados com propriedade. Como um espelho, os resultados refletem de forma nítida a maneira como são utilizados.

Paulo E. F. Barros
Abril/76

a

Fritz Perls

Caro Fritz:

Recordo-me principalmente do seu amor, seu calor, sua gentileza sempre que alguém era aberto e honesto — honestamente santo ou honestamente desgraçado. Lembro-me de quão brutal você era diante da desonestidade, recusando-se a tolerar qualquer tipo de trapaça. Sei que você não gostava de ser brutal, e preferia muito mais viver e fluir entre pessoas conscientes. Na verdade, sua brutalidade era a maior gentileza, trazendo muitos de nós à vida ao nos confrontar com nossos jogos e manipulações.

Com sua vida você tocou muita gente; gostaria que você pudesse ver o número de pessoas que está atingindo com seu legado de livros, filmes e gravações. Nos meus olhos há lágrimas de amor ao escrever isto, e posso ouvir a sua voz rica e profunda dizer: "Existe alguma mistura maravilhosa acontecendo". Obrigado, Fritz, por me guiar e me frustrar até a beira da descoberta, e por me mostrar os instrumentos para continuar a viagem.

INTRODUÇÃO

Este livro se refere à consciência ou conscientização (*awareness*), e como se pode explorá-la, expandi-la e aprofundá-la. A maior parte do livro consiste em experiências que solicitam de você focalizar sua consciência em certas direções e ver o que consegue descobrir. É incrível o quanto você pode descobrir a respeito de sua existência, simplesmente prestando atenção e tornando-se mais profundamente consciente de seu próprio experienciar. O que os sábios disseram durante séculos é verdade: o mundo está bem aqui ao lado — tudo que temos a fazer é esvaziar nossas mentes e nos abrir para recebê-lo. Os experimentos deste livro nasceram do meu trabalho com Gestalt-terapia em grupos de adultos, e a aplicação deste método ao lecionar em cursos de psicologia. Estes experimentos lhe oferecem oportunidade de descobrir mais a seu próprio respeito, trabalhando sozinho ou com outras pessoas, em pares ou grupos. Fazer uso ou não destas oportunidades depende de quanto você se dispõe a se entregar a elas.

Quando comecei a escrever este livro, pensei no quanto seria útil para indivíduos que viessem a utilizá-lo sozinhos, sem líder ou guia. Um dia, quando Jackie estava batendo à máquina parte do manuscrito, virou-se para mim com lágrimas escorrendo pelo rosto e contou o que estava se passando dentro dela. Embora sua atenção estivesse dividida entre a datilografia e a viagem à fantasia que estava datilografando, ela se envolveu na fantasia e descobriu algo dentro de si. Agora sei que o livro pode ser útil para você, mesmo se você trabalhar sozinho com ele. Depois, ela levou várias amigas à mesma fantasia, e também estas aprenderam algo sobre si mesmas. Uma destas amigas foi fazê-lo com outras colegas, obtendo bons resultados. Agora sei que muita coisa pode ser feita, mesmo por pessoas sem prática, utilizando este método. Melhor será se houver um líder que tiver explorado a sua própria consciência, tendo se tornado familiar com esta abordagem e sentindo-se bem com ela. Este livro é um desenvolvimento da Gestalt-terapia e recomendo de coração o livro *Gestalt Therapy Verbatim*,* de Fritz Perls, para quem quiser se aprofundar e entender completamente esta abordagem.

Os experimentos deste livro são ferramentas. Como qualquer ferramenta, podem ser usados de maneira hábil ou desajeitada, podem ser mal empregados ou desperdiçados. Eu não escreveria este livro se não estivesse convencido de que uma grande parte das pessoas fará bom uso dele. Espero que você o utilize como qualquer nova ferramenta, experimentando com cuidado, respeito e consciência do seu grau de compreensão. Discuto uma série de formas pelas quais esta abordagem pode ser mal empregada no capítulo *Ao Líder do Grupo ou Professor*. Se você o empregar enquanto trabalha consigo mesmo a responsabilidade é toda sua, mas se trabalha com outros, leia este capítulo com cuidado e mantenha-o em mente.

Há uma porção de livros sobre autocrescimento que lhe sugerem para mudar. Quando você tenta mudar, você se manipula e se tortura, ficando dividido entre uma parte sua que quer se modificar e outra que resiste à mudança. Mesmo se conseguir mudar desta forma, o preço é conflito, confusão e incerteza. Usualmente, quanto mais você tenta mudar, pior se torna sua situação.

Este livro é baseado na descoberta de que é mais útil se tornar mais consciente de si próprio como você é agora. Antes de tentar se modificar, impedir ou evitar algo que não gosta em si mesmo, é mais efetivo conservar isto, e se tornar mais consciente de que existe. Você não pode melhorar sua própria forma de atuar, pode somente interferir, distorcendo-a ou disfarçando-a. Quando você entra realmente em contato com sua própria experienciação, descobre que a mudança ocorre, sem esforço ou planejamento. Com consciência total você pode deixar acontecer o que tiver que acontecer, com a confiança de que vai dar certo. Você pode aprender como se soltar, viver e deixar fluir o que com você ocorre e aquilo que experiencia, sem frustrar-se com exigências de ser diferente. Toda a energia que é mobilizada para a batalha entre tentar mudar e resistir à mudança pode ser usada na participação ativa ou passiva do que acontece em sua vida. Esta abordagem não lhe dará respostas para os problemas da sua existência, mas utensílios que você poderá usar para explorar sua vida, simplificar e esclarecer seus problemas e confusões e ajudá-lo a descobrir suas respostas.

Este livro decididamente não "o ajustará à sociedade". Pode auxiliá-lo a se ajustar a *si próprio*, ajudá-lo a descobrir sua própria realidade, sua própria existência, sua própria humanidade, e se sen-

---

* *Gestalt-Terapia Explicada* — Publicado por esta Editora. (N. do T.)

tir bem com ela. Muitas vezes isto far-se-á em oposição ao que a sociedade, seu esposo(a), seus amigos dizem que "deveria" ser. Se muitos de nós entrarmos em contato com nossa própria realidade humana, talvez possamos construir uma sociedade que seja apropriada ao que nós *somos*, e não ao que "deveríamos" ser. Mas o mais importante é que a exploração da consciência leva a um contínuo enriquecimento e envolvimento com sua vida, que precisa ser experienciada para ser conhecida.

Alguns anos atrás, quando ia a uma reunião noturna, encontrei uma jovem senhora morta num acidente, pouco tempo antes. Eu não sabia que ela estava morta; fiz o que pude por ela, e constatei que não havia sinais de vida e que a umidade dos olhos estava secando. A memória daquela jovem senhora permaneceu vívida durante aquela noite, e está comigo agora. Mais tarde, na mesma noite, vi o sangue pulsando na garganta de outra mulher, enquanto esbravejava e batia no seu filho. Gritei silenciosamente: "Acorde! Fique feliz por estar viva!". A todos nós foi dado um presente precioso: a vida; e quão pouco nós a apreciamos. Obrigado, senhora morta da minha memória, por me despertar e me fazer lembrar da vida.

CONSCIÊNCIA

Minha experiência pode ser dividida em três tipos de consciência, ou zonas de consciência:

1) *Consciência do mundo exterior: Contato sensorial presente com objetos e acontecimentos.* O que no momento vejo, escuto, cheiro, toco e sinto o gosto. Agora, por exemplo, vejo minha caneta deslizando sobre o papel, formando as palavras, e ouço o ruído. Sinto o cheiro da fumaça do fogo, sinto a textura do papel sob as minhas mãos, e sinto o gosto doce dos morangos na minha boca.

2) *Consciência do mundo interior: Contato sensorial presente com eventos interiores.* O que sinto agora dentro da minha pele, cócegas, tensões musculares e movimentos, manifestações físicas de sentimentos e emoções, desconforto, bem-estar etc. Agora sinto a pressão na ponta do dedo indicador esquerdo enquanto este segura o papel. Sinto uma rigidez desagradável do lado direito do meu pescoço, e quando movo a cabeça me sinto melhor etc.

Os dois primeiros tipos de consciência englobam tudo que posso saber sobre a realidade presente da forma que a experiencio. Esta é a base sólida da minha experiência: são os fatos de minha existência aqui, no momento em que ocorrem. Não importa o que eu ou os outros pensamos ou sentimos *sobre* esta consciência, ela *existe*, e discutir, teorizar ou queixar-se não a tornará inexistente. O terceiro tipo de consciência é diferente, minha consciência de *imagens*, de coisas e fatos que *não* existem na realidade presente.

3) *Consciência da atividade da fantasia: Isto inclui toda a atividade mental, além da consciência presente da experiência em andamento. Todo o explicar, imaginar, interpretar, adivinhar, pensar, comparar, planejar, recordar o passado, antecipar o futuro etc.* Agora eu imagino quanto tempo levarei para escrever este livro. Tenho uma imagem de como ficará o livro quando estiver terminado, e penso como você, leitor, reagirá a ele; você o achará útil e gostará de mim por tê-lo escrito? Tudo isto é irrealidade. O livro não está

feito: não posso vê-lo e você não o tem à sua frente e não pode reagir a ele. É tudo fantasia e imaginação minha.

Há, nessa fantasia, uma realidade subjacente. Posso descobrir mais sobre esta realidade se me envolver na fantasia e me tornar ciente das minhas sensações físicas, percepções e atividades. Quando penso quanto hei de demorar para escrever o livro, conscientizo o cansaço do meu corpo e percebo que o desejo de acabá-lo emerge agora deste cansaço. Imagino sua reação ao livro, torno-me consciente de que quero que você goste de mim, quero ser útil a você. Ao escrever isto, as sensações de calor em meu corpo e as lágrimas nos olhos confirmam sua veracidade. Fico com esta sensação por algum tempo e outra coisa começa a se desenvolver, algo mais básico do que você gostar de mim ou de eu lhe ser útil. Você gostando de mim ou não, eu adoraria estar com você, com a realidade sob os nossos pés, e sei que este livro pode nos ajudar nisto. Enquanto escrevo, meu corpo se sente sólido e confiante, dizendo "sim".

É difícil aceitar a percepção de que tudo existe no "agora". O passado existe como parte da realidade presente — coisas e memórias que eu *penso* serem "do passado". A idéia do passado é, às vezes, útil, mas é uma idéia, uma *fantasia* que mantenho agora. Considere o seguinte problema: "Prove-me que o mundo não foi criado há dois segundos, completo, com artefatos e recordações".

Nossa idéia do futuro é também irreal, embora às vezes seja útil. Nossa idéia do futuro, tal como nossa concepção do passado, é baseada na nossa compreensão do presente. Passado e futuro são nossos palpites sobre o que precede o momento presente e o que se seguirá a ele. E estes palpites ocorrem no *presente*.

Agora

É apenas isto,
nenhum projeto nem manuscrito final
sobrevive, com o qual se possa especular,
porque eu os queimei.
Nenhuma edição tem data,
não distingo impressões,
números, sinais ou cópias,
então o que você assimila, colecionador,
não será apreciado.
Não ponha isto em sua prateleira, crítico,
porque o papel especial dissolve no ar.
Leia, isto é tudo;

agora é o único tempo
para receber a hóstia de nosso sacramento
antes que desapareça.
Isto é tudo que há.

Peter Goblen

Nas instruções que se seguem peço a você que explore sua própria consciência e observe algumas propriedades básicas da mesma. As reticências (...) indicam pausa. Pare de ler quando chegar a elas e dedique algum tempo para sua própria percepção. Se você não dispuser de tempo para descobrir sua própria experiência, estas instruções serão inúteis, tal como o mapa de um lugar que você nunca viu. Para se descobrir um lugar totalmente é preciso gastar tempo, olhar em volta enquanto se está lá, e voltar e descobrir mais, em horas e estações diferentes. Um riacho tranqüilo pode se tornar uma torrente bravia em tempos chuvosos, ou um fosso estéril na seca. O mesmo é verdadeiro para o que você descobre a respeito da sua própria existência através destes experimentos. Numa época você poderá se tornar consciente de certas coisas, enquanto que, mais tarde, poderá encontrar outras, bem diferentes. Cada uma destas experiências representa uma parte válida da sua realidade naquele momento.

Sei que muitos de vocês lerão o livro rapidamente, sem fazer a maioria dos experimentos. Se você realizar todos eles, levará tempo para trabalhar com o livro inteiro. Algumas vezes poderá ficar aborrecido com o número de experimentos um tanto similares. Ao mesmo tempo, muitos destes experimentos apresentam pequenas diferenças que poderão ser mais úteis se constituírem uma surpresa. Se você já os tiver lido casualmente, saberá o que vai acontecer, e enganará a si mesmo, não vivenciando descobertas importantes.

Em todos esses experimentos peço para você prestar atenção a um ou vários aspectos de sua consciência. Embora eu apresente estes experimentos como unidades individuais, a realidade é que eles levam a um todo. Todas estas formas de aumentar sua consciência e manter contato com sua existência podem se tornar parte integrante de sua vida. À medida que você avançar por estes experimentos, poderá descobrir mais nos últimos, graças ao que descobriu nos primeiros. Da mesma forma, você poderá voltar a experimentos anteriores e receber mais deles, aproveitando o que descobriu nos últimos. Alguma vivência dos experimentos básicos que se encontram nos primeiros capítulos é necessária para entender e fazer uso do resto do livro. Você estará se enganando se não se entregar totalmente a estes três capítulos antes de continuar.

Empenhe-se em tentar alguns dos experimentos básicos que se seguem, e volte a eles pelo menos uma ou duas vezes para que você possa descobrir seu valor. O que você descobrir nestes primeiros experimentos poderá não lhe parecer muito importante, mas são as bases e o fundamento desta abordagem.

Zonas de Consciência

Dedique algum tempo para prestar atenção àquilo que você agora tem presente na consciência. Seja somente um observador da sua consciência, e veja para onde ela vai. Diga a si mesmo: "Agora tenho presente..." e complete esta sentença com o que se fizer presente no momento; observe se algo *fora, dentro* ou *fantasia*. ... Para onde vai a sua atenção? ... Você está, na maior parte do tempo, consciente de coisas fora do corpo, ou de sensações dentro da sua pele? ... Agora dirija sua atenção a qualquer coisa da qual você esteja menos consciente, dentro ou fora, e presentifique-a mais. Até que ponto você está ocupado com fantasias, pensamentos, imagens? ... Observe que, enquanto você está ocupado com um pensamento ou uma imagem, sua consciência da realidade interna ou externa diminui ou desaparece. ... Se você aprender firmemente a distinção entre fantasia e realidade da sua experiência presente terá dado um grande passo no sentido de simplificar sua vida.

Focalizando

Continue vivenciando a sua consciência e perceba que esta é como um farol. Aquilo em que você focaliza sua atenção está claro, mas outras coisas tendem a sumir da consciência. Se peço que tenha presente aquilo que ouve, você provavelmente ouvirá diferentes sons ou ruídos. ... Enquanto você faz isto, estará, na maioria das vezes, inconsciente da sensação nas mãos. ... Quando menciono as mãos, sua atenção se move para lá, e você se conscientiza das sensações que as envolvem. ... Quando sua atenção se transporta para lá, sua consciência dos sons vai desaparecendo. ... Sua consciência pode mudar de uma coisa para outra rapidamente, mas você só pode estar totalmente consciente do que estiver em foco no momento. Dedique algum tempo para se tornar mais consciente de como você focaliza sua consciência e o que surge no foco dela. ...

Generalizando

Observe quando você começa a generalizar, tal como "agora estou consciente de todo o quarto" ou "ouço todos os sons". Generalização é uma atividade de fantasia da "mente", quando esta acumula imagens individuais e as "cozinha" em generalizações. Consciência é algo mais agudo e mais localizado. Se você observar que está generalizando, volte sua atenção ao foco de sua consciência no momento presente, e veja o que consegue contatar claramente. ...

Seleção

Agora observe que *tipo* de coisas e eventos você presentifica. De todos os milhares de experiências possíveis, num momento, só algumas emergem à sua consciência. Há um processo seletivo que dirige a sua atenção a certos tipos de coisas, que são de certa forma relevantes para você, tendendo a ignorar outras. Por exemplo, você pode, na maioria das vezes, observar cores, formas, texturas, imperfeições, coberturas, sons, movimentos, tensões ou sensações físicas etc. Novamente dedique tempo para ser só um observador enquanto deixa a consciência vagar. Observe que tipos de coisas e fatos emergem espontaneamente, e veja se consegue descobrir como é seu processo seletivo. ...

Agora tente dizer "Estou selecionando (ou escolhendo) ter consciência de..." e termine a sentença com aquilo que você tiver presente no momento. Faça isto por alguns minutos.

Evitando

Agora perceba que esta focalização seletiva em certos tipos de experiência é também uma forma de *não* focalizar alguma outra coisa; uma forma de evitar ou excluir certas experiências. Preste atenção à sua consciência e, depois de presentificar algo, continue dizendo "E eu deixei de fora..." e complete a sentença com algo que tenha evitado antes. Faça isto durante alguns minutos e perceba o que está excluindo. Que tipo de coisas você exclui?

Há sempre outras coisas e eventos que não estão perto do seu foco de atenção. Você pode descobrir quais são, observando aquilo de que você não está se apercebendo. Agora, o que você *não* tem presente? ... Tente dirigir sua atenção para coisas ou eventos que não estejam no foco de sua consciência no momento e dedique algum tempo para contatá-los, e sentir mais sua presença. ...

Agora diga a si próprio "Agora eu não tenho presente..." e complete a sentença com algo de que você não esteja consciente no momento. Ao fazer isto você se conscientiza de algo, aqui e agora, cuja presença não era sentida no momento anterior. Permaneça nesta experiência por algum tempo e veja o que mais consegue descobrir sobre ela. Repita o processo e descubra o que não se faz presente em determinado momento. Faça isto durante alguns minutos e observe que tipos de experiência você tem. ...

Agora tente algo parecido, mas um pouco mais específico. Diga a si mesmo "Precisamente agora estou *evitando*..." e complete a sentença com o que quer que você esteja evitando nesse momento. Enquanto faz isto, você se torna consciente do que excluía previamente do seu foco de atenção. Presentifique isto por algum tempo e veja o que mais consegue descobrir a este respeito. Repita então a experiência e descubra o que mais você está evitando. Faça isto durante vários minutos e observe que tipo de vivência você está excluindo e como se sente ao se conscientizar dela. ...

Duração e Fluxo

Agora torne-se um observador da sua consciência, enquanto você a deixa vagar, e conscientize-se por quanto tempo uma mesma coisa se faz presente. ... Observe se a sua consciência pula rapidamente de uma coisa para outra ou se ela se move mais devagar, propiciando-lhe bastante tempo para contatar aquilo de que você está consciente. ... Agora experimente acelerar o fluxo de sua consciência de uma coisa a outra. ... Agora diminua seu fluxo de consciência e experiencie isto. ... O que você observa a respeito de sua consciência quando esta se move rápida ou lentamente? ... Agora deixe sua atenção vagar livremente, e seja simplesmente um observador. ... Esteja ciente da diferença de tempo que você gasta em coisas distintas; você provavelmente fica mais tempo com algumas experiências e menos com outras. ... Observe que experiências você admite por mais tempo, e que outras passam rapidamente. ... Agora continue fazendo isto, e ajuste o tempo para diminuir o fluxo da sua consciência. Quando você notar que se mantém numa experiência por algum tempo, siga adiante; quando se conscientizar de mudanças rápidas, diminua ou volte àquilo que passou depressa, e fique ali por algum tempo. ... Agora presentifique o fluxo de consciência, enquanto ele muda de uma coisa para outra. ... Você observa alguma direção ou padrão neste fluxo? ... Você percebe sua consciência voltando repetidamente a uma coisa, ou tipo de coisa, ou alternando entre um e outro tipo de coisa?

Conexão-Interrupção

Continue a prestar atenção a este fluxo de consciência e que conexão há entre coisas sucessivas das quais você se conscientiza. ...

Enquanto sua consciência se move de uma coisa para outra, como se relacionam estas coisas? ... Siga este fluxo e aprenda mais sobre a sua direção e forma de ser. ... Observe quando o fluxo é interrompido. Quando ele parar ou mudar subitamente seu caráter ou direção, volte ao que você sentiu antes desta interrupção e focalize nisto sua atenção, por algum tempo. Veja se pode descobrir mais sobre isto. ... Como você se sente quando permanece com esta sensação? ...

Agradável-Desagradável

Novamente, dedique alguns minutos para se conscientizar do seu fluxo de consciência, e, quando se conscientizar de algo, observe se isto é agradável ou desagradável para você. ... Que diferença você observa entre a consciência de algo agradável e algo desagradável? ... Sua consciência permanece mais com uma sensação ou com outra? ... Você tem menos presente os detalhes de uma ou de outra? ... Há algum padrão ou semelhança naquilo que você experimenta como agradável e desagradável? ... Continue com isto por algum tempo e aprenda mais a respeito de como a sua vivência de experiências agradáveis e desagradáveis difere. ...

Uma interrupção no fluxo de consciência é, às vezes, uma resposta a uma mudança brusca no ambiente, mas, mais freqüentemente, é uma reação à percepção de algo desagradável. Nós geralmente evitamos algo desagradável, e interromper nossos sentimentos é uma forma de manter experiências desagradáveis a distância. Esta é uma das principais maneiras de reduzirmos e limitarmos nossa consciência. Se você se conscientizar de que está evitando ou alienando uma experiência, será possível inverter este processo. Se observar uma interrupção de sua consciência, poderá focalizar sua atenção na experiência que precedeu imediatamente a interrupção e descobrir mais a respeito daquilo que está evitando. Agora tente isto mais uma vez. ...

Vaivém (*"Shuttling"*)

Tente alternar entre a percepção de algo externo e de algo interno por vários minutos. Primeiro sinta a presença de algo ao seu redor. ... Então, presentifique as sensações físicas dentro de seu corpo. Continue a se mover entre a percepção de eventos internos e externos. ... Enquanto você faz isto, esteja também consciente do seu fluxo de atenção, das interrupções que o afetam e das conexões entre eventos sucessivos que se fazem sentir. Prossiga com isto por algum tempo e aprenda mais a respeito de como sua experiência de eventos interiores se relaciona com a sua experiência do ambiente externo.

Agora continue com este vaivém e tente considerar a sua consciência de eventos interiores como sendo a resposta à sua presentificação do exterior. Tome conhecimento de algo fora e diga "A minha resposta a isto é..." e termine a sentença com aquilo que você tiver presente ao voltar para a consciência de algo interior. Por exemplo: "Tenho presente o tapete grosso e macio, e minha resposta a isto é a sensação relaxada nas coxas". Continue com isto por alguns momentos. . . .

Pretender

Continue a prestar atenção ao seu *continuum* de consciência e fique atento a qualquer intenção que nela se manifesta. Sua consciência flui quando você está como observador? Ou você está fazendo algo específico, impondo alguma atividade intencional? Por exemplo, você pode estar se esforçando para "se sair bem", pode estar excluindo algum tipo de experiência ou "obedecendo" o que as instruções lhe pedem para fazer. Durante algum tempo observe quando uma intenção guia sua consciência, em vez de deixá-la fluir sozinha. . . .

Processo

Nossa linguagem tende a estruturar nosso mundo como uma porção de coisas que ocasionalmente se modificam, que interagem entre si etc. É bem mais difícil ver o mundo como um conjunto de processos em constante mudança, mas esta visão é também muitas vezes mais válida e útil. Continue prestando atenção ao seu *continuum* de consciência e coloque-a em termos de processo, em vez de colocá-la como coisas. Por exemplo: Em vez de dizer "Eu sinto tensão" diga "Sinto que me reteso" ("*I feel tensin*"). Em vez de "Eu ouço os pássaros" diga "Estou ouvindo gorjear e chilrear". Em vez de "Sinto a brisa" diga "Estou sentindo o ar se mover suavemente sobre os meus braços". Durante algum tempo entre em contato com o fluxo e o processo de experienciação do mundo à sua volta.

Atividades Físicas

Agora focalize sua atenção em seu corpo e nas suas sensações físicas. Se observar alguma tensão, movimento ou desconforto, expresse-o por meio de alguma atividade em andamento, tal como empurrar, tensionar, ou segurar. ... Agora exagere esta atividade e conscientize-se dela. Se você estiver retesando o ombro, retese-o mais e perceba quais são os músculos que usa e como se sente ao fazê-lo. Agora assuma a responsabilidade por esta atividade muscular e suas conseqüências. Por exemplo, diga a si próprio "Estou retesando meu pescoço e estou me machucando", ou "Estou mantendo meu braço direito esticado e estou me enrijecendo". Toda a sua tensão muscular é produzida por você mesmo, e muito do seu desconforto físico resulta dela. Durante algum tempo tenha presente as suas atividades físicas, assumindo responsabilidade pelo que está fazendo. ...

Soltando seu Corpo

Nós interferimos com nossa maneira de funcionar, impedindo a expressão de grande parte do que acontece conosco. Você pode aprender a deixar seu corpo estar no comando e libertar-se desta interferência. Comece por deitar-se num tapete ou numa cama firme, numa posição que lhe seja realmente confortável. Uma boa posição é deitar de costas com os joelhos dobrados, com as plantas dos pés no chão, e os joelhos apoiados um contra o outro. Feche os olhos e entre em contato com seu corpo. ... Você se sente realmente confortável? Veja se consegue ficar ainda mais confortável, mudando um pouco sua posição. ... Agora tome consciência do seu respirar. ... Observe todos os detalhes de como você está respirando. ... Sinta como o ar se move no seu nariz ou na sua boca, passando pela garganta até os pulmões. ... Observe todos os detalhes de como seu peito e sua barriga se movem quando o ar entra e sai dos pulmões. ...

Agora observe se pensamentos ou imagens vêm à sua cabeça. ... Observe como estas palavras interferem na consciência que você tem das sensações físicas produzidas pela sua respiração. ... Preste atenção a estes pensamentos e imagens e perceba o que acontece se tentar evitá-los. ... O que você experiencia quando tenta evitar estes pensamentos? ... O que você sente agora em seu corpo? ...

Agora tente algo diferente. Em vez de procurar evitar os pensamentos, focalize sua atenção na respiração. ... Quando perceber que sua atenção se desviou para pensamentos e imagens, coloque novamente em foco as suas sensações físicas, produzidas pela respiração. ... Não lute, apenas observe quando você se preocupa com palavras e imagens, e depois volte sua atenção para a respiração. ...

Agora dirija sua atenção para o seu corpo e observe que parte dele manifesta sua presença, espontaneamente. ... Quais são as partes do seu corpo que você tem presente? ... Agora examine o seu corpo e observe que partes dele você pode conscientizar facilmente, tendo uma sensação clara e distinta. ... E que partes do seu corpo você sente vagas e indistintas, mesmo quando focaliza sua atenção nelas? ... Você observa alguma diferença entre o lado esquerdo e o direito do seu corpo? ...

Agora tome consciência de algum desconforto físico, e dirija sua atenção a ele. ... Entre em contato com o desconforto, presentifique-o profundamente. ... Enquanto se torna mais consciente desta experiência, você pode perceber que ela se desenvolve e se modifica rapidamente. Um movimento, sensação ou imagem pode evoluir daquilo que você está focalizando. Permita que esta modificação ou evolução tenha lugar, sem interferência, e prossiga focalizando sua atenção naquilo que emergir. Deixe seu corpo fazer o que quiser, e deixe acontecer o que tiver que acontecer. Continue com isto por cinco ou dez minutos e veja o que se desenvolve dessa focalização da sua atenção naquilo que emerge em sua consciência. ...

Contato-Retraimento

Olhe em torno de si, e entre em contato com seu ambiente. O que você experiencia neste local? ... Agora feche os olhos. ... Afaste-se desta situação, e vá embora daqui, na imaginação. ... Vá para onde quiser e vivencie o que é estar lá. Como é tal lugar? ... Como você se sente lá? ...

Agora abra os olhos e conscientize-se da situação aqui. Como é estar aqui? ... E como você se sente agora? ... Compare sua situação aqui com a sua situação lá. ...

Vá novamente embora, para onde quiser, ou para o mesmo lugar ou para qualquer outro ... e novamente experiencie totalmente a situação. ...

Abra seus olhos mais uma vez e entre em contato com a situação aqui. ... Compare-a com a situação de lá. ...

Continue neste vaivém, entre estar aqui e estar lá, e tenha isto presente. ... Observe qualquer modificação na sua experiência enquanto segue neste vaivém por alguns minutos. ...

Agore volte para cá e abra os olhos ... e silenciosamente absorva sua experiência de ir e vir. ...

Este vaivém de contato-retraimento poderá ser-lhe útil de diversas maneiras. Ao retirar-se brevemente de uma situação (ou para uma experiência física, ou para a fantasia, ou ambas) você pode descansar um pouco e recuperar as forças, para em seguida voltar com mais energia à situação presente, com a qual você precisa lidar. E também, se você examinar cuidadosamente a situação de lá, poderá descobrir ali o que está faltando na situação *aqui*. Se você está tendo dificuldades com pessoas na situação aqui, poderá se retirar para uma situação de fantasia, onde estará sozinho, ou com pessoas com as quais não tem dificuldades; um lugar onde você pode descansar e se sentir mais confortável.

Outra coisa que você pode encontrar na situação ali são acontecimentos inacabados, que necessitam ser completados de alguma forma: uma discórdia não resolvida, uma grama a ser aparada etc. Quando você se retira para a fantasia, muitas vezes recebe lembretes destas situações inacabadas, que não deixam você descansar. Se você estiver se apegando rigidamente ao que estiver fazendo, talvez apenas esteja evitando lidar com essas situações inacabadas, e essas impedirão seu envolvimento total com o presente. Eis aqui um exemplo simples e útil: se você estuda um livro de maneira forçada, provavelmente lê sem entendê-lo. Seus olhos correm pela página, mas um minuto depois é possível que não se lembre de mais nada, porque muitas coisas exigem a sua atenção. Se você se afastar temporariamente para outra coisa, como, por exemplo, se espreguiçar, comer um doce, ou recuar para a fantasia, poderá voltar ao livro com energia redobrada. Se não se afastar de uma situação como esta, você se cansará, sem benefício algum.

Se você deixa totalmente de lado uma situação difícil, muitas vezes esta se torna pior, e raramente desaparece; amarrando-se a ela, você se cansa. Se você alternadamente enfrentar o problema e recuar temporariamente para reunir forças, poderá ser mais eficaz. A maioria das pessoas entende que um retraimento demorado demais é ruim. Poucas percebem que um contato longo demais é igualmente ruim. Enquanto lê este livro, pare ocasionalmente e perceba se está realmente em contato com ele, ou se sua atenção está voltada para outro lugar. Se estiver em outro lugar, deixe o livro por algum tempo e volte quando a sua atenção estiver menos dividida.

Os trechos que se seguem são transcrições de gravações de pessoas em grupo começando a explorar seu *continuum* de consciência. Ilustram alguns dos aspectos de consciência que os experimentos anteriores demonstraram. Os comentários do líder serão colocados entre dois traços, da seguinte forma: /L: O que você tem presente neste momento?/

Não leia adiante enquanto não tiver feito os experimentos anteriores por si só.

Tenho presente o silêncio. Gostaria de estar em outro lugar. /L: *OK*, feche os olhos e vá em fantasia para algum lugar./ Já estava indo e sei para onde — para o Spaghetty Factory (nome de um restaurante); já imaginei a situação. /L: Isso mesmo. Feche os olhos. Quero que você realmente se envolva e preste atenção ao seu processo. Como é esse lugar?/ Hum, há umas tigelas enormes de salada, são gigantescas, marrom-escuro, de madeira, e com uma porção de espaguete dentro. E há um monte de molho no espaguete (rindo), e eu gostaria de comer um pouco. /L: Você está rindo. Pode nos contar em que está achando graça?/ Bem, é porque eu achei que a salada é que deveria estar nas tigelas, e não o espaguete, porque parece... mais uma tigela de salada. Está escuro, há velas, um balcão baixo e comprido — não preciso fechar os olhos. Hum, sim, preciso fechar. Há uma porção de gente. /L: Como você se sente ali?/ Confortável e com fome. /L: Agore volte aqui e compare as duas experiências./ Um pouco nervoso e tenso. E aqui há luz, eu gostaria que estivesse escuro. /L: Você percebe o contraste? Aqui você está desconfortável e está claro; lá você está confortável e está escuro. Vá para lá novamente e descubra mais coisas./ As pessoas estão à vontade. Eu estou à vontade. As pessoas de diferentes mesas sorriem entre si. As pessoas parecem estar realmente relaxadas e felizes, e estão comendo muito. /L: Agora volte para cá. Como você se sente estando aqui?/ Tudo parece assim... não morto, apenas luz. Não sei o que é. Lá está escuro, é como se a gente se escondesse ou se perdesse. /L: Aqui você não pode se esconder./ Não. /L: Como se sente agora?/ Um pouco mais relaxado do que estava, porque fiquei ali por algum tempo. /L: Exatamente. Isso é algo que você pode usar sozinho. Em qualquer situação na qual estiver tenso, saia por algum tempo e depois volte./ Isso não é fuga? /L: Só se você o fizer permanentemente. Se o faz temporariamente, chama-se descanso./

Estou consciente de que me sinto pegajoso — no momento que sentei, como se estivesse suado. /L: Você voltou um pouco ao passado ao dizer "quando me sentei"./ Eu sinto um nervosismo no estômago. Sinto meu coração bater mais rápido e tenho presente a cor do quarto. A cor do quarto está muito presente. Estou consciente dessas duas garotas que se parecem muito, estava pensando se são irmãs. /L: Pensar é fantasia./ Sim. Tenho consciência de que estou quente e que meus pés não tocam o chão. Estou consciente de que as pessoas aqui do lado estavam se movendo e se agitando. /L: Você disse "estavam", e isso coloca a coisa no passado, e "aquelas pessoas" é generalização. Seja específico. Quem você viu e o que estavam fazendo?/ Ela e ela (apontando). Ela estava mexendo os pés e as mãos. Tenho presente um nervosismo que aumenta dentro de mim. /L: Como você sente isso? O que você sente exatamente com isso que chama de nervosismo?/ Acho que é um borbulhar no estômago, acho que é porque estou sentindo a presença de tantos olhos e vejo pessoas num semicírculo, quase me engolindo. (Pausa.) /L: Você está consciente de que está me olhando?/ Hum (pausa), tenho presente outras coisas, mas acho que vou parar aqui. /L: Você quer parar?/ Hum. /L: *OK*. Obrigado. Você observou *onde* parou?/ *Sim*, quando comecei a falar sobre as pessoas me engolindo, e todos aqueles *olhos!* Não percebi antes de você me perguntar. /L: Você quer explorar isto um pouco mais?/ *OK*. /L: Olhe para as pessoas em volta e conte-nos o que você vê. O que você tem presente?/ Tenho presente um monte de olhos (risadas). E também as cores. Eu observo as cores dos cabelos, das roupas, tons de pele, hum. /L: Você poderia ser mais específico? O que é que você vê a cada instante? Em vez de generalizar e reunir tudo em tons de pele ou cores, diga quais são as cores que você vê e que tons de pele você observa./ Observo as calças vermelhas dela e observo sua pele bronzeada, o cabelo que é muito escuro. Há mais rapazes do que moças. Observo que aquele rapaz está franzindo a testa. /L: Você se sente engolido agora?/ Realmente não. Não tenho a mesma sensação que senti um minuto atrás. Eu não sinto que é um ajuntamento de pessoas; consigo apontar mais para os indivíduos do que para um grupo, e aí começo a me sentir mais confortável. /L: Você começa a *vê-los* em vez de *imaginá-los*. Eles o estavam engolindo na sua imaginação; na verdade, estavam apenas sentados; à medida que você entra mais em contato com a presença destes indivíduos, a fantasia de um grupo engolindo vai desaparecendo./

Estou consciente de que meu estômago está apertado. Estou prendendo a respiração. Estou respirando e meu coração está batendo mais rápido. Estou pensando no que dizer — e mexendo os dedos. Sinto que estou procurando alguma coisa. /L: Você está consciente das suas atividades — segurando, respirando, pensando, mexendo. De alguma maneira você também está pretendendo, procurando algo, tentando pensar o que dizer./ É. Estou consciente de que tenho os pés cruzados e estou consciente dos sapatos dela. E ela tem unhas compridas. /L: Você percebe que começou com seu próprio corpo, suas sensações no peito, depois gradualmente foi indo para os pés e os dedos, e depois para os pés e os dedos dela? Como se aos poucos você fosse se movendo em direção às pessoas?/ (Rindo). Um pouco antes de você dizer isso eu voltei para dentro e senti o aperto. /L: Tente um vaivém entre a consciência do exterior e do interior./ Eu sinto que o interior do meu corpo está separado do exterior — como se tudo fosse interno, e está apertado. /L: Diga "estou me apertando"./ Estou me apertando internamente. Eu vejo o rosto dela. Ainda sinto o aperto. Vejo a bolsa dela debaixo da cadeira e os pés dele — ele está mexendo os dedos e suas mãos estão cerradas. /L: Agora você tem presente o aperto de fora./ (Pausa.) Estou procurando. Tudo que sinto é um aperto por dentro, e estou tentando pensar em alguma coisa interna, diferente de estar apertado. /L: Sua consciência volta ao aperto e você *tenta* intencionalmente sentir outra coisa, em vez de ficar sentindo a presença do aperto./

Estou consciente de que sou muito pequena para sentar nesta cadeira. Estou consciente do vento nas árvores e, sabe, elas se movem vagarosamente, e se a gente as observa por algum tempo, isto deixa a gente relaxada porque... /L: Você poderia dizer "eu"? Você está falando sobre a sua própria experiência. "Quando olho para as árvores, eu relaxo"./ Tenho presente que isso aconteceu ali (apontando para onde estava sentada), mas não está acontecendo agora, porque estou nervosa demais. /L: Isto não é sentir presença, você está relembrando o passado./ Sim. /L: Então o que está acontecendo agora?/ Estou nervosa mesmo. Estou sentindo que meus pés estão se mexendo. Estou sentindo que as pessoas estão se chateando. /L: Isso é fantasia. Você não sabe se elas estão se chateando./ Não. Percebo especialmente a presença dele. Ele está sorrindo de forma estranha e eu, eu acho que estou tentando ver o que ele pensa. /L: Isso é de novo fantasia. Agora tente dizer "Estou evitando..." e termine a frase com algo que você esteja evitando no momento, e tenha isto presente./ Estou evitando olhar para pessoas que não conheço. Estou evitando pensar como pareço — estou evitando isso. E estou evitando dizer um monte de coisas que gostaria de dizer, a respeito de sentimentos dentro de mim. Sabe, especialmente sentimentos, estou evitando sentimentos que são — sabe, estou evitando, hum, falar para as pessoas que elas são — são bonitas, ou, sabe, aquele tipo de — estou evitando isso. E estou evitando olhar para — para a Ruth, e não sei por quê. /L: Procure olhar para a Ruth. Tente entrar em contato com algumas dessas coisas que você está evitando./ (Pausa.) Quando olho a Ruth eu a vejo aí sentada, segurando as mãos e... na... minha cabeça... eu acho que não estou consciente, eu acho que ela não está muito satisfeita comigo, eu não sei por quê. /L: Você contata um pouco com aquilo que se faz presente e depois pula para a fantasia: pensar, recordar, imaginar./

Estou tremendo inteiro, meu coração está batendo muito depressa e as minhas mãos estão suadas. Sinto a presença dele olhando para mim, e minha voz está tremendo. (Risos.) /L: Depois de cada coisa presente que você relata, diga se é agradável ou desagradável. "Minha voz está tremendo..."/ Isso é desagradável. Estou nervoso, é desagradável. Ele está olhando para mim, de certa forma, através de mim. Isso é (risos) desagradável. Tenho presente o barulho lá fora, isso é agradável. A cadeira é muito dura, é agradável, ela é firme e lisa. E o chão debaixo dos meus pés me faz sentir bem. Tenho presente o que está acontecendo, do que existe aqui dentro. /L: Fale-nos sobre isto./ Bem, antes de tudo, meus pensamentos estão girando e isto é um tanto quanto desagradável. E estou com isto — uma dor. (Risos.) É o tipo de dor nervosa no estômago. (Risos.) Hum. Na maior parte do tempo, tenho presente todo mundo olhando para mim. Não gosto disso. Estou muito consciente do que há lá fora — as árvores se mexendo. /L: Eu observo que você passou das pessoas olhando para você para as árvores lá fora, e me lembro que antes você viu alguém olhando para você, e depois se conscientizou dos ruídos lá fora./ Sim. /L: Você tem consciência das pessoas olhando para você. Você pode olhar novamente para elas e dizer-nos o que está vendo?/ Estou grudado nele, só um rosto. Não sei, estou procurando. Não estou certo do que há aí. /L: Você consegue ver o rosto dele?/ Sim. /L: O que você vê?/ Hum (risos). Hum, vejo os olhos e o rosto dele. Vejo o bigode. Ele tem olhos muito claros, muito penetrantes. /L: Você vê como você está fixo nos olhos/ Sim, Estou consciente de Ann, sentada aqui — ela é agradável. /L: Como você sente a presença dela? O que você vê?/ (Risos.) Eu vejo — bem, ela é agradável porque eu falei com ela, por outras coisas que já conheço dela. /L: Isto é passado, recordações, e não sensação de presença. Olhe para Ann novamente. O que você vê?/ É duro de ver. /L: Todo mundo tem olhos, menos você./ É. /L: Tudo que você consegue ver são os olhos dos outros. Vamos continuar com isto mais um pouco. O que você imagina que os outros vêem quando olham para você?/ Oh (risos). Uma pessoa trêmula, nervosa, suada. (Risos.) /L: O que você diria a uma pessoa trêmula, nervosa e suada?/ Sossegue; acalme-se. /L: Por acaso você está dizendo isto a si mesmo?/ É... de certa forma. /L: Quais são os seus sintomas? Ainda está nervoso?/ Sim. Estou me mexendo, tremendo. Meu estômago dói. /L: Tente exagerar o nervosismo e a tremedeira. Até agora você esteve batalhando contra estes sintomas. Você os experiencia como desagradáveis e tenta diminuí-los. Inverta isto, tente aumentar os sintomas./ OK. Estou mexendo meus pés, estou tremendo, sinto dor e aperto no estômago. /L: Você consegue focalizar este aperto, e apertar ainda mais?/ Sim. Sinto como se estivesse se transformando numa bola. /L: Diga "Estou me apertando"./ Estou me apertando. (Pausa.) Agora não está acontecendo — está sumindo. Acho que estou me sentindo melhor. Parece, como se sentiria uma casquinha se o sorvete derretesse. /L: Agora você se sente bem? Isto sempre acontece quando você entra em contato consigo mesmo e torna-se totalmente consciente do que está realmente ocorrendo com você?/ Sim. /L: Agora olhe de novo./ Muito bem, eu vejo pessoas. /L: Você as vê? Como você as vê?/ Bem, agora eu *a* vejo, ela está sorrindo. E parece bem relaxada. Ela — eu não sei — está movendo o braço, talvez esteja nervosa porque eu a vi — estou pensando porque eu ficaria nervoso se ela me visse. /L: Note, você olha para ela, e você a faz ficar nervosa. Antes, você ficava nervoso porque olhavam para você./ (Risos.)

Onde quer que você esteja, e independente do que estiver fazendo, você pode fazer essas observações e experimentos. Preste atenção ao processo de sua consciência. Você pode fazer bom uso do tempo que gasta em aborrecimentos, espera, inquietação etc. ... Quando você sente seu próprio processo, pode descobrir como evita, bloqueia, rompe ou distorce seu próprio modo de funcionar.* Ao descobrir esta interferência, você poderá aprender a libertar-se dela. Terá cada vez mais consciência nas suas atividades diárias, e sua vida pode tornar-se mais fluente e vívida.

Tarefa Diária

Escolha alguma tarefa diária tal como lavar louça, escovar os dentes, levar o lixo para fora etc. ... Realize a tarefa e preste atenção a como seu corpo se sente. ... Faça-a mais devagar por alguns minutos a fim de ter mais tempo para se conscientizar do que se passa com você. ... Observe se está prendendo ou mexendo o corpo de forma desconfortável ou desajeitada. Então exagere esta tensão ou falta de jeito, e tenha-a mais presente, experiencie-a realmente. ... Agora prossiga e explore outras formas de fazer a mesma tarefa, formas que sejam mais confortáveis ou agradáveis. ... Tente deixar seus movimentos fluírem. ... Permita que eles se transformem

---

* *Your fuctioning*, no original. Como você interfere com o seu funcionar. Como você interfere com sua forma de existir, de ser. "Não devo tremer." "Não devo ficar tenso." "Não devo sentir raiva." "Não devo ser vagabundo." "Não devo ser tímido." E todas as formas de tentar manipular, controlar ou modificar as suas experiências do momento, justificando, explicando, tentando ser diferente, negando etc. Neste sentido, *your functioning* é sua existência, sua forma de ser a cada momento. (N. do T.)

lentamente numa dança, e aprecie esta dança. Focalize-a com a sua percepção e explore-a como um território novo; para a maioria de nós, é realmente um território novo.

Escutando os Arredores

Olhe em volta e presentifique o que há em seu ambiente. Contatue com o que se encontra em torno de você e deixe cada coisa falar sobre si mesma e sobre a relação que tem com você. Por exemplo: Minha escrivaninha diz: "Estou desordenada e cheia de trabalho para você fazer. A não ser que você me arrume, vou irritá-lo e impedi-lo de se concentrar". Uma escultura de madeira diz: "Veja como posso fluir, mesmo estando parada. Não se apresse, descubra a sua beleza". Durante uns cinco minutos deixe as coisas conversarem com você. Ouça cuidadosamente estas mensagens recebidas de todos os lados. . . .

Se você realmente aprender a ouvir, perceberá o efeito que elas têm sobre você sem que você se dê conta disto. Quanto mais você tiver presente estas influências, mais poderá modificar seu ambiente para torná-lo mais confortável, menos dispersivo e irritante etc. . . . Usei este experimento em classe para indicar o efeito opressor da estrutura da sala de aula. O quadro-negro diz: "Olhe para cá, algo muito importante está para acontecer". A cadeira dura diz: "Não durma, não se divirta, seja disciplinado e olhe para lá". O relógio diz: "Esteja preparado e não perca tempo" etc. Depois de presentificar a influência mórbida da classe ordenada, conseguimos torná-la mais agradável para seres humanos. Arrumamos um tapete, reformamos as outras coisas, pusemos coisas coloridas etc.

Agora você vai tentar fazer alguns experimentos que o envolvam com outra pessoa. Serão mais efetivos se você os fizer com alguém que não conheça bem; não havendo possibilidade, faça-os com um amigo ou com seu cônjuge.

Contatando

Sente-se em frente desta pessoa, e não se falem. Olhe somente para a face do seu parceiro durante alguns minutos e tente realmente ver esta outra pessoa. . . . Não faça disto uma competição de quem consegue encarar mais e não perca tempo tentando imaginar como seu parceiro é. Olhe para ele e presentifique todos os detalhes do seu rosto. Presentifique as características reais dos seus traços: cores, formas e texturas, como seu rosto se move ou não etc. . . .

Quero que você se conscientize desta outra pessoa. Tente realmente vê-la. . . .

Está acontecendo algo que o dificulta de centrar a atenção no seu parceiro? . . . Algo mais está pedindo sua atenção? . . . Dedique um pouco de tempo para tomar consciência disto. . . .

Prevendo

Continuem a olhar um para o outro; imagine o que vai acontecer e o que vocês farão nos próximos minutos. De qualquer maneira, você deve estar fazendo esta previsão; portanto, durante algum tempo, centralize sua atenção nas fantasias e expectativas. . . . Presentifique os detalhes. . . . O que você acha que vi acontecer? . . . Agora presentifique o que acontece com seu corpo. . . . Observe qualquer sensação de tensão, excitação, nervosismo etc. . . . Até que ponto esses sintomas constituem reações às suas fantasias e expectativas a respeito do futuro, em vez de serem uma resposta ao que está realmente ocorrendo no momento? . . .

Retraimento

Agora entre mais em contato com a sua experiência real do momento. Feche os olhos e recue para a sua existência física por alguns minutos. . . . Tome consciência do seu corpo e das suas sensações físicas. . . . Observe qualquer tensão ou excitamento etc. . . . e entre em contato com isto. . . . Centralize o foco da sua consciência em algum desconforto e observe como este se modifica quando você entra em contato com ele. . . .

Agora abra os olhos e olhe de novo para a outra pessoa. . . . É mais fácil vê-la agora? . . . Tente descobrir mais a respeito desta pessoa. . . . O que você consegue ver agora que não tinha observado antes? . . . Até que ponto você consegue realmente *ver* esta pessoa e até que ponto ainda está ocupado com fantasias — adivinhando, imaginando, ou assumindo como ela é, imaginando o que ela vê quando olha para você, imaginando quanto tempo vai durar esta atividade etc.? . . . Sempre que você se surpreender fazendo isto, focalize novamente a atenção no rosto e na expressão do seu parceiro. . . .

Continue a olhar para o seu parceiro, mas centralize sua atenção na sua própria existência física. . . . O que se passa agora com seu corpo? ... Observe qualquer tensão, nervosismo, desconforto, alívio ou excitação que esteja sentindo, e entre mais em contato com esta sensação. ... Perceba exatamente onde você sente esta sensação e como ela é. ... Agora quero que contem um para o outro todos os detalhes de como se sentem fisicamente; onde você sente tensão, nervosismo, excitamento etc. ... e como é esta sensação. Não explique ou justifique a sua experiência, só descreva detalhadamente o que sente, e perceba como sua experiência com seu corpo se modifica enquanto você a relata para o seu parceiro. Faça isto durante alguns minutos. ...

Imagens de Memória

Feche os olhos novamente e recue para dentro do seu corpo. ... Entre de novo em contato com o que se passa dentro dele, observando o que ocorre quando você centraliza sua atenção nestas sensações. ... Entre realmente em contato com sua experiência física. ... Mantenha seus olhos fechados e visualize o rosto do parceiro, que você estava olhando há alguns instantes. Até que ponto você consegue se recordar? Quais os traços que estão claros na sua imaginação, e quais são os que estão obscuros ou ausentes? ... Você consegue lembrar a forma do nariz, a cor dos olhos, a textura da pele etc.? ... Esteja consciente de onde sua imagem é clara e de onde se mostra incompleta ou turva. Quais as partes difíceis ou impossíveis de visualizar? Perceba que muito do que escapou à sua memória escapou também à sua consciência total. ...

Agora abra os olhos e compare a sua imagem com a realidade da face do parceiro. ... Que detalhes da imagem estavam incorretos? ... Agora olhe as partes do rosto dele que estavam ausentes ou turvas em sua imagem e descubra como são essas partes. ... Descubra ainda mais sobre o rosto desta pessoa. ...

Dentro em pouco vou lhes pedir para contarem o que vêem, não o que imaginam ou acham, mas aquilo que realmente presentificam quando olham para o rosto do parceiro. Não volte à memória do que viu antes e não explique por que observou isto; não se desculpe pelo que viu etc. Diga apenas o que você tem presente agora, de um momento a outro, e dê todos os detalhes da sua percepção. Não diga somente "agora eu vejo seus olhos", diga "agora eu vejo seus grandes olhos castanhos, estão brilhando e eu gosto de olhar para eles" ou qualquer coisa que seja sua experiência. Dedique a isto cinco minutos. ...

Censurando

Agora pare de falar e olhe para o seu parceiro; torne-se consciente do que você estava censurando: as coisas que observou nele, mas não lhe contou por algum motivo. ... Perceba que você imagina alguma conseqüência desagradável; ele ficaria triste, magoado, zangado, rejeitado etc. Perceba que esta fantasia inibe ou impede a expressão total da sua consciência, e esta retenção é um tipo de desonestidade: você se recusa a revelar completamente o que presentifica no parceiro. ... Centralize de novo sua atenção em coisas que você está censurando. ... Agora feche os olhos e imagine que está contando essas coisas para ele. ... O que está acontecendo? Deixe sua imaginação correr e descubra detalhadamente o que você teme que possa acontecer se contar estas coisas a ele. ... Quais são as suas expectativas de catástrofe e como você se sente ao imaginar esta catástrofe? ...

Agora abra os olhos. Num instante vocês irão contar ao parceiro o que aconteceria se contassem as coisas que estão censurando. Diga "Se eu disser o que estou censurando..." e acabe a frase com aquilo que você julga que vai acontecer. Depois que cada um de vocês fizer isto, reaja às expectativas catastróficas do parceiro, e discutam se estas expectativas são prováveis, se realmente desastrosas ou apenas inconvenientes. Se quiserem, digam um ao outro algumas coisas que estão censurando e comparem suas expectativas com o que realmente ocorre ao fazerem isto. ... Prossigam. ...

Agora fiquem quietos por algum tempo; absorvam suas experiências e o que aprenderam com estes experimentos. ... Agora, durante cinco ou dez minutos, contem o que aprenderam e experienciaram. ...

Enquanto falavam, durante os últimos minutos, até que ponto vocês realmente contataram e se comunicaram? ... Vocês se olharam ou evitaram contato, olhando para os lados, para as mãos, ou para a parede? ... Vocês falaram diretamente com a outra pessoa, ou simplesmente irradiaram palavras, espalhando para cima generalidades? ... Discutam isto durante alguns minutos. ...

Espero que você tenha tido alguma experiência de como é difícil fazer coisas simples, tais como olhar o rosto de alguém, enquanto se está preocupado com fantasias ameaçadoras sobre o futuro e sintomas físicos de nervosismo e excitação como reações a estas fantasias. Este nervosismo e excitação é muitas vezes chamado de ansiedade. Ansiedade é o que você experiencia quando seu corpo se prepara para um desafio que não está aqui na realidade. Se o desafio existir realmente, sua excitação e sua energia poderão fluir para uma atividade que enfrentará o desafio. Uma vez que este desafio existe somente na fantasia, não há nada que se possa fazer realmente, e toda a energia e excitação se refletem em tremor e outros sintomas de ansiedade. Isto também ocorre se o desafio existe na realidade, mas você não ousa enfrentá-lo, e ainda se preocupa com expectativas catastróficas e previsões.

Se você chegar a perceber que está preocupado com fantasias e expectativas, e que estas não são reais, isto poderá ajudá-lo a entrar mais em contato com o que está realmente acontecendo. É muito útil um recuo temporário para o seu corpo. Ao fechar os olhos temporariamente você quebra o contato com a ameaça e centraliza sua atenção nas sensações do corpo; assim, você recupera contato com a realidade física. Ao fazer isto, você também afasta sua atenção de fantasias, tornando-se menos envolvido por elas.

Quando me envolvo com fantasias, perco consciência da realidade que flui, e, ao mesmo tempo, interfiro com meu modo de funcionar. Tudo que meu corpo faz, requer consciência, de modo que qualquer perda da mesma causa uma perturbação no meu funcionamento. Além disso, começo a reagir fisicamente a fantasias, e não à realidade. Se estou sendo ameaçado realmente, taquicardia e estômago tenso podem me ser úteis. Mas se não estou sendo ameaçado, os mesmos sintomas são um desperdício de energia e podem perturbar outras tarefas que necessito realmente executar. Além destas dificuldades, as fantasias requerem que eu use muita energia para inibir ou censurar a manifestação de diversos aspectos da minha consciência e atividades. Por exemplo, se estou falando com você e começo a pensar que farei erros e que você irá me criticar e me julgar, experiencio aquilo que se chama de "autoconsciência" ou "constrangimento" (*self-consciousness*). Meu medo deste desastre fantasioso me incita a correr, e minha energia começa a fluir em excitação e movimento. Mas meu medo da sua crítica também exige que eu esconda estes sintomas de você, então tenho que usar energia adicional para subjugar minha excitação e para diminuir a necessidade de correr. Posso dirigir tanta energia para este conflito entre excitação e inibição que não sobra o suficiente para a simples tarefa de conversar com você. Tanto os sintomas como as minhas tentativas de inibi-los freqüentemente interferem na minha conversa; minha voz pode ficar trêmula e posso gaguejar; posso ter isto tão presente que perco a consciência do que lhe quero contar. Estas perturbações no meu funcionamento me deixam cada vez mais dividido e confuso. Minha consciência se divide entre fantasias e realidade. Reajo parcialmente ao que é real e parcialmente ao que é irreal, e minhas respostas à fantasia acabam por interferir nas minhas atividades da realidade. Minha energia está dividida entre tarefas da realidade e da fantasia. E também está dividida entre me expressar e inibir esta expressão. Tornei-me desintegrado: não funciono mais como um todo integrado; em vez disto, divido minha consciência, minhas reações, minhas atividades e minha energia. Fico confuso, frustrado e ineficaz; e *todos* nós sofremos isto, em maior ou menor grau.

Se você puder explorar sua consciência detalhadamente e conseguir aprender mais a seu respeito, poderá trabalhar no sentido de se tornar menos dividido e confuso, e mais integrado. Isto é basicamente uma questão de deixar-se fluir; ocorre quando você aprende a não interferir com seu próprio funcionamento e quando deixa seu próprio caminho livre.

Contatando

Mais uma vez faça par com alguém que não conheça bem e olhe esta pessoa, sem falar. Olhe para todo o seu rosto durante alguns minutos e tente ver esta pessoa... presentifique todos os detalhes do rosto dela: a forma, o tamanho, a cor, a textura dos traços etc. ... Deixe os olhos se moverem enquanto descobre mais a respeito dos traços e expressões da pessoa. ...

Aceitando Sintomas

Continue olhando seu parceiro e ao mesmo tempo centralize sua atenção no que você está sentindo fisicamente. ... O que se passa em seu corpo que interfere em você olhar o parceiro? ... Provavelmente você sente algum nervosismo ou excitação, seu coração batendo, alguma tensão ou borbulhar no estômago etc. Provavelmente você está rejeitando estas sensações, julgando-as "ruins" e desconfortáveis, a ponto de acreditar que não deve revelar sua "fraqueza" ao seu parceiro. Tente inverter este julgamento, mesmo se esta inversão parecer um jogo falso. Em vez de chamar estes sintomas de "nervosismo", chame-os de "excitação",* e veja se consegue *desfrutá-los*. ... Observe como seus sintomas mudam quando você os aceita e se torna mais consciente deles. ...

---

* No original *excitement*, cuja tradução é excitação. Mas o propósito do exercício se esclarece com o outro sentido da palavra *excitement*, que expressa entusiasmo, vontade de fazer pegar, mexer, prontidão para perceber, ser, contatar. Entusiasmo e nervosismo têm provável semelhança do ponto de vista fisiológico; apenas são experimentados como "agradável" e "desagradável" porque o indivíduo conota e simboliza as mesmas sensações fisiológicas diferentemente. (N. do T.)

Exagerando Sintomas

Agora experimente aumentar ou exagerar seus sintomas, em vez de tentar diminuí-los. Se você sente algum tremor, deixe-o tornar-se cada vez mais intenso. Se sente alguma tensão, aumente-a por algum tempo. ... Tenha presente o que ocorre quando você encoraja seus sintomas, em vez de lutar contra eles. ... Agora procure expressar ainda mais estes sintomas. Fique em contato com eles, exagere-os e deixe-os fluir e se transformar em algum tipo de ruído. Faça algum ruído que expresse o que está acontecendo com você agora. ... Agora aumente este ruído até que ele esteja muito mais alto. ... Agora, silenciosamente, absorva o que acabou de experienciar. ... Agora, durante alguns minutos, contem um ao outro o que sentiram nestes experimentos. ...

Agora sente-se e olhe o rosto do seu parceiro para ver o que descobre no momento em que olha. ... Continue a olhar para ele e ao mesmo tempo tenha presente o seu próprio corpo. Presentifique qualquer tensão, nervosismo ou outro desconforto que sinta. ... Observe particularmente qualquer tensão ou desconforto no rosto. ... O que isto expressa? Você tem alguma objeção a ser olhado desta forma pelo seu parceiro? Há algo que você não quer que ele veja? ...

Teste de Realidade

Agora imagine voluntariamente o que seu parceiro vê quando olha para você. De qualquer maneira você deve estar fazendo isto, então preste atenção a esta fantasia e torne-se mais consciente dela. ... O que você imagina que ele vê e o que você imagina como reação ao que vê? ... Observe como estas fantasias se colocam entre você e o seu experienciar. ... Uma maneira de se ver livre destas fantasias perturbadoras é expressá-las e verificá-las na realidade. Agora dedique alguns minutos para dizer ao seu parceiro o que você imagina que ele esteja vendo ao olhar para você e verifique se ele tinha consciência destas coisas antes de você mencioná-las.

Vaivém ("Shuttling")

Continuem a olhar um para o outro e presentifiquem algum aspecto da sua própria existência física. ... Tome então consciência de algo no seu parceiro. ... E prossiga este vaivém entre a percepção das suas próprias sensações físicas e a consciência do parceiro. ... Enquanto vai e vem, verifique se a sua experiência privada está ligada com a consciência do parceiro, ou seja, algo fora de você. ... Agora fale silenciosamente, enquanto continua fazendo isto: "Agora tenho presente suas sobrancelhas cerradas, agora tenho presente a rigidez do meu joelho esquerdo, agora tenho presente os seus lábios carnudos e macios, agora tenho presente uma sensação quente e agradável no meu estômago"; seja qual for a sua experiência, presentifique este vaivém. ... Prossiga por alguns minutos, e passe a falar de forma que o seu parceiro possa ouvir. ... Revezem-se durante alguns minutos. Ouça enquanto seu parceiro vai e vem; em seguida, faça-o você, enquanto ele ouve. ...

Agora tomem algum tempo para compartilhar suas experiências, e contem um para o outro o que descobriram sobre si próprios e sobre o parceiro ...

Se você realmente assumiu estes experimentos, pode ter mais alguma experiência de como suas fantasias o impedem de se expressar, e adquiriu mais consciência do que são estas fantasias. Se você conseguir realmente presentificar estas fantasias, terá oportunidade de explorar o que elas exprimem a seu próprio respeito e verificá-las, comparando-as com a realidade. E se você puder se conscientizar daquilo que retém, e de como o faz, terá então a possibilidade de deixar a coisa correr, e inverter o processo, descobrindo como pode funcionar sem esta interferência.

O objetivo deste livro é mostrar como se pode aumentar o contato com a realidade interior e exterior, e diminuir a preocupação com a atividade de fantasia que impede seu contato com a experiência. Fantasia *pode* ser útil, mas *só* se for assumida com consciência, e integrada na experienciação da realidade no presente. Anteriormente citei um exemplo disto, quando relacionei minhas fantasias sobre este livro com a minha experiência física na mesma hora.

Outro exemplo: Durante vários meses um estudante gastou muito tempo imaginando que ia pedir uma certa garota em namoro. Esta preocupação infrutífera com a fantasia provocou o desperdício de boa parte da sua vida. Se ele tivesse realmente usado a fantasia, poderia ter percebido que, embora inútil como fantasia, pedi-la em namoro poderia ser útil na realidade. Se ele realmente a pede em namoro, ou ela diz que sim e eles prosseguem o relacionamento, ou diz que não e ele pode olhar para outra garota que seja mais receptiva. Em ambos os casos a vida continua, em vez de estagnar numa fantasia irreal. Quem sabe quantas outras garotas disponíveis poderiam ter se aproximado dele, enquanto estava preocupado com sua fantasia?

Naturalmente, se ele a pede em namoro, corre o risco de rejeição, no caso de ela dizer não, ou o risco de uma íntima relação pessoal, no caso de ela dizer sim. Ele evita se confrontar com a situação e assim esta permanece incompleta. É uma típica situação de conflito. Sua necessidade num sentido é contrariada por outra necessidade no sentido oposto: seu desejo de estar perto dela é contrariado pelo seu medo de proximidade ou rejeição. Entretanto, há uma diferença básica entre estas duas necessidades. Seu desejo de estar perto dela é, em parte, reação à presença dela agora, e ele pode, provavelmente, sentir esta reação, claramente no seu próprio corpo. Seus temores constituem reação à sua fantasia sobre o futuro e o que imagina que possa ocorrer se disser que gosta dela e a pedir em namoro. Sua fantasia do futuro mata sua expressão no presente.

A solução para este tipo de situação é ele perceber que seus receios são *fantasias*, e em seguida perceber que estas são as fantasias *dele*: expressam muito mais a respeito dele mesmo do que sobre a garota, e são de responsabilidade toda dele. Por exemplo, se sua fantasia é de rejeição, precisa perceber que é ele próprio que se rejeita, e não a garota. Nem dá chance a ela para rejeitá-lo! Ele mesmo o faz, mas sem perceber. Aliena a sua própria rejeição e imagina que a garota vai rejeitá-lo. Se puder se tornar realmente consciente desta parte de si mesmo que é rejeitada, identificando-se com ela, poderá se libertar de suas fantasias catastróficas e estará livre para se manifestar. Com consciência, suas fantasias podem apoiar a sua vida, em vez de paralisá-la.

Esta utilidade da fantasia e da imaginação — planejar, pensar etc. — é visível para a maioria das pessoas. Às vezes, pensar sobre o "passado" e imaginar o "futuro" pode nos trazer auxílio em dificuldades, tornando nossas vidas mais satisfatórias e mais plenas. Mas isto será verdade apenas se fizermos uso da imaginação na realidade, e percebermos que aquela é apenas um palpite *sobre* a realidade. Por exemplo, todo o "conhecimento" científico é fantasia. Não há diferença entre um cientista, falando sobre elétrons e radiações, e um médico-feiticeiro, falando sobre demônios e espíritos. Cada um está expressando suas imagens e pensamentos a respeito de processos imaginários, que não podem ser vistos, mas que são uma forma de tentar entender os eventos vistos: bombas atômicas e doentes. A *única* diferença entre os dois é a sua atitude em relação às suas fantasias. O feiticeiro confunde suas fantasias fixas com a realidade e inventa explicações intermináveis quando a realidade não combina com suas idéias prefixadas. O cientista sabe que suas fantasias são suposições, e insiste que sejam continuamente testadas e modificadas para se adaptarem à realidade observável. Um cientista não exige que suas suposições e teorias sejam provadas como "verdadeiras". Está satisfeito se elas combinam com aquilo que observa, sendo úteis para explorações futuras e na interação com a realidade.

Não há verdade, nem certeza. Eu as reneguei
Na minha iniciação, como jovens chamados
Às ordens religiosas devem renunciar ao mundo.
"Se..., então...", apenas afirmo isto;
E meu sucesso não passa de belas correntes
Ligando dúvidas irmãs, pois é inútil perguntar
Se o que postulo pode ser justificado,
Ou se o que provo leva o carimbo do fato.

Ainda assim as pontas se mantêm, e os homens não mais
[se arrastam
Em suas dimensões. E tais triunfos se originam
Em grande parte da força deste jogo,
Jogado com sombras três vezes atenuadas
De coisas, sobre seus originais.
Quão frágil é a vara, e quão profundo o encanto!

Clarence R. Wylie Jr.
Matemático *

A imaginação criativa é inútil por si só, mas quando há consciência e interação com a realidade, algo novo aparece. Uma pessoa criativa tem consciência das qualidades e características do ambiente e reage a ele consciente de seu processo íntimo: suas sensações, necessidades, desejos. Uma resposta criativa é aquela que integra percepção de si próprio e do mundo, de modo conveniente para ambos. Um produto criativo satisfaz algo no criador e tem que satisfazer as exigências dos materiais com que é feito.

Embora a imaginação possa ser útil, perceba que qualquer tempo gasto em fantasias e pensamentos é tempo gasto sem consciência e contato com a vida. A maioria de nós vive pensando e planejando coisas que nunca acontecerão. Nossas fantasias podem ser valiosas uma vez integradas na nossa vida, deixando lugar para experiências e consciência. Mas, quando a imaginação se separa do restante da vida, torna-se um beco sem saída — uma fuga da vida e do viver. Muitas atividades da fantasia apenas pretendem isso: evitar desafios, riscos e experiências desagradáveis, que são parte

---

* De "The Imperfections of Science", por Warren Weaver. *Proceedings of the American Philosophical Society*, vol. 104, n.º 5, outubro, 1960.

necessária da vida. A cada coisa que evitamos, nos tornamos mais mortos, menos em contato conosco e com o nosso ambiente. Quando se perde contato com uma parte desagradável da vida, perde-se também a ligação com o prazer e outros valores potenciais. Há pouco dei o exemplo do estudante que desperdiçou uma porção de tempo imaginando como iria pedir uma garota em namoro. Suas fantasias sem saída constituem o seu meio de evitar o risco do aborrecimento de uma possível rejeição. Mas, ao fazer isto, evita também qualquer possibilidade de ganho, desfrutar de sua companhia, sua amizade ou seu amor etc. Os muros que protegem contra as flechas e lanças, barram também rosas e beijos.

Sentir totalmente a presença de algo é identificar-me com minha experiência e meu processo atual: é reconhecendo que esta é a minha experiência, quer goste quer não, e este gostar ou não também é parte da minha experiência. Evitar aborrecimentos é reduzir minha percepção, é alienar-me da minha experiência. Esta alienação é o processo de dizer "isto *não* sou eu, isto é algo fora de mim, diferente".

O remédio para a alienação de consciência é simplesmente a identificação, dizendo: "Isto sou eu, eu *sou* assim". Posso me redescobrir observando aquilo que tenho presente, e me identificando com isso. Levanto os olhos e sinto a presença do fogo diante de mim. O que acontece se me identifico com ele? "Estou ardendo, fazendo sons alegres, estou dando calor, esquentando e transmitindo bem-estar. Sinto-me bom e forte. Consumo madeira velha, produzindo cinzas que alimentarão raízes". Isto sou eu, como fogo agora. Em algum outro momento, poderei descobrir algo diferente quando for o fogo, ou escolher outra coisa para me identificar. Ao fazer isto, descubro mais como é minha experiência nesse momento. A identificação é uma boa forma de expressar sentimentos, e é mais acurada e expressiva do que os testes psicológicos. Leia o poema seguinte, que utiliza o processo de identificação, e tenha presente o grau em que você consegue se identificar com esta expressão de existência do poeta.

Caranguejos

Se você pudesse deixar na praia uma bolsa de estopa
chacoalhando e estalando, cheia de caranguejos vivos,
amarrada na ponta, estufada,
com conchas se prendendo à sua dobra,
cada olho pegajoso, cego e suave,

pinças pegando pinças — ou nada —, fazendo barulho,
corpos duros e ocos se esfregando
enquanto as pernas trabalham apoiando o corpo,
você saberia quão cheio de coisas eu repouso,
seco, fora do alcance do mar envolvente,

inerte e sem forma, se não fosse
pelos caranguejos agitados dentro de mim
que ouvem, talvez, as longas ondas se quebrando,
a flauta do vento pela grama e pela areia,
recordam a água, o sal frio acalmando,

lutar para arrebentar a estopa e
se espalhar, pelos lados e para trás,
como besouros, diabos, planos como relógios —
estes desejos loucos, estes remorsos ocultos —
para que se arrastem para baixo das rochas.

Judson Jerome *

Identificação com Objeto

Agora tente você mesmo este experimento de identificação.
Onde quer que você esteja, deixe sua consciência vazar e observe
algo que nela se destaca, algo a que você volta e observa sempre. ...

Agora focalize sua atenção naquilo que emerge e tenha isto
mais presente. Como é isto? ... Quais são suas características? ...
O que isto faz? ... Dedique algum tempo para descobrir mais
detalhes sobre isto. ...

Agora *identifique-se* com isto e *torne-se* esta coisa. *Imagine*
que você *é esta* coisa. Sendo esta coisa, como você é? ... Quais
são as suas qualidades? ... Descreva-se: diga a si mesmo, silenciosamente, "Eu sou...". O que você faz, como é a sua existência
sendo esta coisa? ... Veja o que mais pode descobrir sobre a sua
experiência de ser esta coisa. ...

Agora, durante algum tempo, *absorva* a experiência. Se você
começar a analisar ou pensar nela, volte à experiência. Explicações
afastam-no dela. Se você quer realmente entender a sua vida, aprenda
a estar simplesmente em contato com sua consciência. ... Agora

---

* De *Light in the West*, por Judson Jerome, Golden Quill Press, Francestown, N.H., 1962, pág. 19.

pergunte a si mesmo até que ponto você realmente se envolveu nesta experiência e quanto descobriu sobre si mesmo. Até que ponto você aceita sua experiência como sendo uma afirmação precisa sobre alguns aspectos da sua existência? Você sente "sim, isto sou eu" ou sente alguma dúvida ou distanciamento como se as experiências fossem "lá fora"? Você teve consciência de alguma sensação física forte, ou ficou insensível e longe da experiência? As pessoas diferem bastante em sua vontade de desistir da idéia daquilo que parecem, e descobrir como realmente são. Tente de novo este mesmo experimento, com algo diferente, e veja se consegue entrar mais na experiência de se identificar e realmente se tornar esta coisa. . . .

Este método de identificação é a base da idéia budista de que a concentração total e a meditação em alguma coisa pode levar a um conhecimento total da natureza interior. Isto principia com a identificação um tanto artificial com algo fora e diferente de você, e pode crescer e se transformar numa experiência pessoal direta de consciência profunda. Quando você se identifica com algo no ambiente, está de certa forma limitado pelas características daquilo que se faz realmente presente. Quando você se identifica com seus próprios processos interiores e com acontecimentos, está bem mais perto de si mesmo e menos limitado pelo meio ambiente. Quando você se encontrar pensando espontaneamente num provérbio, relembrando uma frase ou um trecho de conversa, ou cantarolando, dedique algum tempo para tornar isto presente, e assuma isto de verdade, identifique-se. Na semana passada, enquanto guiava, comecei a cantarolar o tema musical do filme *High Noon*. Cantei alto e identifiquei-me com ele. Lágrimas rolavam enquanto cantava:

> "Preciso enfrentar um homem que me odeia —
> ou um covarde vai jazer,
> um desgraçado covarde,
> ou um covarde vai jazer no meu túmulo."

Enquanto continuava a cantar, ainda algumas lágrimas rolavam, e depois, aos poucos, menos lágrimas e uma sensação de força e convicção. Sei que preciso enfrentar um "homem que me odeia", uma parte de mim que critica, julga e condena. E sei também que outra parte minha é covarde e preferiria morrer a enfrentar o juiz. Ao escrever isto, algumas destas sensações retornam, sei que ainda não confrontei o julgamento. Eu emprego palavras para lhe contar a respeito da minha experiência, mas quero ter certeza de que você entenda que o importante é a própria *experiência*, e não as palavras. O mundo e a maior parte de nossas experiências estão se *afogando* em palavras. Entre em contato com a sua experienciação.

Cantarolando

Sente-se sozinho e tome algum tempo para entrar em contato com a sua experiência de corpo agora. ... Quando estiver pronto, comece a cantarolar suavemente, e sem pretender fazer nada a não ser seguir o seu cantarolar, identifique-se com ele e deixe que ele o conduza para algum lugar. Centralize a sua consciência no seu cantarolar e permita que ele se modifique por si só. ... Apenas esteja consciente de como é e o que faz quando muda de tom e volume. Não tente modificá-lo, apenas tenha presente as qualidades e sensações do seu cantarolar e veja onde ele o conduz. Seu cantarolar poderá levá-lo para uma canção que você talvez reconheça e se recorde de algumas palavras. Identifique-se com o que vier e torne-se as sensações da canção, o significado das palavras, e veja o que pode descobrir. ...

Você pode ter o mesmo tipo de envolvimento e identificação com uma fantasia desperta. Em fantasia qualquer coisa é possível, e mesmo que você comece imaginando alguma coisa em especial, ou alguma situação determinada, você cria e coloca as características de acordo com você mesmo. O sonho é o melhor tipo de fantasia para se usar deste jeito, porque é quase completamente espontâneo e livre de nosso controle intencional, originando-se dentro de nós.* Uma fantasia desperta pode ser de certa forma manipulada e controlada, mas se você quiser deixar sua fantasia se desenvolver·espontaneamente, poderá aprender muito a respeito da sua própria existência. O próximo exercício pode lhe propiciar uma experiência de descoberta de si próprio da identificação com a fantasia. Se puder, faça o exercício com um grupo de cinco a sete pessoas, de modo a poder partilhar suas experiências com os outros, e aprender com as experiências deles.

Identificação com a Roseira

Encontre uma posição confortável, deitado de costas, se possível. Feche os olhos e presentifique o seu corpo. Desvie sua atenção de fatos exteriores e observe o que está acontecendo dentro de você. Observe qualquer desconforto e veja se consegue encontrar uma posição mais confortável. ... Observe que partes do seu corpo se fazem presentes ... e que partes parecem vagas e indistintas. ... Se você sente a presença de alguma área tensa, veja se consegue deixar esta tensão ir embora. ... Se não conseguir, retese esta

---

* Exemplo deste uso produtivo dos sonhos é encontrado em *Gestalt-Terapia Explicada*, de Frederick Perls.

parte deliberadamente, para ver quais os músculos que você está empregando nesta tensão ... depois se solte. ... Agora focalize sua atenção no seu respirar. ... Conscientize-se de todos os detalhes da sua respiração. ... Sinta o ar se movendo através do seu nariz ou da sua boca. ... Sinta-o mover-se pela garganta ... e sinta o seu peito e a sua barriga se moverem enquanto você respira. ... Agora imagine que a sua respiração é como ondas suaves numa praia, e que cada onda retira alguma tensão do seu corpo ... você se solta cada vez mais. ...

Agora imagine que você coloca todos esses pensamentos e imagens numa jarra de vidro, e passe a observá-los. ... Examine-os. ... Como são estes pensamentos e imagens e o que fazem enquanto você os observa? ... À medida que mais pensamentos e imagens chegam à sua cabeça, ponha-os na jarra também e veja o que consegue aprender sobre eles. ... Agora pegue esta jarra e derrame pensamentos e imagens. Observe enquanto eles fluem e desaparecem, e a jarra fica vazia. ...

Agora gostaria que você imaginasse que é uma roseira. Torne-se uma roseira e descubra o que é ser esta roseira. ... Deixe sua fantasia se desenvolver e veja o que pode descobrir sobre a roseira. ... Que tipo de roseira você é? ... Onde você cresce? ... Como são suas raízes? ... E em que tipo de chão você está enraizada? ... Veja se consegue sentir suas raízes penetrando no solo. ... Como são seu caule e seus ramos? ... Descubra todos os detalhes de ser esta roseira. ... Como é o seu meio ambiente? ... Como é a sua vida sendo esta roseira? ... O que você experiencia e o que acontece com o passar das estações do ano? ... Continue a descobrir mais detalhes sobre a sua existência como roseira, como você se sente em relação à sua vida e ao que acontece com você. ... Deixe sua fantasia prosseguir mais um pouco. ...

Daqui a pouco lhes pedirei que abram os olhos e voltem ao grupo e expressem sua experiência de ser a roseira. Quero que vocês a contem *na primeira pessoa e no presente, como se estivesse acontecendo agora.* Por exemplo: "Eu sou uma rosa selvagem, que cresce numa encosta íngreme, num solo muito rochoso. Sinto-me bem forte ao sol, e os pássaros fazem os ninhos nos meus galhos". Faça isto com a *sua* experiência como roseira, qualquer que tenha sido ela. Tente também expressar isto *para* alguém. Conte a alguém de quem você goste, ou pessoas diferentes em tempos diferentes, mas comunique-se *com* alguém — não irradie suas palavras para o teto, não espalhe suas palavras pelo chão. Agora abra os olhos, assim que se sentir pronto, e expresse a sua experiência de ser uma roseira.

Amostra de Respostas

Estes exemplos foram transcritos de gravações das respostas de um grupo à fantasia da roseira. Estas respostas poderão lhe dar uma idéia de tremenda variedade de experiências possíveis com este tipo de fantasia. Estes exemplos podem servir de fundo e comparação com aquilo que você experiencia e podem ajudá-lo a descobrir aspectos e possibilidades desta viagem à fantasia, que você poderá explorar mais tarde. Todavia, estas são experiências de *outros*. Embora você possa aprender com elas, somente poderá aprender sobre si mesmo com as *suas próprias* experiências.

Não prossiga na leitura enquanto você mesmo não tiver feito esta identificação com a fantasia.

1 (F) * Estou do lado de uma casa. Tenho uma porção de flores. Estou em parte na sombra da casa, às vezes no sol. Há outros arbustos perto de mim, há grama na minha frente, e às vezes eu me modifico, fico diferente, pareço um outro tipo de arbusto, e depois volto à forma antiga. Finalmente me torno uma grande flor, não sou mais um arbusto, sou só uma grande flor — uma rosa. /Líder: Você tem qualquer sensação sendo esta roseira, qualquer experiência com a passagem das estações?/ Posso me sentir crescendo e me modificando — é gostoso.

2 (M) Sou uma roseira e vivo numa estufa. Estou protegida — raízes novas, hum. Vivo numa estufa, protegida das intempéries, e uma vez que estou na estufa as pessoas vêm e me olham, mas não colhem minhas flores. Havia uma senhora que cuidava de mim, mas ainda sinto bichinhos comendo os meus galhos. Há uma porção de flores diferentes, mas não são o meu tipo de flor, e não são tão bonitas. Sinto-me segura na minha estufa, sinto que não posso ser incomodada e que a senhora não vai... a única coisa que chega a mim são os bichinhos que se agitam nos meus galhos. Meus espinhos são minha proteção, mas não afastam os bichinhos; porém me protegem dos bichos grandes.

3 (F) Estou num quintal, do lado de uma cerca, é o meu quintal e consigo ver por cima da cerca; estou trepada nela, crescendo, para poder ver o que acontece à minha volta. Posso sentir o solo, é um solo úmido mas é frio e minhas raízes entram fundo nele, e não gosto de estar enraizada, não gosto de não poder ver o que há em volta. E há outros arbustos por perto, mas não são arbustos de flores. E não são — só olho para eles —, não há comunicação entre eu e os outros arbustos. E eu realmente ...

---

* (F) indica feminino; (M) indica masculino.

tenho poucos botões. Sou mais ou menos um ... tipo de flor sozinha ... com uma grande flor no topo e botões menores em volta, e observo ... que posso sentir as estações passando. Não gosto do inverno, quando está chuvoso e frio. E sou vulnerável porque não tenho proteção, e perco todas as minhas flores. Gosto da primavera, estou florescendo novamente e as pessoas vêm ... e pegam todas as flores. Mas isto não me deixa triste porque eu gosto, eu gosto quando as pessoas pegam as flores porque as acham bonitas.

4 (F) Estou perto de uma casa grande e branca e tenho um arbusto de camélias perto de mim, e há flores crescendo debaixo de mim. Gosto da sensação das raízes no chão, gosto da terra fria e ... é uma sensação gostosa. Não sinto que as flores sejam realmente eu, só acho que foi algo que produzi, algo bonito de se ver. Estava triste quando elas me deixaram, mas, hum, não eram parte de mim, eram só algo que produzi. /L: No presente./ E posso entrar nas minhas veias e sentir a água das minhas raízes passar pelas minhas veias. E gosto de olhar as pessoas andando em volta de mim. Olho as pessoas e vivo nesta casa há muito tempo, e vi muita coisa acontecer aqui. /L: Como se sente sendo esta roseira ... você acabou de balançar a cabeça./ Ah, foi incrível, nunca fiz isto antes. É gostoso.

5 (M) Sou uma roseira e estou numa clareira e há árvores à minha volta e há grama verde e amarela. Acho ... é primavera quando começo isto. E posso sentir botões em mim, há três, e antes da mudança de estação há três botões, um é minha cabeça, um é meu coração e não ... não sei o que é o outro. E há uma senhora bonita que encontra esta clareira, ela se dirige para mim e vê meus botões e finalmente minhas flores estão abertas, e no fim do verão ela pega uma que é o meu coração. E não é uma sensação ruim, é boa. Ela pega a flor e vai embora, e, daí em diante, é o tipo de sentimento de esperança. E então é tristeza. /L: Em vez de dizer que "é tristeza", diga "estou triste, estou esperando"./ Estou triste, estou esperando, e são sensações de outono e inverno e frio. Depois a neve está derretendo. Estou me sentindo aquecida de novo e ainda esperando, acabo esperando.

6 (M) Sou uma roseira com um sistema de raízes muito complicado e estou fundo na terra, tenho raízes principais, mas não as sinto, não estou tão consciente delas quanto estou das raízes filiformes que entram pela terra por todos os lados, como dedos por toda a terra. Vão em todas as direções, como que procurando qualquer fonte de alimento e água que possam encontrar. Quando volto ao meu sistema de raízes, me sinto como se estivesse passando por algumas raízes muito grossas que conduzem para o meu corpo, mas não há muita percepção disso. Mas logo que me torno ...

venho atrás da terra, me vejo como caule e como corpo da planta, eu o tenho *grosso*, verde e *cheio de espinhos* ... mas não os sinto como espinhos, sinto como se fossem parte de mim e como se alguém pudesse vê-los como uma cicatriz, mas vejo como parte de mim ... sem beleza nem feiúra. Tenho várias folhas e talos saindo em várias direções, mas são bifurcações deste caule principal. Algumas folhas, tendo folhas em volta de ... mim. E quando as estações passam, sinto especialmente a presença do frio e, a esta altura, tenho um sentimento de retraimento, de recesso ... e não é algo que se pode olhar e ver, mas é um sentimento dentro de mim, combinando meus recursos que assim ficam concentrados, de modo que posso usá-los em meu benefício, contra o frio, o vento ou a chuva etc. Não há pessoas cortando os meus galhos. E a sensação era de ... estava pensando que estas pessoas eram aquelas que me ajudaram a me tornar ... me plantaram, me puseram ali, me cultivaram ... estas pessoas voltariam de tempos em tempos e cortariam os meus galhos. Sentia-me triste por elas não terem consciência das minhas necessidades e sim do que *pensavam* serem as minhas necessidades. Elas cortariam os ramos que pareciam mortos ou que pareciam precisar de corte — para *elas* —, mas havia galhos ou folhas que não precisavam ser cortados. E eu não me importava com as pessoas cortando. Estava mais triste por causa da razão pela qual cortavam, é porque eram muito cerrados. Aqui estava eu, crescendo, fazendo o que melhor sabia fazer — crescer. Elas me plantaram aqui e eu nem as estava agradando, nem ... bem, eu estava me agradando. Mas não estava me agradando, e então agradando a elas, necessariamente, mas isto aconteceu. Elas estavam contentes comigo, mas não de todo, senão não cortariam folhas e ramos de que eu ainda precisava.

7 (M) Sou uma rosa tentando... tentando crescer, mas há grama à minha volta. Preciso chegar perto da cerca, porque sinto o calor da cerca e ele vem do outro lado. Tenho que crescer mais alto que a cerca para receber o calor. Toda vez que chego até a altura da cerca, o calor já se foi, é inverno e todas as minhas folhas começam a cair. Sinto como se estivesse me espalhando e desaparecendo na terra. Quero que alguém venha e me leve embora, que me leve para dentro para não sentir frio, e me traga para fora quando chegar o verão; assim posso crescer e ultrapassar a cerca.

8 (M) Sou duas roseiras. Uma é hum ... rosas brancas, e a outra, um arbusto com rosas claras — amarelas, cor-de-rosa, cor-de-laranja. Fico variando entre estas duas cores. A cor predominante é o branco — um arbusto grande que está no quintal, perto da cerca /L: Diga "Eu..."/, que está sendo podado /L: "Eu estou sendo podado"/ pacientemente. /L: "Diga: Eu estou sendo podado..."/ Eu estou sendo podado pacientemente, isto é, *suporto* a

53

poda com paciência porque é para o meu crescimento. Estou ali há bastante tempo, sou um arbusto muito velho. Vi muitos, muitos moradores da casa chegarem e irem embora, mudar. Quando o inverno chega, me recolho para dentro de mim, e novamente existe uma espera. Aguardo a primavera, e quando ela vem, me sinto crescendo, de certa forma hiberno durante o inverno. Quando chega o verão, me sinto cheio de energia e *vibro*, me sinto muito aquecido, sinto o calor através do meu corpo. Tudo flui mais fácil, como se fosse mel derretido. Estou muito feliz por estar respirando, e é agradável ter pessoas à minha volta. Vejo as estações passarem e vejo as pessoas passarem. Fico louco quando às vezes pulgões me sugam, mas então percebo que está bem, porque uma porção de coisas acontecem, mas não vou morrer por isso. Vejo minhas folhas e pétalas caírem no outono e sei que vou absorvê-las para dentro de mim de novo, e vou crescer mais quando o calor chegar. Com as coisas que estão caindo vou poder me sustentar e crescer ainda mais. Tenho espinhos mas não sei por que os tenho. Eles não têm significado para mim ... é quase como ter algo que costumava ter significado mas que não tem mais. Sinto-me bem enraizado no chão e sinto as duas partes de mim — a parte acima do solo e a parte abaixo do solo, cada uma contribuindo com a outra.

9 (F) Sou uma roseira imensa, com um monte de galhos, grossos e grandes — uma porção deles saindo da mesma raiz. Estou cinco metros atrás de uma casa grande ... a casa em que eu vivo agora, ao pé de uma colina. Tenho uma porção de espinhos, três ou quatro rosas amarelas, e à minha esquerda há umas barras de ginástica onde as crianças brincam e as observo. À minha direita havia ... /L: No presente./ À minha direita há mais roseiras. Não sinto muito a presença delas, não sei de que cor são as suas flores. Também existe milho crescendo perto da casa. Minhas raízes são pequenas, brancas e profundas. Está chovendo e sinto a chuva refrescante. Está chovendo e é gostoso, é como se estivesse no chuveiro, ou lavando o rosto. E o vento sopra, balançando-me de um lado a outro e é gostoso, é como se fosse um acalanto. Sentia-me confortável — me sinto confortável. Eu estava nesta estação — estou nesta estação, a primavera, e estou esperando o verão porque ele soa como sendo de muita paz. O inverno me parece barulhento. Alguém me colheu e me pôs dentro de um vaso, sobre uma mesa ... não gosto disto. Gosto de estar fora, ligada ao arbusto, e é lá que deveria estar. Foi aqui que parei.

10 (F) Sinto-me realmente feia, não me sinto nem um pouco bonita. Tudo que posso ver são só três galhos compridos que saem de mim. Estou no meio de um imenso campo aberto. É um chão fresco e úmido, mas não há nada em volta. E há só dois botões que não se abriram. Estou tão encoberta ... sou só estes três

galhos com *espinhos* que ... eu *odeio*. Sinto-me solitária, mas não tenho medo porque ali não há nada. E não sei como se parece o resto de mim, não consigo sentir minhas raízes, sinto-me forte e saudável, mas não sinto nenhuma comida chegando. E de vez em quando aparece uma mão enorme vindo ao meu encontro, e ela vai para alguma parte que eu não consigo enxergar, e uma flor grande e vermelha é colhida. Vejo a mão com a flor, vejo a mão com um dedo arrancado, mas não estou sentindo dor realmente. A mão ... ela é feia e é... não gosto dela. Fico olhando para os espinhos, botões nos ... perto dos espinhos, nunca há flores. Mas sempre vejo uma flor vermelha passando por mim numa mão. A flor sai de mim mas vem de uma parte que não tem relação alguma com o que posso ver. /L: Você diz que consegue ver parte de você e que não consegue ver outra parte. Agora, você sentada, que parte você pode ver e que parte não pode?/ Só vejo três ... só galhos ruins que saem do meu lado direito. Sinto-me alta, sei que há uma parte por baixo e outra atrás de mim, mas não consigo vê-las. Não vejo uma pessoa na minha frente, só vejo a mão. Não há estações, o tempo nunca muda, é sempre o mesmo.

11 (M) Sou ... uma rosa cor-de-rosa, no jardim da minha avó, perto do poço — é um poço velho, de água corrente. Sou esta rosa e apenas... *felicidade*... não sei como dizer. Estou *tão* contente, tão feliz. Sou como... minha avó está sempre tomando conta de mim. Ela... estou sempre limpa e bem arrumada, muita coisa para comer, bastante água e todas aquelas belas flores em volta de mim. Flores lindas — não são rosas. Sou a única. Estou perto do poço, crescendo, e estou feliz.

12 (M) Simplesmente sou uma rosa nova crescendo na terra de um jardim verde. E estou assustada com o primeiro inverno, quando está começando a ficar realmente frio. Começo a encolher e depois me relaxo — o frio passa por mim e daí parece que estou sempre despertando e me espalhando na primavera. Só conheço a primavera e o verão, e nada mais, depois cresço e depois encolho. Tenho uma porção de galhos e poucas flores. As flores e os espinhos são a razão da minha existência. Quando minhas flores são colhidas, me sinto bem ... esta é a minha razão para estar lá, para viver e crescer. Os espinhos são ... são verdes também, não são pontudos, são verdes e gosto deles, os alimento como alimento as flores. Não parece haver muitas folhas. Estou afundando minhas raízes na terra fria e escura, até chegar à fonte subterrânea.

13 (F) Minhas raízes são bem profundas. A terra é quente, não é molhada, apenas úmida. É bem macia, rica e escura. Minhas raízes são brancas, elas têm bastante pêlos e há muito alimento vindo do solo. É gostoso, e vem pelos galhos até as flores. As

flores ainda não estão abertas. O sol vem vindo, e quando ele chega, encontra o alimento que vem pelos galhos, as flores parecem... /L: "*Minhas* flores"./ Minhas flores estão se abrindo. Primeiro elas são bem pequenas e, à medida que o sol chega e aquece, ficam maiores e escondem o sol. Atrás de mim existe uma casa branca, que é bem velha, e sei que estou aqui há bastante tempo, e mesmo assim me sinto muito jovem. Há grama na frente, milhas e milhas de grama, e ela é verde ... um verde lindo, e é grossa e funda, e bem comprida. Eu posso sempre enxergar, e ao mesmo tempo sinto todo este alimento vindo pelo chão até o sol. As abelhas chegam nas minhas flores e tiram delas mel e alimento, depois vão embora e quero voar com elas. Quero voar sobre a grama, sobre os morros. Quando finda o verão e o outono chega, minhas flores caem, mas não é como se tivessem morrido. Elas caem no chão e o alimentam, voltam a ser alimento. Estou começando a secar, e a terra está secando, e estou de certa forma esperando o inverno. E ele vem, e é bem forte. Há muitas geadas, muitas nuvens escuras, e o vento é forte. É gostoso o sopro do vento. Não é suave, é um vento forte. E a chuva cai, e é tão gostosa no meu rosto, nos meus galhos. E vai para o solo e sinto o enriquecimento, o alimento e a água vindo para os meus galhos. Sinto todo o meu corpo se expandir com a água que está entrando dentro de mim, estando eu tão seca. E chove, chove e finalmente sei que é tempo de a primavera chegar. A primavera vem e sinto o sol no meu rosto. É quente, mas não demais, e há uma brisa suave. A grama está voltando e está de novo bem verde. Tinha se transformado numa cor dourada, depois os campos e agora a grama está voltando. E o solo está úmido de novo, o sol está esquentando. E a água sobe, o sol vem e as flores aparecem. Elas acabaram de abrir e são lindas. É ... é a liberdade que sinto quando uma abelha vem, retira o mel e vai embora, esta é a *minha* liberdade, de me abrir em flores. Mas ainda sinto uma ... uma restrição. Quero voar para algum lugar, quero seguir. Entretanto, sei que minhas raízes e meu caule são importantes para as flores, sendo o que sou... e agora preciso entender quem sou eu como arbusto. E as pessoas pegam minhas flores e ... eu gosto disso. Não é como se estivessem cortando coisas minhas e levando algo embora. É uma partilha que gosto de fazer. Acho que isso é tudo. E minhas flores morrem, tudo que cai de volta no chão entra em mim ou vai embora com a abelha. Mesmo assim é parte de mim. Sou todas as coisas. É como se eu fosse uma abelha também, pegando o alimento e voando. Sinto-me como a base, e também como as coisas que chegam à base e a deixam.

14 (F) Sou só um galho, e estou num pote verde, de plástico. O pote é quadrado, com quatro polegadas por quatro, e sou só

um galho verde, reto, que tem espinhos. /L: "Eu..."/ Estou crescendo e chego a um lugar onde não posso mais me ver, olho para baixo e me vejo de novo subindo, saindo do pote. Cresço de novo. Continuo crescendo e depois volto para baixo, vendo tudo começar outra vez. Cresço, volto para baixo e cresço de novo. Aí olho para as minhas raízes, e sou apenas um arbusto e sou apenas ... não tenho flores, só um galho e uma porção de espinhos. Não gosto de ter espinhos e não quero contar para ninguém que tenho espinhos. E, hum, minhas raízes são ... metade delas são bonitas ... bem, hum, estou na terra, parte na terra e outra parte é de cor amarela esbranquiçada e estão se arrastando, se movendo, fora da terra. E não tenho nenhuma estação. /L: Você diz que algumas das suas raízes estão penduradas fora da terra?/ Fora da terra. É como se a terra se tivesse rompido e se separado de mim, metade dela se separou. /L: Você está mostrando seu direito./ Ah, sim, do lado direito, e do outro lado é terra boa. E as raízes que estão fora, não vejo as raízes que estão na terra, só vejo aquelas que estão fora e que estão se agitando para fora. /L: Você tem algum sentimento a respeito ... destas raízes expostas?/ Eu só ... eu ... elas estão se movendo no ar. Quando as vejo, as vejo ... como ... como se estivessem se agarrando, mas não sinto isso, elas estão só se movendo. E, hum, está escuro em volta de mim, exceto no pequeno pedaço de terra em que as raízes crescem. Eu ... não tenho ambiente, a não ser um pedaço de terra. É muito difícil ser uma roseira, estou cansada de tentar ficar e ser uma roseira, quero sorrir e ser mais feliz, então faço ... ela ... me faço desaparecer, e estou sentada aqui.

15 (M) Sou um arbusto bastante grande. Tenho estado aqui há algum tempo. Posso ver tudo na minha frente, atrás, onde todas as coisas estão. Uma porção de crianças da vizinhança jogam bola, crianças pequenas jogando bola, a bola se espeta nos meus espinhos ... eu a *espeto*. Sim, eu a espeto. As crianças se cansam disso e amarram uma corda em volta dos meus galhos e me puxam para fora. Mas não tiram tudo de mim. Deixaram uma parte, e estou crescendo.

16 (F) Sou uma velha roseira torcida, crescendo só, num deserto. O solo é muito rochoso e arenoso, e minhas raízes são fortes e duras, mergulham no solo à procura de umidade ... *nada* vai me puxar para fora. Acima do solo sou pequena, muito grossa, com galhos retorcidos. Depois da chuva aparecem algumas folhas, por pouco tempo, antes que os animais as comam. Meus galhos duros, torcidos, estão a salvo, são duros demais para comer.

17 (M) Sou um roseira num jardim, estou amarrada a uma grade atrás da casa. Sinto-me muito exausta ... todos os galhos

57

estão amarrados à grade, sinto-me triste e cansada. Quando meus galhos estão novos, alguém os amarra na grade, então tenho que crescer de uma forma não-natural. À minha direita e no meio do gramado há uma roseira que não está amarrada como eu. Está coberta de flores e estou com *inveja* da liberdade de crescer que ela tem. Estou ardendo de inveja e lutando para me soltar.

Nesta pequena amostra de dezessete respostas há uma grande amplitude de experiências. As instruções pedem para você, em fantasia, se tornar uma roseira, e explorar a sua existência como tal. A variedade de respostas às mesmas instruções convenceria mesmo a pessoa mais cética de que as experiências de fantasia não são completamente determinadas pelas instruções. Pelo contrário, o que uma pessoa experiencia tem muito mais a ver com a sua forma de ser e vivenciar a sua existência.

Mesmo quando pessoas diferentes apresentam fatos semelhantes em fantasia, suas reações a estes fatos podem ser totalmente distintas. Muitas tiveram suas rosas colhidas, mas a maneira como se sentiram com relação a este "mesmo" fato foi bastante diferente. Algumas ficaram felizes e gostaram de dividir suas rosas com as outras, duas sentiram tristeza e desgosto, e uma pessoa sentiu horror em ver a sua rosa sendo colhida por uma mão mutilada. Como as pessoas experienciam os seus espinhos? Uma gosta de espetar as crianças, outras os necessitam para proteção, duas sentem pouco os espinhos, uma não gosta, outra sente nojo dos espinhos feios, e as outras, ou não possuem espinhos ou não sentem a presença deles. Não pode existir aqui "significado simbólico" padronizado para as experiências das pessoas. Dar significado simbólico usando um dicionário de símbolos pode ser, na melhor das hipóteses, um jogo intelectual infrutífero.

Mas se você me conta detalhadamente *o que* e *como* você experiencia, então posso compartilhar a experiência, e começo a entender a sua vida e como você a vivencia. Você não precisa ser *expert* para entender outro ser humano; basta um pouco de sensibilidade e abertura para a sua experiência.

Em breve indicarei aspectos de algumas destas respostas, comparando diferentes reações. Ao pensar nisto, fico com medo de que você, leitor, imediatamente comece a transformar qualquer experiência "má" numa experiência "boa", manipulando suas fantasias como manipula a sua vida. Se você tem experiências desagradáveis, qualquer tentativa de evitá-las ou dissimulá-las apenas aumenta o desagrado. Jim Simkin tem uma imagem excelente para ilustrar isto: O alho, quando bem distribuído numa lasanha, dá um sabor agradável a ela. Se você separa o alho e só o come na última garfada, fica horrível. Quanto mais você evita o alho em sua vida, tanto pior será o último bocado. Por exemplo, muitas pessoas evitam experienciar e expressar sua raiva, por vezes dilacerante e destrutiva. Assim, a raiva se acumula até que explode em violência e destruição. A raiva não é necessariamente violenta e destrutiva, pode ser um apoio para a vida, uma expressão racional a ser dada como resposta a alguém que o trata mal. Qualquer que seja a sua origem, a raiva existe e será um obstáculo para a sua vida, a não ser que você a manifeste, a explore e tome consciência dela, assimilando-a em sua experiência. Qualquer coisa experienciada por você em fantasia é fato — um fato que precisa ser respeitado e explorado se você quiser usá-lo. Para respeitar algo, você precisa deixá-lo existir, tal como é, tê-lo totalmente presente; o significado maior de respeitar é "olhar para a coisa". Espero que o fato de comparar respostas e indicar aspectos ajude você a se conscientizar deles em todos os seus detalhes. Então você poderá ser tornar mais sensível às suas próprias experiências e às experiências dos outros, tomando particular consciência daquilo que evita quando não há consciência nem respeito.

Quero começar com duas respostas que são bem diferentes. Releia as respostas 10 e 13 e compare-as. A resposta 10 é um pesadelo de feiúra, desgosto, ódio e mutilação. Existem grandes áreas de inconsciência. Ela percebe apenas três galhos com espinhos, à sua direita, e o resto da existência é nula: ausência de consciência. Não pode ver o resto de si, não pode sentir suas raízes, ou comida, e mesmo a mão mutilada não sente dor. Sua única interação com o meio ocorre através desta mão. Com estes sentimentos de feiúra e ódio, há uma forte sensação de repetição e estagnação. A mão mutilada, sem corpo, pega repetidamente a flor, os botões nunca florescem e ela diz: "Não há estações, o tempo nunca muda, é sempre o mesmo".

A resposta 13 é quase o oposto. Em vez de feiúra, ódio, falta de consciência e estagnação, existe beleza, calor, consciência total, crescimento e transformação. Ela vê *e* sente suas raízes, consegue sentir *e* saborear o alimento que sobe do solo para elas, para os galhos e flores. Seu meio é nutritivo, e ela nutre os outros, partilhando livremente com a abelha, que pega o mel, e as pessoas, que pegam as flores. Mesmo a chegada do inverno rigoroso, com geada, chuva, vento forte, é agradável; não é uma ameaça perigosa. Há um sentimento de restrição por não poder se movimentar e viajar como a abelha, mas ela até sente participação nesta viagem. Toda a energia desta mulher está disponível para o crescimento; vivendo, interagindo e lidando com o meio. A resposta 10 mostra uma pessoa cujas energias estão trancadas em conflito e anulação. Quando ela puder entrar em contato com suas energias conflitantes, sua estagnação transformar-se-á em movimento e seus botões florescerão.

Aspectos da Experiência

Há muitos aspectos da experiência; uma enciclopédia deles seria enorme e maçante. Quero mencionar alguns aspectos importantes e dar alguns exemplos, para que você perceba o que procurar e como desenvolver a sua sensibilidade.

Evitação, Falta de Consciência. A falta de consciência na resposta 10 é óbvia. Não tão óbvia é a resposta 1, que não é desagradável, mas não expressa sensações físicas e emocionais. É essencialmente uma experiência visual, menos profunda que a resposta 13, que inclui sensações de toque, calor, gesto, movimento etc.

Transformação "vs." Estagnação. A transformação e o crescimento da resposta 13 e a repetição e estagnação da resposta 10 já foram comentadas. Na 7, há certo grau de repetição enquanto a rosa se esforça para ir além da cerca, e cai quando o inverno chega.

Auto-Suficiência "vs." Dependência do Meio. Um bom exemplo de auto-suficiência é a resposta 13. Não existe referência a nenhum auxílio de fora. Ela se mantém e contribui para manter as abelhas e pessoas que pegam suas flores. Em contraste, a 11 é completamente cuidada pela avó. "Ela sempre toma conta de mim". Na 2, o apoio do meio é dado pela estufa e pela senhora que cuida. Seus espinhos lhe oferecem defesa contra os animais grandes, mas não contra os pequenos.

Relacionamento com o Meio. Na 13, há uma interação saudável, alegre e criativa. A resposta 16 mostra uma pessoa que está conseguindo se manter sozinha, mas tem que trabalhar duro para conseguir isso, e toda sua energia vai para a batalha com o meio, pendurando-se, procurando umidade, fazendo crescer galhos duros, que os animais não conseguem comer. Não sobra energia para as folhagens e flores alegres. A resposta 6 é um meio-termo entre a 13 e a 16.

Barreiras e Frustrações. Em duas respostas, cercas constituem barreiras que impedem o arbusto de receber o calor do sol. Animais, besouros, frio do inverno, tempestades, pessoas que colhem e podam etc. também são frustrações a serem sofridas ou resistidas em outras respostas.

Tom Emocional Geral. Na resposta 17 há esforço e inveja; na 15, desafio; na 5, tristeza e espera; na 11, felicidade; e na 7, frustração e desconforto.

Grau de Envolvimento na Fantasia. É a medida em que a pessoa deseja se envolver com a experiência da fantasia e depois assumi-la, expressando-a *na primeira pessoa e no presente.* Esta é a medida da vontade da pessoa de contatar com sua experiência e vivenciá-la. Na resposta 10, apesar da feiúra e desgosto sentidos, a pessoa quer experienciar, e relata a fantasia como sendo ela mesma a sua existência. Enquanto isso, embora a resposta 1 seja agradável e sem perigos, existe pouco envolvimento emocional.

Na resposta 9 há envolvimento enquanto a experiência é agradável, mas não gosta quando é colhida e trazida para casa e "foi aqui que parei". Na 14, ela luta para se identificar com a frustração e o desagrado, mas a experiência continua sendo essencialmente visual, e então ela quer "sorrir e ser mais feliz" de modo que faz a roseira desaparecer. Muitas pessoas colocam distância entre si mesmas e sua experiência, relatando no passado e não dizendo "eu", o que constitui uma maneira de não se identificar. Quando digo "ela era" estou falando de algo "lá fora", de algo distante no espaço e no tempo.

Este tipo de fantasia é útil em evocar sentimentos alienados, e bem poucas pessoas entram rapidamente em contato com sentimentos muito profundos. Embora algumas redescubram na fantasia coisas de grande força e beleza, freqüentemente o que se evita é o desagradável e assustador. Para que uma fantasia lhe seja útil, você precisa querer se envolver totalmente com ela, e deixá-la evoluir, sem manipulação. Pode-se ficar afastado da fantasia e só ter uma mera experiência visual, facilmente transformável quando se torna incômoda. Se você estiver fazendo isto, perceba que não deseja realmente experienciar a sua existência, e que prefere manter sua imagem de si mesmo em vez de saber como sua vida realmente é. Muitas vezes você partirá numa fantasia com bastante controle e direção, e então ela se aprofunda, adquirindo existência própria, independente dos seus esforços para dirigi-la ou mudá-la.

Para muitas pessoas a fantasia começa de maneira agradável, e só à medida que se aprofunda aparecem os aspectos desagradáveis. Se você fracassa ao tentar transformar algo desagradável em algo melhor, isto é bom sinal, é sinal de que está deixando a coisa acontecer, que a fantasia evolui por si, livre dos seus esforços de controlá-la ou modificá-la. Poucas pessoas descobrem experiências de força e beleza em suas fantasias; a maioria delas, se for honesta, descobre algo desagradável e ameaçador. Se isto for totalmente experienciado poderá se tornar um tipo de beleza e força. Mas, quando aparece algo ruim, a maioria das pessoas o evita, reduzindo seu envolvimento com a experiência.

É esta forma de evitar o desagradável que mantém certas partes da experiência separadas de mim, o que reduz a minha consciência.

Para voltar a perceber e compreender, devo querer contatar estas áreas incômodas da minha experiência, redescobrindo-as. Seria muito conveniente poder retirar as coisas desagradáveis da vida, simplesmente evitando-as, mas raramente — talvez, nunca — isto funciona. Tudo que faço é reduzir minha capacidade de presentificar estas experiências ruins e aumentar minha confusão diante das dificuldades. Se evito uma situação terrível, fico com dúvidas atrozes, sentimentos vagos de insegurança, sentimentos de fraqueza etc., que continuam a me aborrecer até que eu lide com a situação. Tal como uma dor de dente não cuidada, medos e desconfortos tendem a piorar se não forem reconhecidos e trabalhados. A única forma de se lidar com estes fatos é experienciá-los, entendê-los e atuar sobre esta percepção. Se eu quiser passar por estas experiências desagradáveis, obterei várias recompensas. Uma delas é maior consciência e compreensão. Outra é uma sensação de liberdade e maior força cada vez que confrontar e trabalhar com fatos desagradáveis que não queria encarar antes. Além disso, evitar estes fatos requer uma grande quantidade de energia, que ficará então disponível para tarefas mais úteis.

Assim, se você descobre uma área que o incomoda, na fantasia ou na vida real, perceba que ela pode ser uma fonte infinita de força e liberdade, se você concordar em sofrer o desconforto de enfrentá-la e aceitá-la. Enquanto você a evita, ela continuará afetando a sua vida. Se você quiser enfrentar e aceitar estas coisas que o incomodam, poderá fazer com que algo cresça e evolua desta experiência, tornando você mais vivo.

Uma estudante, em certa classe que eu visitava, me disse veementemente que não gostava da camisa marrom que eu vestia. Sua voz exprimia sentimentos fortes, e pedi a ela que falasse mais a respeito da camisa e do que não gostava nela. "É triste e deprimente, me faz lembrar do funeral do meu pai". Ela ainda tinha fortes sentimentos em relação ao pai e à sua morte, que não estava disposta a aceitar e manifestar totalmente. Estes sentimentos alienados continuam lutando para serem expressos e aparecem no seu meio circundante. Ela vê a minha *camisa* como triste e deprimente, mas não percebe quão triste e deprimida *ela* mesma está. Este tipo de alienação chama-se *projeção*: o que nós "vemos" à nossa volta é, muitas vezes, parte da nossa experiência alienada, em vez de ser a própria realidade. Quando esta moça aceitar e trabalhar os seus sentimentos, será capaz de ver a minha camisa tal como é, e não como um receptáculo conveniente para sentimentos não expressos.

O que pedi que você fizesse nestes experimentos de identificação foi encorajar e ampliar este processo de alienação e projeção, e em seguida invertê-lo, quando pedi que você se identificasse com as projeções. Se você puder perceber como aliena sua experiência, será fácil voltar a sentir sua presença, invertendo o processo através de uma reidentificação. Se você estiver disposto a fazer esta auto-correção em sua vida diária, conseguirá viver mais no mundo da experiência real, e menos no confuso mundo das fantasias. Se você imagina que alguém está bravo com você, procure inverter "Estou com raiva dele", e identifique-se com isto. Veja se consegue descobrir de que maneira se manifesta a sua zanga, o que há nele que você não gosta. Se você se descobre querendo ajudar alguém, tente inverter e diga "Eu quero que você me ajude", e depois explore como você deseja que ele o ajude. Tente a experiência de inversão que se encontra a seguir. Se puder, realize-a com um grupo de cinco a sete pessoas, com quem você possa compartilhar as experiências e de cujas experiências você possa aprender.

Identificação com Opostos

Deite-se numa posição confortável. . . . Feche os olhos e deixe as coisas fluírem. . . . Observe qualquer tensão. . . . Veja se consegue liberar esta tensão e ajeitar o corpo de modo que fique mais confortável. . . . Centralize sua atenção na respiração, e deixe as coisas acontecerem enquanto falo com você. . . . Todos nós tendemos a construir uma imagem de como as coisas "realmente são", uma imagem de quem e do que somos. Esta imagem de nós mesmos pode ser parcialmente verdadeira, mas é uma fantasia. Há sempre aspectos de nós mesmos que não se adaptam a esta imagem. Se nós nos mantemos nesta imagem rigidamente, nós nos restringimos e nos matamos, e impedimos a descoberta de partes da nossa própria experiência que nos são desconhecidas e alienadas. Se você puder deixar um pouco a sua *idéia* de quem você acha que é, terá mais chance de descobrir o que está realmente experienciando neste momento. O que faremos em seguida será inverter a forma com que você percebe o mundo e a si próprio. É uma maneira simples de liberar os seus preconceitos sobre a realidade. Pode ser um modo de achar novas formas de funcionar e descobrir coisas sobre você das quais não esteja realmente consciente. Se não for nada além disso, pelo menos é uma maneira interessante de passar o tempo quando se está aborrecido.

Respirando

Agora centralize sua atenção na respiração. . . . Presentifique todos os detalhes da sua respiração. . . . Sinta o ar entrando pelo nariz e pela boca . . . sinta-o descer pela garganta, até os pulmões

... e observe como seu peito e sua barriga se expandem e se contraem quando você respira. Esteja consciente das coisas que você experiencia em seu corpo enquanto respira. ... Agora imagine que, em vez de respirar o ar, este ar esteja respirando *você*. Imagine que o ar entra nos pulmões ... depois sai lentamente. ... Você não precisa fazer nada, pois o ar está fazendo a respiração por você. ... Apenas experiencie ... e agora volte. ...

Sexo

Agora gostaria que você imaginasse que trocou de sexo. Se você é homem, torne-se mulher, se você é mulher, torne-se homem. ... Quais são as diferenças em seu corpo? ... Presentifique este novo corpo, particularmente as partes que mudaram. ... Se você não quiser fazer isto, está bem. Mas não diga a si próprio "Eu não posso fazer isto". Diga "Não *farei* isto", e acrescente quaisquer palavras que lhe venham à cabeça. Fazendo isto, você poderá ter alguma idéia daquilo que está evitando ao recusar-se a participar desta inversão. Como você se sente neste novo corpo? ... E quais as diferenças na sua vida? ... O que você fará de diferente agora que o seu sexo mudou? ... E como você se sente em relação a todas estas modificações? ... Continue a explorar a sua experiência de pertencer ao sexo oposto por mais algum tempo. ...

Agora volte e entre em contato com seu corpo real e seu verdadeiro sexo. ... Compare a experiência de ser você com a de pertencer ao outro sexo. ... O que você experienciou enquanto se achava no outro sexo que não experiencia agora? ... Estas experiências foram agradáveis ou desagradáveis? ... Continue a explorar sua vivência por mais algum tempo. ...

Raça

Agora imagine que a cor da sua pele mudou. Se você é preto ou moreno, torne-se branco. Se você é branco, torne-se preto ou moreno. Presentifique o seu novo corpo. ... Quais são as diferenças que ele apresenta? ... E como você se sente neste corpo. ... Como sua vida irá diferir, agora que a cor da sua pele mudou? ... E como você sente estas mudanças? ... Continue a explorar a sua nova existência. ...

Agora volte para a sua própria cor de pele e para o seu corpo. ... Compare a sua experiência de ser você mesmo com a experiência de ter outra cor de pele. ... Que diferenças você observa entre as duas, e como se sente em cada uma delas? ...

Auto-Escolha

Gostaria que você tentasse uma inversão de um acontecimento típico em sua vida. Escolha algo de que gosta... lavar louça ou fazer compras etc. ... e antes explore a seqüência real dos fatos, como você os costuma experienciar. ... Agora inverta esta seqüência usual. Permaneça com esta inversão por algum tempo e veja o que consegue descobrir. ...

Dentro de um minuto quero que cada um abra os olhos e conte aos outros membros do grupo a sua experiência com estes experimentos de inversão, *na primeira pessoa e no presente, como se estivesse acontecendo agora.* "Quando eu inverto meu sexo, me sinto meiga e adorável, como uma garota." Isto pode variar de acordo com a sua experiência. Dedique dez minutos para compartilhar estas experiências. ...

Inverter nossa forma usual de pensar é como dizer: "Talvez algumas coisas possam ser exatamente o oposto de como eu as vejo". É uma forma de descartar nossos preconceitos e ver se outra maneira de encarar a realidade pode ser mais precisa. Qualquer imagem ou preconceito limita o nosso experienciar, porque nos conta com antecedência como será a experiência. Isto é particularmente verdadeiro se a imagem for a meu próprio respeito. Por exemplo, se a imagem de mim mesmo é que sou forte e duro, e que só mulheres podem ser ternas e adoráveis, sou obrigado a negar qualquer fraqueza ou sentimentos de calor ou ternura que possa vir a ter. Se estou querendo desistir temporariamente da minha imagem, ao inverter os papéis, tornando-me mulher na fantasia, fico sendo a *minha imagem* do que é a mulher. Uma vez que a *minha imagem* de mulher permite fazer fraqueza e sentimentos ternos, sendo mulher posso experienciar meus próprios sentimentos de fraqueza e ternura, o que não me permitia anteriormente, porque não combinam com a minha imagem. Uma vez que pessoas diferentes possuem imagens diferentes, terão diferentes opostos e sentimentos diversos ao experienciarem a inversão. Toda pessoa, quase todo dia, experiencia em maior ou menor grau cada sentimento e emoção que um ser humano pode sentir. Inversões são uma forma de descobrir quais os sentimentos que você tem agora, mas que suas imagens não lhe permitem experienciar; esta é outra forma de voltar a ganhar contato com a sua experiência real e liberar o seu potencial como pessoa.

COMUNICAÇÃO INTERNA

Em contraste com a abordagem deste livro, muitos psicólogos falam de como é saudável desenvolver um ego forte, um bom conceito de si mesmo, um caráter forte etc. Qualquer destas imagens é fantasia, é uma idéia. À medida que me preocupo com esta idéia fixa de mim mesmo, perco contato com o fluxo da minha experiência real. No melhor dos casos, uma auto-imagem forte tornar-me-á rigidamente previsível, um autômato socialmente útil, uma pessoa que se identifica com a sua *idéia* de si mesmo, e não com a *realidade* dos seus sentimentos, experiências e ações. Minha vida fica dividida entre imagem e realidade, entre o que penso que sou e o que sou.

Também me torno fragmentado de outra forma: tão logo tento atingir um objetivo, torno-me presa do medo do fracasso. Se quero impressionar você como um "cara legal", começo a temer que você me ache "careta". Quanto mais receio a sua opinião, mais tento convencê-lo de que sou "legal". Esperanças e temores crescem juntos, e cada uma destas fantasias opostas me leva para longe da realidade da minha experiência no momento.

É possível restabelecer a comunicação entre estes fragmentos de mim mesmo e trabalhar no "despregar-se" das minhas imagens, no sentido de ganhar contato com as minhas experiências e reações verdadeiras. Quando estou em contato sólido com a realidade, vivendo num intercâmbio flexível com os fatos como realmente são, não tenho necessidade de um "autoconceito" ou um "ego forte", que me diga como sou ou o que "deveria" fazer. Este é o ensinamento Zen da "não-mente" (*no mind*). Se a minha "mente" está sem imagens, idéias, intenções, preconceitos e ordens, posso estar em contato com a minha experiência real do mundo, centralizado no momento presente do meu sentir e reagir.

Consciência total da experiência requer aceitação completa da mesma, tal como ela é. Qualquer ordem, minha ou dos outros, para ser diferente do que sou, reduz meu contato com aquilo que experiencio realmente. Isto dá início à falseação da minha vida, através do agir de modo diferente do que me sinto, desempenhando papéis. Posso tentar ser melhor ou mais forte do que me sinto para impressionar os outros, ou a "sociedade" pode pedir que eu aja de maneira mais dura ou mais suave do que sinto, de modo mais ou menos sexual do que sinto etc. O próximo experimento lhe propicia a oportunidade de tomar consciência de algumas ordens que você coloca sobre si mesmo, e como está dividido entre o que é e o que exige de si próprio que seja. Se possível, faça isto num pequeno grupo e peça para alguém ler as instruções; senão, leia-as e tente o experimento sozinho.

Exigência e Reação (Dominador-Dominado ou "Topdog-Underdog")

Sente-se confortavelmente e feche os olhos. ... Agora imagine que está olhando para si mesmo, sentado à sua frente. ... Forme algum tipo de imagem visual de si mesmo, sentado à sua frente, talvez como se estivesse refletido num espelho. ... Como é esta imagem sentada? ... O que está vestindo? ... Como está sentado? ... Que tipo de expressão facial você vê? ...

Agora critique silenciosamente esta sua imagem de você, como se estivesse falando com outra pessoa. (Se estiver fazendo o experimento sozinho, fale em voz alta.) Diga a si próprio o que deveria e não deveria fazer. Comece cada sentença com as palavras "Você deveria" ou "Você não deveria", ou algo equivalente. ... Faça uma longa lista de críticas. ... Ouça sua voz enquanto faz isto. Como soa sua voz? ... Como você se sente fisicamente ao fazer isto? ...

Agora imagine que você troca de lugar com a sua imagem. Torne-se esta imagem e responda silenciosamente a estas críticas. ... O que você diz em resposta a estes comentários críticos? ... Qual é a sua reação? ... E o que expressa seu tom de voz? ... Como você se sente reagindo a estas críticas? ...

Agora mude de papel e torne-se crítico de novo. Enquanto você prossegue este diálogo interno, mantenha a consciência daquilo que está dizendo, e como está dizendo; suas palavras, seu tom de voz e assim por diante. ... Pare ocasionalmente para escutar suas palavras e experienciá-las. ...

Troque de papel sempre que quiser, mas mantenha o diálogo. Observe todos os detalhes do que está acontecendo com você enquanto faz isto. ... Observe como se sente fisicamente em cada papel. ... Quais são as diferenças entre os dois que falam? ... Vocês realmente falam um *com* o outro ou evitam contato real e confrontação? ... Vocês estão ouvindo enquanto falam ou estão irradiando sem receber? ... Como você se sente em relação ao outro enquanto

você fala? ... Diga isto para o outro e veja o que este responde. ...
Você reconhece alguém na voz que o critica e diz "você deveria..."? ... O que mais você tem presente nesta interação? ...
Traga esta "presença" para a conversa entre vocês. ...: Continue o diálogo silencioso por alguns minutos. ... Você percebe alguma modificação à medida que o diálogo prossegue? ...

Agora sente-se em silêncio e reveja o diálogo. ... Olhando para trás, existe alguma outra coisa que você nota nesta conversa? ...

Dentro de um minuto lhes pedirei que abram os olhos e voltem ao grupo. Quero que cada pessoa compartilhe a sua experiência com o grupo, da maneira mais detalhada possível. Quero que cada um expresse o que se passou em seu diálogo, *na primeira pessoa e no presente, como se estivesse acontecendo agora*: "Como crítico, eu me sinto forte e digo: 'Você não deveria dar tantos foras. Deveria trabalhar mais' "; faça isto com a sua experiência, qualquer que tenha sido ela. Abra os olhos e comece. ...

Provavelmente você experienciou algum tipo de divisão ou conflito, alguma ruptura entre uma parte poderosa, crítica e autoritária, que ordena a você que se modifique, e outra parte sua menos poderosa, que se desculpa e se esquiva. É como se você estivesse dividido entre pai e filho: o pai, ou "dominador" (*topdog*), sempre tentando controlá-lo a fim de modificá-lo para "melhor", e a criança, ou "dominado" (*underdog*), fugindo continuamente destas tentativas de mudança. Enquanto você ouvia a voz que criticava e ordenava, pode ter reconhecido a voz dos seus pais, ou pode ter sido semelhante à de outra pessoa que lhe dê ordens: seu marido ou sua mulher, seu chefe ou alguma outra autoridade que o controla. Se você reconhecer alguém específico no diálogo, prossiga como se estivesse falando com esta pessoa.

Ao mesmo tempo, gostaria que você percebesse que o que você experiencia neste diálogo acontece dentro da sua cabeça. Se o seu diálogo é com outra pessoa ou com a "sociedade", isto está ocorrendo no seu próprio mundo de fantasia. Quando o outro fala, não é a "sociedade" ou uma pessoa real, mas sim a sua *imagem* do outro. O que ocorre no diálogo em fantasia se passa entre diferentes partes *suas*. Se no seu diálogo há um conflito, este é entre duas partes *suas*, mesmo que você aliene e separe uma parte, chamando-a de "sociedade", "mãe", "pai" etc. Nós admitimos que nossos problemas e conflitos são com *outras* pessoas; lutamos, então, para nos libertar de suas ordens e não percebemos que o conflito está *dentro* de nós. Kahlil Gibran expressa isto muito bem em *O Profeta*:*

---

* De *The Prophet*, de Kahlil Gibran. *Copyright* 1923, de Kahlil Gibran; *copyright* renovado 1951 por Administrators C.T.A. de Kahlil Gibran Estate e Mary G. Gibran. Reimpresso por permissão de Alfred A. Knopf, Inc.

E um orador disse: Fala-nos da Liberdade.

E ele respondeu:

Nos portões da cidade e junto ao fogo de vossas casas, eu vos vi prostrar-vos e adorar vossa própria liberdade.

Até mesmo como escravos que se humilham perante um tirano, e o louvam, embora ele os destrua.

Sim, na alameda do templo e à sombra da cidadela, tenho visto o mais livre entre vós carregar a liberdade como jugo e grilhões.

E meu coração sangrou dentro de mim; pois só podereis ser livres quando até mesmo o desejo de buscar a liberdade se tornar uma armadilha dura para vós e quando cessardes de falar em liberdade como uma meta e um fim.

Sereis realmente livres não quando vossos dias forem sem preocupação e vossas noites sem desejo e aflição.

Mas sim quando estas coisas envolverem vossa vida e, entretanto, conseguirdes elevar-vos acima delas, nus e desatados.

E como vos elevareis além de vossos dias e de vossas noites a menos que rompais as correntes que, na aurora da vossa compreensão, estão em torno da metade do vosso dia?

Na verdade, o que chamais de liberdade é a mais forte destas correntes, embora seus elos brilhem ao sol e ofusquem vossos olhos.

E o que rejeitareis, senão fragmentos de vós próprios, para vos tornardes livres?

Se é uma lei injusta que quereis abolir, esta lei foi escrita por vossa própria mão, em vossa própria testa.

Não podeis apagá-la queimando vossos códigos, nem lavando a testa de vossos juízes, mesmo que despejeis o mar sobre eles.

E se é um déspota que quereis destronar, verificai antes se o seu trono erigido dentro de vós está destruído.

Pois como pode um tirano dominar livres e altivos, senão através da tirania em vossa própria liberdade e vergonha, em vossa própria altivez?

E se é uma preocupação que quereis rejeitar, a preocupação foi escolhida por vós, e não vos foi imposta.

E se é um temor que quereis dissipar, o centro desse temor acha-se em vosso coração e não na mão daquilo que temeis.

Na verdade, todas as coisas se movem dentro do vosso ser constantemente semi-entrelaçadas, as coisas desejadas e as coisas receadas, as coisas repugnantes e as coisas atraentes, as coisas almejadas e as coisas de que fugis.

Estas coisas movem-se dentro de vós como luzes e sombras em pares fortemente unidos.

E quando a sombra desaparece e não mais existe, a luz que brilha torna-se sombra de outra luz.

E assim a vossa liberdade, quando perde seus grilhões, torna-se o grilhão de uma liberdade maior.

Existe no mundo problemas reais, e eu só posso lidar com estes problemas se estiver claro para mim mesmo a maneira como me sinto e o que quero fazer. Quando estou em conflito, identifico-me em parte com meus próprios sentimentos e desejos e em parte com fantasias que vão de encontro com esta consciência: idéias a respeito do que eu deveria ser, expectativas catastróficas, medo do que os outros farão etc. Grande parte da minha comunicação e das minhas atividades dirigem-se para mim mesmo e não para o mundo. À medida que faço isto, torno-me voltado para dentro, autista, isolado dos outros. Minha energia fica dividida e em oposição, de modo que pequena parte dela está disponível para as lutas com o mundo real. Quando participo de conflitos exteriores antes de ter esclarecido conflitos interiores, crio mais conflitos, dentro e fora.

Enquanto acredito que meu conflito é apenas com alguém ou com algo fora de mim, posso fazer muito pouco além de me queixar ou tentar mudar e destruir. Quando percebo que grande parte do conflito está dentro de mim, posso realizar alguma coisa mais produtiva. Posso assumir a responsabilidade pelas minhas dificuldades e parar de culpar o mundo por problemas que são meus. Posso procurar descobrir mais sobre estas partes diferentes e conflitantes, identificar-me e aprender com elas. O primeiro passo neste processo é tomar consciência dessa atividade autística que se passa na minha "mente" ou fantasia. O passo seguinte é dirigi-la para fora, de modo que a atividade autística de mim-para-mim se torne uma atividade de relação de mim-para-outro. Ao dirigir esta atividade para fora, para o mundo, esta se torna mais explícita e detalhada. Muitas vezes posso descobrir para quem são estas mensagens e de onde elas vêm.

Ouvindo a Si Próprio

Todo mundo diz: "Eu digo a mim mesmo"; ninguém diz: "Eu ouço a mim mesmo". Então procure ouvir um pouco a si mesmo. Comece prestando atenção a pensamentos dentro da sua cabeça e observe-os. ... Agora principie a falar estes pensamentos, mas faça-o muito delicadamente, murmurando, de modo que quase não cheguem aos seus lábios. ... Agora fale um pouco mais alto ... e continue aumentando o volume até alcançar seu nível de fala normal. ... Imagine que está realmente conversando com alguém. ... Continue a dizer seus pensamentos e preste atenção naquilo que o tom da sua voz comunica. ... Como é a sua voz? ... É forte ou fraca, clara ou confusa, áspera ou suave etc.? ... É julgadora, queixosa, zangada, súplice? ... Esta voz soa como alguém que você conhece? ... Para quem poderiam estar sendo dirigidas estas palavras? ... Imagine-se realmente fazendo isto e veja se servem. ... Como você se sente ao falar com esta pessoa? ... Esta pessoa replica aquilo que você diz? ... Absorva sua experiência por algum tempo. ...

O valor disto é que, embora você esteja falando consigo mesmo, você o faz *como se* estivesse falando com alguém. Ao fazer isto, a sua atividade autística se torna mais de relação, e você começa a recuperar o contato com o mundo e com a sua própria experiência. Quando você desenvolve isto num diálogo, cada conflito contrasta com outro e o esclarece. Você pode realmente fazer muito por si mesmo, tendo estes diálogos. É preciso estar realmente disposto a sofrer a parte desagradável da experiência, e expressar ambas as partes do conflito, e estas precisam estar dispostas a se encontrar, se confrontar e se comunicar honestamente uma com a outra. Será melhor se você puder encontrar um lugar e tempo em que possa falar alto, trazendo sua postura física e seus movimentos para o diálogo. Muitas vezes o tom de voz, um dedo que aponta, um cenho franzido, um punho fechado, ombros caídos etc. expressam muito mais daquilo que está acontecendo no diálogo do que as palavras. Tente presentificar a totalidade da sua experiência. Enquanto o diálogo não é só constituído de palavras vazias, mas expressa seus sentimentos e experiências reais, à medida que você se torna mais profundamente consciente destes sentimentos e experiências, terá lugar alguma mudança e evolução.*

Sempre que você estiver consciente de um conflito entre opostos dentro de você, ou entre você e alguém, pode usar este tipo de

---

* Ver *Gestalt-Terapia Explicada*, de Frederick Perls e *Não Apresse o Rio*, de Barry Stevens, para exemplo de tais diálogos.

diálogo em fantasia, para estabelecer uma comunicação entre as partes conflitantes. Num experimento anterior, ocorreu o conflito entre o que você é e o que "deveria ser". Para muitas pessoas isto é como uma discussão ou batalha entre pai e filho. Enquanto este conflito continua a ser uma luta pelo controle, com o "pai" discursando e ameaçando, e o "filho" fugindo e se desculpando, nada irá mudar. Se você puder realmente se identificar com ambos os lados do conflito, conseguirá, aos poucos, começar a entender mais a respeito dele. Enquanto cresce a compreensão de ambos os lados, a interação gradualmente se transforma de luta e evasão em maior contato e comunicação. Quando os dois lados começam a se ouvir mutuamente, e aprender, o conflito diminui e pode chegar a uma resolução.

Geralmente somos desequilibrados porque nos identificamos principalmente com um lado do conflito, e não percebemos nossa parte no lado oposto. Quando os dois lados ficam claros por causa da identificação com as duas partes, nos tornamos mais equilibrados. Podemos agir melhor se nos encontramos no centro de equilíbrio, em vez de estar num dos lados conflitantes. A resolução do conflito libera a energia presa na luta entre as partes em oposição, e esta energia fica disponível, com vitalidade aumentada e sensação de clareza, força e poder. *Este processo não é algo que pode ser forçado ou manipulado.* É o que ocorre *por si* quando você aprofunda sua identificação e consciência de ambos os lados do conflito.

Abandonando o "Passado"

Todos nós carregamos partes do nosso "passado" na forma de lembranças. Nossas recordações, mesmo que sejam imagens exatas de coisas e fatos anteriores, são *imagens* e não os próprios fatos. Muitas destas imagens e fantasias que chamamos de recordações são diferentes das coisas e eventos que realmente ocorreram. Algumas pessoas estão tão carregadas de passado e tão envolvidas com lembranças, que possuem muito pouco envolvimento com o presente. Se você quiser reduzir o seu envolvimento com suas recordações, poderá se entregar a elas como o fez com outras fantasias; poderá descobrir qual a percepção oculta nestas fantasias, através do diálogo e da identificação. Seu envolvimento com a recordação lhe dá algo; antes de livrar-se dela, você precisa descobrir o que ela lhe dá — que necessidade é atendida — enquanto você a conserva.

Pode ser que você esteja escapando de um presente não muito satisfatório, utilizando a lembrança de um tempo mais gratificante. Se for isto, você pode descobrir o que é que está faltando atualmente na sua vida. Se você conseguir descobrir quais satisfações da memória são fracos substitutos para as satisfações da realidade, poderá encarar o desafio de trabalhar por um presente mais gratificante, em vez de recuar para a fantasia.

Se a recordação é desagradável, provavelmente existe uma situação inacabada, que você retém e que não expressou totalmente. Assumindo esta situação inacabada, você pode redescobrir os sentimentos não expressos e deixar que se completem. O próximo experimento poderá lhe propiciar uma experiência de como trabalhar com este tipo de situação.

Situação Sim-Não

Deite-se de costas e procure uma posição confortável. ... Feche os olhos e conserve-os fechados até eu lhe pedir para abri-los. Entre em contato com seu corpo. ... Observe qualquer desconforto ... e veja se pode mudar de posição para ficar mais confortável. ... Agora focalize sua atenção no seu respirar. ... Ao tornar presente a sua respiração, ela se modificou? ... Sem interferir em sua respiração, observe-a de perto.

Agora imagine que todo o seu corpo é como um balão que se enche lentamente quando você inspira e fica muito cheio e duro quando a inspiração se completa ... e que então se solta lentamente quando você expira, de modo que você fica totalmente solto quando seus pulmões estão vazios. ... Faça isto três ou quatro vezes. ...

Agora presentifique a sua respiração natural ... e imagine que cada respiração completa retira alguma tensão que restou em seu corpo ... de modo que você fique mais solto depois de cada respirada. ... Agora lembre-se de uma situação em que você disse "sim" mas realmente queria dizer "não". Tente visualizar esta situação como se ela estivesse se passando agora. ... Onde você está? ... Como é o ambiente e como você se sente lá? ... Quem está ali com você e o que acabou de ser dito? ... Envolva-se realmente: Entre em contato com o estar na situação, reviva-a como se estivesse acontecendo agora. ...

Agora focalize o momento em que você diz "sim". Que tom de voz você emprega quando diz "sim" e eomo se sente ao fazê-lo? ... O que você *ganha* dizendo "sim"? ... O que você *evita*? ... Como você se sente dizendo "sim" nesta situação? ...

Agora retorne ao momento anterior ao momento de dizer "sim". Diga "não" e acrescente algo que não tenha dito anteriormente. ... Que tom de voz você emprega ao dizer "não" e como se sente ao fazê-lo? ... Como reage a outra pessoa depois que você diz "não"? ... Como você se sente agora, o que você responde a esta pessoa? ...

Agora troque de lugar e torne-se a pessoa a quem você diz "não". Como você é, sendo esta pessoa? ... Como você se sente? ... Sendo esta pessoa, o que você diz e que tom de voz você emprega? ...

Agora torne-se você mesmo e continue o diálogo. ... Como você se sente sendo você e como isto difere de como você se sente sendo a outra pessoa? ... Fale diretamente com esta pessoa e conte-lhe como você é diferente dela. ... Você se sente mais forte como você mesmo ou como a outra pessoa? ...

Torne-se a outra pessoa novamente e prossiga com o diálogo e a interação. ... Tente entrar na experiência total de ser esta outra pessoa. ... Continue o diálogo e troque de lugar sempre que o outro começa a responder, de forma a sempre se identificar com quem esteja falando. Como vocês dois estão interagindo... estão brigando e discutindo, ou então começando a se comunicar? ... O que você nota *não* estar expressando? ... O que está reprimindo? ... Agora expresse como se sente cada um em relação ao outro. Se for difícil demais, diga ao menos "eu ainda estou me reprimindo" e depois diga algo sobre este autocontrole. ... Continue o diálogo por alguns minutos. Entre mais na vivência de ser estas duas pessoas e explore como você interage. ...

Dedique algum tempo para absorver sua experiência. Dentro de um minuto lhes pedirei que abram os olhos e relatem a experiência para as outras pessoas do grupo, *na primeira pessoa e no presente, como se estivesse acontecendo agora.* Por exemplo: "Estou lendo um livro, na sala, e minha esposa vem e me pede para ir ao supermercado" etc. Estejam certos de incluir no relato como vocês se sentem dizendo "sim" e "não" nesta situação que levou você a dizer sim ou não, e o que você aprendeu do diálogo depois de ter dito "não". Abram os olhos e compartilhem a experiência com o grupo. ...

Quando lhes peço para recordar este tipo de situação, aquilo que emerge é um evento que se mantém vivo na sua memória, por causa da energia que ainda está nela. Reexperienciando-o no presente, através de identificação e diálogo, você pode descobrir o que está inacabado e não-expresso, assimilando a experiência e a energia ali contida. Há um paralelo entre assimilar experiência e comer. Se você só engole, sem mastigar, a comida fica dando problemas, até que você a vomite ou a absorva. A não ser que consiga digerir ou absorver a comida, não haverá energia disponível; o mesmo é válido para as suas vivências. Provavelmente você não foi capaz de digerir totalmente o fato de dizer "sim" quando realmente queria dizer "não", mas espero que agora tenha conseguido alguma experiência de assimilação. Você pode retornar a esta ou outra experiência repetidamente, até tê-la realmente mastigada, vivenciada e absorvida.

Neste experimento particular você tem a oportunidade de entender bastante o seu comportamento de submissão: o que realmente ocorre quando você concorda com desejos de outra pessoa, embora preferisse não fazê-lo. Tente perceber o que esta submissão faz *por* você e o que ela acarreta *para* você. Perceba que, quando se submete, você faz isto *por si mesmo,* para receber amor ou aprovação, para evitar uma briga ou para poder se achar "bom" ou "capaz" etc. Há pessoas que gastam a maior parte do tempo submetendo-se, e outras que passam a maior parte do tempo sem se submeter; algumas que dão a impressão de estarem se submetendo, mas que realmente não estão. Poucas pessoas dedicam tempo para perceber o que acontece quando se submetem. Se você realmente tiver conhecimento do que se passa quando você se submete, poderá trabalhar as forças opostas dentro de si, perceber se deseja *realmente* se submeter a uma dada situação ou não. Desta maneira você poderá se tornar mais flexível e livre para agir de acordo com a situação real e com aquilo que realmente sente. Os extremos da submissão são os conformistas que dizem *sempre* sim e os rebeldes que *nunca* se submetem. Ambos estão atados a uma resposta rígida às exigências da sociedade, dos pais etc. O conformista acha que deve fazer sempre a coisa aprovada, enquanto o rebelde acha que *não* deve fazer a coisa aprovada, podendo assim ser "livre". A consciência total de como você se engana pode lhe trazer liberdade real, sempre que você se reidentifica com esta força que entregou para os outros; a força de reagir honestamente, diretamente, sem necessidade de apoio externo, nem de aprovação ou permissão.

quando serpentes negociarem o direito de se contorcer
e o sol lutar para receber um salário
quando espinhos olharem alarmados para as suas rosas
e os arco-íris tiverem seguros contra velhice

quando os sapos não mais cantarem para a lua
enquanto todas as corujas não tiverem autorizado sua voz
— e as ondas tiverem que assinar compromissos
para que os oceanos não sejam obrigados a fechar

quando o carvalho pedir permissão ao vidoeiro
para formar seus frutos — e os vales acusarem suas
montanhas de serem altas — e março
denunciar abril como sabotador

então acreditaremos nessa incrível
humanidade não-animal (e não antes)

E. E. Cummings *

A maioria de nós se prende aos pais ou a outras pessoas significativas, continuando a pedir seu apoio e aprovação mesmo depois de já sermos capazes de tomar nossas próprias decisões e mesmo depois de eles estarem mortos. A maioria de nós tem uma grande quantidade de situações inacabadas com nossos pais e muitos sentimentos não expressos com relação a eles. Estas situações e sentimentos são mais pedaços e fragmentos de história que confundem a nossa vida. Estas situações inacabadas interferem em nosso relacionamento atual com os pais, à medida que estamos presos a elas e sem contato com o que está ocorrendo agora. Você está parcialmente em contato com sua lembrança fantasiosa dos pais, e apenas em parte contatando com a sua realidade e com os seus pais *agora*. Mesmo nos relacionamentos menos intensos com amigos e conhecidos, você entrará mais em contato com as lembranças deles do que com eles mesmos. Até que você possa trabalhar com estas situações inacabadas, aceitar e manifestar os sentimentos que reteve, continuará preso a estas cargas e a um relacionamento estático com seus pais. Tenho visto velhos de setenta anos ainda presos a uma luta amarga com suas recordações de pais mortos há muito tempo. É trabalho duro lidar com estas situações inacabadas mas, enquanto não o fizer, você continuará a pensar em si mesmo como uma criança que precisa do apoio do pai ou de qualquer outra pessoa. Maturidade é descobrir que você é capaz de ser o seu próprio apoio — e que não é mais uma criança necessitada do apoio e aprovação dos pais. O próximo experimento começará a esclarecer algumas situações inacabadas que você tem com seus pais.

Diálogo com os Pais

Sente-se confortavelmente e feche os olhos. ... Visualize um de seus pais sentado à sua frente. Passe algum tempo realmente

---

* *Copyright*, 1950, de E. E. Cummings. Reimpresso de sua obra *Poems*, 1923-1954, com permissão de Harcout Brace Javanovich, Inc.

vendo seu pai (ou sua mãe) sentado(a) à sua frente. . . . Como está sentado(a)? . . . O que está vestindo? . . . Que tipo de expressão ele (ela) tem? . . . Observe os detalhes de seu pai (de sua mãe) em frente a você. . . . Como você se sente ao olhar para ele (ela)? . . . Agora comece e seja completamente honesto com ele (ela). Expresse as coisas que nunca disse e fale-as diretamente *para* ele (ela), como se estivesse falando com ele (ela) agora. Expresse qualquer coisa que lhe venha à cabeça — ressentimentos que você conteve, medo de mostrar a raiva que sentiu, amor que você nunca manifestou, perguntas que nunca fez. Tenha consciência de como se sente ao fazer isto e observe se você passa a sentir tensão em alguma parte do corpo. Esteja certo de ficar em contato com seu pai (ou sua mãe) enquanto faz isto. Dedique a isto mais ou menos cinco minutos.

Agora torne-se seu pai (ou sua mãe), e responda ao que você acabou de dizer. Como pai (mãe), como você reage ao que seu filho disse? . . . Esteja consciente do que você sente ao fazer isto. . . . Como você se sente em relação a seu filho? . . . Agora diga-lhe como se sente e o que pensa dele. . . . Que tipo de relacionamento você tem com ele? . . . Troque novamente de lugar e volte a ser você mesmo. . . . Como você reage ao que seu pai (sua mãe) disse? . . . O que você está dizendo agora e como se sente ao dizer? . . . Conte como você se sente em relação a ele (ela) e o que pensa dele (dela). . . . Como você experiencia esta relação? . . . Agora diga-lhe o que você necessita e o que deseja dele (dela). Durante algum tempo diga exata e especificamente o que você quer dele (dela) e tenha presente como se sente ao fazer isto. . . .

Agora torne-se de novo seu pai (ou sua mãe). Como pai (mãe), o que você responde a esta manifestação das necessidades e desejos de seu filho? . . . Como você se sente ao fazê-lo? . . . Qual é a sua compreensão daquilo que ele pede? . . . Você experienciou algo parecido em sua vida? . . . Agora diga a seu filho o que você precisa ou quer dele. . . .

Troque de lugar e torne-se uma vez mais você mesmo. Como você reage ao que seu pai (sua mãe) disse? . . . Você tem agora uma compreensão melhor dele (dela)? . . . Agora diga-lhe como se sente dependendo dele (dela) nesta fantasia. . . . O que você ganha conservando todos estes sentimentos inacabados em relação ao seu pai (à sua mãe)? . . .

Volte a ser seu pai (ou sua mãe) e responda a isto. . . . O que você diz como resposta? . . . Como está agora o seu relacionamento? . . . Existe alguma compreensão se desenvolvendo, ou ainda há principalmente luta e conflito? . . .

Troque de lugar e torne-se você mesmo. Como você reage ao que seu pai (sua mãe) disse? ... Como você experiencia sua relação e que compreensão você tem dele (dela) agora? ...

Agora quero que você diga a seu pai (à sua mãe) o que aprecia nele (nela). Não importa quão difícil seja o seu relacionamento, deve haver algo nele (nela) que você aprecia. Conte-lhe estas coisas, seja específico e detalhado. ...

Agora torne-se seu pai (sua mãe) outra vez. Como você reage a estas apreciações? ... Você consegue realmente aceitá-las, ou as reduz e rejeita? ... Agora expresse a sua apreciação a respeito do seu filho. Conte-lhe detalhadamente o que aprecia nele. ...

Agora torne-se você mesmo mais uma vez. Como você reage a estas apreciações que recebeu de seu pai (de sua mãe)? ... Como você se sente em relação a ele (ela)? ... Continue este diálogo por si mesmo durante algum tempo e troque de lugar sempre que quiser. Preste atenção ao que se passa nesta interação e torne-a explícita. Por exemplo, se você percebe que seu pai (sua mãe) o está culpando ou xingando, motre-lhe isto e peça que se expresse mais diretamente. Observe quando ficar tenso e controle-se, exprimindo-se de maneira total. Veja quanto você pode manifestar e esclarecer nesta relação. ...

Esclarecer uma situação exige tempo, e muitas vezes você chegará a um ponto onde ambos os lados se encontram num beco sem saída. À medida que você adquire mais conhecimento dos detalhes deste beco sem saída, este tornar-se-á mais aberto, e quando você se conscientizar inteiramente do conflito, este desaparecerá. O processo poderá ter várias sessões de luta, mas cada vez haverá mais esclarecimento, aprofundamento de consciência. Eventualmente você poderá largar seus pais, rejeitar seus pedidos para que você seja diferente e perdoá-los por seus erros, pelo que fizeram ou não por você. Poderá vir a reconhecer que eles não podiam ser diferentes e que o seu "perdão" é irrelevante. Talvez o mais difícil seja deixar atrás uma relação perdida. Quando uma pessoa importante morre ou se vai, continua a existir na fantasia, como se ainda estivesse viva. É uma espécie de auto-hipnose; você continua envolvido com uma relação morta. Quando você conseguir completar esta relação morta e dizer adeus, então despertará da hipnose e envolver-se-á com pessoas vivas em torno de você.

Uma das formas pelas quais desperdiçamos nossa energia de sermos nós mesmos é nos hipnotizando com palavras que empregamos para descrever nossas próprias ações. Então nos pomos a dormir e nos tornamos menos conscientes dos nossos próprios sentimentos e ações. Sempre que digo "eu deveria" estou me hipnotizando com esta ordem. Tendo a admitir que ela é razoável, legítima e que não existe dúvidas; perco a percepção de que posso escolher entre aceitar essa ordem ou não; e também perco a consciência da minha própria reação a este pedido: meu ressentimento, resistência, desgosto etc. ... Minha resistência e meu ressentimento ainda existem, mesmo que eu tenha perdido a consciência deles, e continuarão frustrando minhas tentativas para me converter naquilo que "deveria" ser. Um experimento anterior focaliza este conflito. Os próximos experimentos focalizam outras formas pelas quais nos hipnotizamos.

Eu Preciso-Eu Escolho

Escolha um parceiro e sente-se em frente a ele. Mantenha contato com os olhos e fale diretamente com esta pessoa. Um de cada vez, digam sentenças que comecem com as palavras "eu preciso". Faça uma longa lista de coisas que você precisa fazer (se você estiver fazendo o experimento sozinho, diga as sentenças em voz alta e imagine que está falando com uma pessoa que conhece). ... Faça isto durante cinco minutos. ...

Agora volte a todas as sentenças ditas e substitua "eu preciso" por "eu *escolho*", e diga as sentenças para o parceiro. Diga exatamente o que havia dito, com exceção desta pequena modificação.

Eu gostaria que você percebesse que tem o poder de fazer uma escolha, mesmo que a escolha seja entre duas alternativas indesejáveis. Dedique algum tempo para experienciar o que acontece ao dizer cada sentença que lhe vem à cabeça. Por exemplo: "Eu escolho" ficar no meu emprego. "Me sinto são e salvo". Faça isto durante cinco minutos. ...

Agora dedique alguns minutos para dizer ao parceiro o que experienciou ao fazer isto. Você tem alguma experiência real de assumir responsabilidade por suas escolhas ... algum sentimento de despertar da sua auto-hipnose, alguma descoberta de maiores forças e possibilidades? ...

Eu Não Posso-Eu Não Vou

Agora diga ao seu parceiro sentenças que comecem com as palavras "eu não posso". Durante cinco minutos faça uma longa lista de coisas que não pode fazer. ...

Agora volte a estas sentenças e substitua "eu não posso" por "eu não *vou*" e diga isto ao seu parceiro. Diga exatamente o que disse antes, salvo esta pequena modificação, e dedique algum tempo para presentificar como você vivencia cada sentença. É realmente algo impossível, ou é algo possível, que você se recusa a fazer? Quero que você se conscientize da sua capacidade e do seu poder de recusa. Repita então cada sentença que comece por "eu não vou" e acrescente o que imediatamente em seguida lhe vier à cabeça. Faça isto durante cinco minutos.

Agora dediquem alguns minutos para contarem o que ambos experienciaram. Você experimentou alguma sensação de força ao assumir responsabilidade pela sua recusa dizendo "eu não vou"? O que mais você descobriu? . . .

Eu Necessito-Eu Quero

Agora diga ao seu parceiro sentenças que comecem com as palavras "eu necessito". Durante cinco minutos faça uma longa lista das suas necessidades.

Agora volte a todas as sentenças e substitua "eu necessito" por "eu *quero*", e diga-as ao seu parceiro, Diga exatamente o que foi dito antes, salvo esta pequena modificação, e tome algum tempo para presentificar como você vivencia cada sentença. É realmente algo que você necessita? Ou é algo que você quer, mas que pode dispensar? Quero que você perceba a diferença entre algo que realmente necessita, como o ar ou a comida, em contraste com outras coisas que você quer, que são boas e bonitas, mas não absolutamente necessárias. Então repita esta frase que começa por "eu quero" e imediatamente acrescente quaisquer palavras que lhe venham à cabeça. Dedique a isto alguns minutos. . . .

Agora conte ao parceiro o que você experienciou e ouça o que ele tem para contar. Você experimentou alguma sensação de leveza ou liberdade ao perceber que algumas das suas "necessidades" são apenas conveniências, e não necessidades? Do que mais você se conscientizou? . . .

Eu Tenho Medo-Eu Gostaria

Agora diga ao seu parceiro sentenças que comecem com as palavras "eu tenho medo". Durante cinco minutos, faça uma longa lista de coisas que você tem medo de tentar. . . .

Agora volte a estas sentenças e substituta "eu tenho medo" por "eu *gostaria*" e diga estas sentenças ao parceiro. Diga exatamente o que foi dito antes, salvo esta pequena modificação, e dedique algum tempo para presentificar como vivencia cada sentença. O que o atrai para este risco e qual é a sua possível vantagem? Quero que você perceba que muitos dos seus medos o reprimem, impedindo a satisfação de desejos importantes. Repita esta frase que começa por "eu gostaria" e acrescente o que imediatamente em seguida lhe vier à cabeça. Faça isto durante cinco minutos. . . .

Agora dedique alguns minutos para dizer ao parceiro o que você experienciou, e ouça o que ele tem a dizer. Você se conscientizou de alguns desejos e possíveis ganhos, e quais são os medos que o impedem de alcançá-los? . . . De que mais você se conscientizou? . . .

Todas as vezes que digo "eu preciso", "eu não posso", "eu necessito" ou "eu tenho medo", me hipnotizo acreditando que sou menos capaz do que na verdade sou. "Eu preciso" faz de mim um escravo; "eu não posso" e "eu tenho medo" fazem de mim um fraco, e "eu necessito" faz de mim uma criatura desamparada e incompleta. Quando digo "eu não vou", afirmo meu poder de recusa, e muitas vezes me conscientizo de grandes reservatórios de força para resistir, escondidos e disfarçados. Naturalmente é possível dizer "eu não vou" numa voz dócil e baixa, de forma que fica claro aos outros que meu sentimento real é "eu não posso". Quando isto ocorre, posso tomar consciência do meu tom de voz e assumir a responsabilidade pela minha expressão. O que traz a sensação de força e capacidade é a minha vontade de me identificar totalmente com as minhas experiências e as minhas ações, tornando-me responsável pelo que sinto e pelo que faço. Quando digo "eu quero", e percebo que, embora muitas coisas que eu queira fazer, por mais agradáveis e gostosas que sejam, são apenas conveniências, e não necessidades, posso continuar muito bem sem elas. Posso até perceber que a satisfação de algumas coisas que almejo com tanto afinco não valem a metade do esforço gasto na tentativa de obtê-las. Quando digo "eu gostaria" percebo que estou experimentando tanto atração quanto medo. Posso então perceber o ganho ou a perda possível, que me leva a ter medo de tentar. E posso perceber que cada risco possui aspectos positivos e negativos. Um dos aspectos do crescimento é a descoberta de que muitas coisas são possíveis e há muitas alternativas para se lidar com elas e com o mundo, satisfazendo as necessidades. O problema real é que a maioria das pessoas *crê* que não é capaz e *crê* que não há alternativas. Nós estamos em contato com as nossas *crenças* e não com a realidade. Em vez de interagir com a realidade e assumir certos riscos, nós nos hipnotizamos com as nossas fantasias daquilo que não é possível, e que catástrofes aconteceriam se tentássemos outras alternativas etc. Tenha consciência daquilo que você diz e de como diz, e veja se consegue descobrir outras formas pelas quais você se hipnotiza, acreditando ser menos do que realmente é: menos capaz, menos sentimental, menos forte, menos inteligente etc.

Normalmente expressamos nossos sentimentos e experiências através da postura e dos movimentos. Em algumas experiências emocionais, nosso corpo inteiro se mobiliza. Quando estamos alegres, nosso corpo tende a ser mobilizado em atividades: sorrir, dançar, cantar etc. No medo, nosso corpo ou fica imobilizado e tenso, ou explode numa corrida. Em outras experiências, apenas algumas partes do corpo expressam o que estamos sentindo. Talvez somente a minha boca esteja sorrindo, meu nariz esteja franzido de desgosto, meus pés estejam se agitando de tensão ou impaciência, a raiva se manifeste no meu pescoço e no meu punho fechado.

A maioria de nós evita experienciar certas sensações ou aspectos da experiência que sejam desagradáveis ou dolorosos, ou que possam provocar reações desagradáveis em outras pessoas do nosso meio. Quando evito assumir o que estou sentindo, sou também obrigado a evitar a consciência de como o meu corpo está manifestando o sentimento. Usualmente isto envolve uma retenção parcial ou completa dos movimentos que normalmente exprimem o sentimento. Se fico bravo, reteso os braços e os ombros para bater, e só posso impedir esta expressão tensionando os músculos que se opõem ao movimento. A tensão resultante é um sinal para mim de que algo está procurando expressão; posso, então, evitar a presença desta tensão dirigindo minha atenção para outro lugar, e perdendo consciência destas áreas do meu corpo. Se desejo voltar a ter consciência destas áreas e do que sinto, é importante inverter o processo, focalizando deliberadamente a atenção nas partes do corpo que estão tensas ou com falta de sensações. Explorando estas áreas de tensão ou de ausência de sensações, posso voltar a recobrar a consciência das minhas próprias sensações. O experimento a seguir lhe propiciará alguma vivência disto. . . .

Consciência da Face

Feche os olhos . . . ache uma posição confortável . . . e presentifique a sua face. . . . Presentifique as sensações que chegam das diferentes partes da sua face. . . . Onde você sente tensão ou rigidez? . . . Que partes da face você sente distintamente? . . . E que partes você sente de modo vago ou inexistente? . . . Observe qual a parte da face que emerge de maneira mais viva à consciência . . .

e centralize sua atenção nesta parte. ... Torne-se mais consciente desta parte da sua face e veja que sensação, expressão ou movimento emergem quando você faz isto. ... Deixe esta parte da face fazer o que quiser e focalize a sua atenção no que se desenvolve a partir disto. ... O que expressa esta parte da sua face? ... Se esta parte da face falasse silenciosamente, o que diria? ... Agora imagine que você se torna esta parte da face e identifique-se com aquilo que ela expressa. Sendo esta parte da face, o que você diz? ... Experiencie realmente ser esta parte da face. ... Como é a sua vida? ... E o que você faz? ... Como você se sente e o que está querendo expressar? ...

Dentro de um minuto lhes pedirei que abram os olhos e compartilhem a experiência com as outras pessoas do grupo. Expresse a sua experiência *na primeira pessoa e no presente, como se estivesse acontecendo agora.* Descreva detalhadamente aquilo que domina a consciência da sua face e demonstre com expressão facial. Prossiga e descreva o que se desenvolve quando você centraliza sua atenção numa parte da face, intensifique a expressão, e então o que você experiencia quando se identifica com esta parte da face. ...

Nós nos encontramos e nos comunicamos com os outros principalmente através da face, e esta é particularmente importante na comunicação de sentimentos e emoções. Se você ocasionalmente quiser dedicar alguns momentos para se tornar consciente da sua face, poderá voltar a ter contato com o que está acontecendo com você no momento, e o que não está sendo expresso. Por exemplo, você pode perceber seu nariz franzir, retendo lágrimas, ou a sua boca começando a sorrir. Qualquer que seja a sua percepção, compreenda que isto é parte da sua vivência, mais uma parte da sua vida que você recobra e pode usar, mas apenas se se tornar inteiramente consciente do que está retendo.

Através desta observação e identificação você pode voltar a sentir a presença de qualquer parte do corpo e tornar-se consciente do que está preso nela. Pode também utilizar o diálogo entre partes do corpo para aprofundar a experiência de identificação e descobrir como as diferentes partes do corpo se relacionam entre si. O experimento a seguir lhe oferece alguma vivência disto.

Diálogo de Mãos

Feche os olhos e mantenha-os fechados até que eu lhe peça para abri-los. Ache uma posição confortável que lhe permita usar ambas as mãos. Entre em contato com a sua existência física. ... Desligue sua atenção do mundo exterior e presentifique o seu corpo. ...

Observe quais partes do corpo emergem à sua consciência ... e que partes não se fazem sentir muito. ...

Agora leve suas mãos, juntas, ao colo, de uma maneira que lhe seja confortável. Focalize sua atenção nas suas mãos. ... Entre em contato com elas. ... Presentifique as sensações que fluem delas. ... Qual é a relação física entre as suas mãos? ... Estão interagindo de alguma forma? ... Deixe-as se mover um pouco, como se estivessem interagindo ou tendo uma conversa silenciosa. ... Como se movem suas mãos e como se sentem? ...

Agora quero que você introduza palavras nesta conversa silenciosa. Imagine que você se torna sua mão direita e que está falando silenciosamente com a esquerda. ... Como mão direita, o que você diz para a esquerda? ... E o que esta responde? ... Como você se sente sendo sua mão direita? ... Em que é diferente da esquerda? ... Diga à esquerda como vocês diferem. ...

Agora identifique-se com a sua mão esquerda. Torne-se sua mão esquerda e continue a conversa. ... Diga à mão direita como você se sente sendo a esquerda, e como você é diferente dela. ... O que você diz como mão esquerda, e o que a direita responde? ... O que se passa entre vocês? ...

Agora torne-se de novo a mão direita. Continue o diálogo entre as suas mãos durante quatro ou cinco minutos. Continue a centralizar sua atenção nas suas mãos e encontre palavras para a forma com que elas se relacionam e interagem. Identifique-se com uma das mãos e sinta como é esta mão falando com a outra. Troque de posição entre as duas, sempre que quiser. Se você ficar encurralado, diga à outra mão "estou encurralado" ou "não tenho nada a lhe dizer", e veja o que a outra mão responde. Mantenha a interação e veja o que se desenvolve. ...

Conserve seus olhos fechados por mais algum tempo. Sente-se em silêncio e absorva o que acabou de experienciar. ... O que aconteceu entre suas duas mãos? ... O que você experimentou ao identificar-se com suas mãos? ...

Dentro de um minuto lhes pedirei que abram os olhos e compartilhem sua experiência com o grupo. Expresse sua experiência *na primeira pessoa e no presente, como se o diálogo estivesse acontecendo agora*: "Sendo a mão direita, estou cobrindo a esquerda". Expresse realmente a sua experiência, detalhadamente. Não fale *sobre* suas mãos; *torne-se* suas mãos. Não fale no passado "eu *estava*"; fale no presente "eu *estou*". Agora abra os olhos e conte sua experiência para o grupo. ...

Quase todo mundo experiencia alguma diferença entre suas mãos, e muitas vezes estas diferenças são impressionantes. Usualmente a mão direita expressa o que nós colocamos como sendo aspectos "masculinos" da personalidade: força, atividade, dominação etc. Usualmente a mão esquerda expressa o que nós colocamos como aspectos "femininos" da personalidade: calor, ternura, fraqueza etc. Em algumas pessoas as duas mãos estão bem com a sua diferença. Esta diferença é base para interdependência e cooperação, como em uma relação sadia. Em outras pessoas esta diferença é fonte de conflito e discórdia. Algumas vezes, as mãos, ou outras partes do corpo, manifestam uma batalha contínua entre os dois lados deste conflito. Esta constante expressão parcial faz com que alguma parte do corpo esteja sempre em repetida ativação e tensão. Este mau uso constante de certa parte do corpo, sem a consciência disto, muitas vezes conduz à distorção de sua função e, se o fator for ignorado, poderá causar modificações físicas destrutivas e doença. Todos nós abusamos do nosso corpo de alguma forma, e todos sofremos, em algum grau, tais desarranjos psicossomáticos. Grande número destes desarranjos, desde dores "comuns", dores de cabeça, até doenças realmente perigosas e fatais, como úlceras, asma e artrite, *podem* resultar desta falta de consciência e mau uso do corpo. Mesmo se houver uma causa física distinta para a doença, o mau uso da parte doente é muitas vezes um fator que predispõe esta parte a falhar, ou que torna a doença muito pior do que seria normalmente. Veja o que pode aprender sobre o que se manifesta em suas dores e outras sensações, no experimento a seguir.

Diálogo com o Sintoma

Feche os olhos e pense em algum sintoma físico que o aborrece. Se possível, pense em algum sintoma que esteja sentindo agora. Se você não estiver sentindo nada, pense num sintoma que o aborrece de modo regular e repetido, e veja se consegue recriar a sensação de desconforto. Focalize sua atenção neste sintoma e procure sentir mais a presença dele, detalhadamente. ... Quais são exatamente as partes do corpo afetadas, e que sensações distintas você sente nesta parte do corpo? ... Preste atenção a sensações de dor e tensão. ... Veja se consegue aceitar totalmente qualquer desconforto e deixe-o penetrar em sua consciência. ... Veja se pode aumentar este sintoma. ... Conscientize-se de como você o aumenta ... e agora veja se consegue reduzi-lo, deixando que se vá de alguma forma. ... Explore o sintoma por mais algum tempo, e presentifique-o em detalhe. ...

Agora *torne-se* este sintoma. Sendo este sintoma, como você é? ... Quais são as suas características, e o que você provoca nesta pessoa? ... Agora fale com esta pessoa, e diga-lhe o que você faz com ela, e como a leva a se sentir. Como sintoma, o que você diz a ela? ... Qual é a sua atitude, e como você se sente? ...

Agora torne-se você mesmo, e converse com o sintoma. ... Como você reage, e como se sente ao fazê-lo? ... O que se passa entre vocês? ...

Agora torne-se de novo o sintoma, e prossiga com o diálogo. ... Como você se sente agora, e o que você diz? ... Agora conte a esta pessoa o que você faz *por* ela. ... Em que você é útil a ela, tornando sua vida mais fácil? ... O que você ajuda a evitar? ... Que mais pode dizer? ...

Agora torne-se você mesmo. O que você responde agora? ... Continue o diálogo por algum tempo e troque de lugar sempre que conseguir se identificar com quem estiver falando. Veja o que pode aprender com cada um neste diálogo.

Agora mantenha seus olhos fechados e absorva silenciosamente esta experiência. Agora abra os olhos e compartilhe a experiência, *na primeira pessoa e no presente, como se ela estivesse ocorrendo agora.* ...

Muitas vezes um sintoma tem coisas a lhe contar, bastando que você dedique algum tempo para prestar atenção e ouvir as mensagens que ele lhe envia. Ao mesmo tempo que ele lhe manda mensagens, também as manda para as pessoas à sua volta. Um sintoma não é só uma manifestação de uma parte alienada; também possui efeito poderoso sobre os outros. Veja o que pode aprender do experimento que se segue.

Diálogo Sintoma-Outro

Feche os olhos e presentifique o mesmo sintoma que você trabalhou no experimento anterior. ... Entre em contato com todos os detalhes do sintoma. ... Veja se consegue tomar consciência de detalhes adicionais, que não tinha observado antes. ... Veja se pode novamente exagerar este sintoma. ... Perceba como o exagera: o que você faz e que músculos deixa tensos? ...

Agora *torne-se* o sintoma e identifique-se com ele. ... Como você é e o que sente? ... Quais são suas características? ... O que você faz, e como faz? ... Agora continue a ser este sintoma, e converse com as pessoas do seu meio. Fale com seus pais, amigos, chefe, esposa, filhos, qualquer pessoa que você afete, e diga-lhes como você os afeta. ... O que eles fazem por sua causa? ... Diga-lhes o que você faz para eles, e veja o que respondem. ... Durante algum tempo explore como você, sendo o sintoma, afeta os outros. ...

Agora torne-se você mesmo e diga as mesmas coisas a estas pessoas, sendo *você*. Assuma responsabilidade pelo que faz. Por exemplo "Eu uso minhas dores de cabeça para que você faça coisas que eu não quero fazer", ou qualquer que seja a sua situação.

Agora abra os olhos e compartilhe sua experiência, *na primeira pessoa e no presente, como se estivesse acontecendo agora.* ...

Alguns sintomas são criados ou exagerados para influenciar os outros, e conduzi-los a certas reações. Algumas pessoas ficam subitamente com dor de cabeça, quando não desejam enfrentar uma incumbência ou dificuldade, de modo que os outros precisam ajudá-las. Mesmo um sintoma com causa externa, tal como uma perna quebrada, pode ser usado para se conseguir mais cuidado e atenção do que é necessário, e algumas pessoas possuem uma incrível habilidade de colecionar ossos quebrados e outros ferimentos. Um sintoma é a forma ideal de manipular os outros. É algo pelo qual não posso ser responsabilizado, e que me impede de fazer certas coisas, pressionando os outros a fazê-las.

Uma das coisas mais importantes para se aprender a respeito de sintomas é o que ele faz *por* você. Ele o mantém fora de perigo, lhe dá descanso quando há trabalho demais, tira-o de atividades desagradáveis às quais você diz "não", chama a atenção dos outros, dá-lhe castigo "merecido", ajuda-o a evitar tarefas desagradáveis etc.? Qualquer que seja a sua descoberta a respeito do que o sintoma *faz por* você, você pode explorar algumas formas, que não sejam *ficar doente*, para alcançar os mesmos resultados. Se você fica doente para conseguir um descanso, talvez fosse melhor tomar consciência da sua exaustão e descansar antes que a doença o obrigue. Se um sintoma lhe propicia atenção e cuidado de outros, talvez haja algum outro modo de você pedir atenção e cuidado. Muitas vezes, quando esta segunda alternativa surge, o sintoma melhora e desaparece.

Você pode usar o diálogo de fantasia com *qualquer* coisa na sua vida que lhe dê problemas, tanto na realidade como em fantasia. Se você estiver tentando parar de fumar, pode ter um diálogo com um maço de cigarros. Se você está zangado com o carro que encrenca, pode manter um diálogo com o carro. Se você descobre um conflito ou separação numa viagem de fantasia, pode ter um diálogo entre estas partes, quaisquer que sejam elas. Por exemplo, você poderia ter um conflito entre a sua roseira e aquilo que a afeta significativamente. Particularmente importante é o que a ameaça ou frustra, ou aquilo que a apóia ou suporta. Tenha um diálogo com as pessoas que colhem suas rosas, a cerca que a impede de receber o calor do sol, besouros que comem suas folhas, a estufa que a protege, ou a avó que a cuida. Você também pode manter diálogos entre partes da roseira que pareçam bem diferentes: entre as pequenas raízes fibrosas e os grossos galhos, entre as flores bonitas e os espinhos feios, entre as raízes que estão no solo e as que se balançam no ar etc. Diálogos com coisas ou qualidades ausentes ou vagas também são importantes. Mantenha um diálogo com as raízes que você não pode sentir, a água faltando no solo seco etc.

Sempre que você vivencia um destes diálogos, você pode descobrir um pouco mais sobre a sua vida e tornar-se um pouco menos fragmentado. Você pode descobrir mais sobre as suas dificuldades, especialmente o que recebe delas e como as mantém. Ao aprofundar sua consciência de sua própria maneira de funcionar, você se sentirá mais centrado, e a sua vida tornar-se-á mais simples e menos confusa. Ao assumir mais responsabilidade pelo que faz, você se tornará gradualmente mais apto a lidar e agir de modo direto e honesto, e suas ações tornar-se-ão mais eficazes e menos autodestrutivas.

Estranho

Estranho, não se aproxime nem mais um passo
não chegue perto de mim
Estranho
não devemos nos tocar as mãos
para juntar sua solidão à minha

Baseada nos regulamentos:
    nenhum homem deve se aproximar de um homem
    nenhuma mulher deve se aproximar de uma mulher
    nem homem de mulher, nem mulher de homem
Nossa vida depende disto

Você veste um xale vermelho
eu uso um boné azul
não poderá haver nada entre nós

Se você me pergunta as horas, devo virar o meu pulso
Se lhe pergunto o caminho, você deve mostrar

As regras estão em cada poste de luz
sobre uma cesta de gerânios
estão pregadas em cabines telefônicas
Embora nós gritemos para quebrar o silêncio
quem conjeturaria a universalidade da sua tristeza
quem a confessaria nas esquinas

Estranho, em tempo de fogo
    você passará através da fumaça para me salvar
Estranho, em tempo de inundação,
    eu o erguerei das águas

Em tempo de invasões
    nós nos juntaremos

Guarde-nos da nossa intimidade
agora, enquanto estamos lado a lado neste cinturão sem fim
que nos junta para o futuro
e que, como o céu dos antigos,
justificará o desastre desta hora

Peter Goblen

COMUNICAÇÃO COM OUTROS

O poema anterior, *Estranho,* me toca fortemente cada vez que o leio. Sei que muitos dos meus contatos são superficiais e desonestos. Sei também da satisfação sólida e profunda que aparece junto com o contato honesto, quando duas pessoas se propõem a serem elas mesmas, totalmente. A pergunta importante é como. *Como* podemos sair juntos da separação e da solidão?

Muita coisa se tem escrito sobre amor e confiança, e que, se puder ser conseguida uma relação sincera e baseada no amor, então as pessoas poderão ser honestas umas com as outras. Acredito que esta idéia está totalmente invertida. É muito gostoso eu me sentir confiante e amando alguém, mas se não sinto isto, o que posso fazer? Confiança e amor são minhas *reações de sentimentos* em relação à outra pessoa, e estas reações não podem ser fabricadas. Ou sinto o amor ou não sinto. Toda a ênfase na confiança e no amor resulta de muitas pessoas *fingirem* sentir confiança e amor "porque é saudável e traz aproximação, honestidade etc.", acrescentando uma nova área de falsidade e desonestidade ao seu comportamento.

A honestidade, entretanto, é um *comportamento,* algo que posso escolher ou não. Não posso me decidir a amar e confiar, mas posso decidir pessoalmente ser honesto ou não. E quando escolho ser realmente honesto, e dizer o que experiencio e sinto, estou mostrando que realmente se pode confiar em mim. Para fazer isto preciso ser honesto comigo mesmo, entrar em contato com o meu experienciar, e assumir responsabilidade por ele, manifestando-o como experiência minha. Este é o *único* tipo de comportamento que pode trazer uma relação de confiança. Confiança é a minha resposta a uma pessoa na qual sei que posso acreditar; posso confiar nela se sou honesto comigo, e posso respeitar sua vontade de ser ela própria. Quando confio em mim e me respeito o suficiente para ser eu mesmo, os outros reagem com confiança e respeito.

Da mesma maneira, a honestidade não provoca sempre uma reação de amor, mas é absolutamente essencial para que este tenha lugar. . . . Quando sou eu mesmo, e você responde com calor e afeto, então o amor existe. Se faço cálculos, e apresento um comportamento falso para lhe agradar, você pode estar amando meu comportamento, mas não pode amar a *mim*, porque ocultei minha existência real atrás deste comportamento artificial. Mesmo se o seu amor for uma resposta ao meu comportamento falso, não poderei receber o seu amor. Este é modificado pelo fato de eu saber que o amor é para a imagem que criei, e não para mim. Preciso estar constantemente alerta para ter certeza de que mantenho a minha imagem, para que o amor não desapareça. Eu me fechei para o seu amor, sentir-me-ei solitário e não-amado, e tentarei desesperadamente manipular ainda mais a você e a mim para receber este amor. Esta é a trágica fraude de todo o comportamento baseado em fantasias e imagens, intenção e manipulação. Quando eu me manipulo para conseguir uma certa resposta sua, sei que a sua resposta não está sendo dirigida a *mim*, então não sinto muita satisfação. Tanto esforço para obter uma resposta que não posso realmente aproveitar! Quando, ao contrário, sou honesto comigo mesmo, e você reage a mim tal como sou no momento, posso conhecê-lo e obter a satisfação de estar me relacionando com você. Este relacionamento honesto não é sempre alegre e agradável; às vezes é triste e bravo, mas é sempre *real, sólido e vivo*.

Comunicação é algo muito simples em termos de consciência. Tenho que estar consciente da minha própria experiência, ser capaz e desejar tornar você consciente dela: preciso enviar mensagens claras a respeito da minha consciência, minhas experiências, meus sentimentos, minhas necessidades etc. Preciso também estar consciente das mensagens que você manda, estar aberto para receber a expressão da sua consciência. Uma comunicação boa é necessária porque as outras pessoas muitas vezes são importantes para me ajudar a satisfazer minhas necessidades e desejos; outras pessoas são fonte de grandes alegrias e experiências boas, e outras, ainda, das necessidades orgânicas e básicas, tais como comida, abrigo etc. Quando você e eu estamos realmente em contato com o nosso experienciar, nós o manifestamos diretamente, e não há problemas de comunicação. Estes aparecem quando usamos palavras com propósitos que não sejam a comunicação clara da consciência. Palavras podem ser usadas para ferir, manipular, confundir, hipnotizar, afagar, dominar, se apoiar, suplicar, enganar, rejeitar etc. — a lista não tem fim.

Tiros a Esmo ("Scattershot") *

Nunca creia neles. Aceite minhas palavras, querida,
Assim como o mundo fecha a cicatriz do homem, como o ar

---

* De *Light in the West*, de Judson Jerome, Golden Quill Press, Francestown, N.H., 1962, p. 18.

aceita a era do ar, como o tempo resiste aos relógios.
Falo como uma criança amuada que joga pedras a esmo,
como um cão que ladra para as rodas; minhas balas são
[disparadas
de um soldado que revolve a noite na selva — de medo.

Judson Jerome

Quando as palavras são usadas com outras finalidades que não a comunicação direta, elas introduzem mais confusão numa situação já difícil. Tanto você quanto eu acreditamos nas palavras, e perdemos o contato com a nossa experiência e com aquilo que está realmente acontecendo entre nós. A maioria das palavras serve para nos isolar, tanto do contato com os outros quanto da conscientização de nosso próprio experienciar. Por causa disto, talvez seja útil estabelecer um período de tempo onde as palavras sejam totalmente proibidas, exceto em emergências. Se vocês precisarem se comunicar, façam isto de maneira não-verbal, se for possível. Empregue este tempo silencioso para receber e assimilar experiências que de outra forma ficariam submersas ou postas de lado pelas palavras. Observe como você experiencia este silêncio. Esteja consciente daquilo que quer dizer, e que impulsos o levam a falar. Se você se esquecer e falar, observe o que foi dito. Tenha consciência de até que ponto você se comunica, até onde realmente diz algo com estas palavras, ou até que ponto são apenas ruídos inúteis. Comece dedicando uma hora por dia ao silêncio. Procure fazer uma refeição silenciosa e veja quantos sabores e texturas você tem perdido com a sua constante tagarelice; e, ainda, que outras coisas o silêncio lhe permite presentificar.

Muitas vezes o conteúdo, o significado usual das palavras, é irrelevante para o que está realmente sendo expresso. Muitas vezes a verdadeira mensagem é a própria voz: o tom, o volume, a velocidade, as hesitações; por exemplo, quando uma pessoa se vangloria, não tem a mínima importância se ela está falando de futebol, botões, abelhas etc. A mensagem real é o pedido que está sendo expresso pelo tom de voz: "Olhe para mim e respeite a minha grandeza — o quanto sei e o quanto fiz!". Os experimentos a seguir poderão ajudá-lo a se tornar mais sensível àquilo que é comunicado pela voz, sem se preocupar com palavras.

Escutando a Voz

Faça par com alguém que você goste e que queria conhecer melhor. ... Agora fechem os olhos e sentem-se juntos, silenciosamente. ... Quero que mantenham os olhos fechados para eliminar a visão, e para usar os outros sentidos. Mantenham os olhos fechados até eu pedir para que os abram. Quero que entrem silenciosamente em contato com a experiência de estar de olhos fechados. ... Observem o que sentem fisicamente. ... Observem as imagens e fantasias que aparecem. ...

Dentro de um minuto quero que digam um ao outro como foi a experiência de estar com os olhos fechados; ao fazer isto, centralize a sua atenção na sua voz e na do parceiro. Quero que tenham as vozes particularmente presentes, tenham consciência delas e do que expressam. Vejam se conseguem aprender a escutar como se a pessoa estivesse falando uma língua estrangeira que vocês não entendem, de modo que a única forma de compreender a mensagem é escutar a ênfase, o tom, as hesitações etc. Façam isto durante cinco minutos. ...

Agora expresse o que você observou na sua voz e na do parceiro. Seja bem específico a respeito daquilo que realmente se faz presente na voz e diga também como você se sente em relação a isto, a sua reação, a sua impressão. Por exemplo: "Sinto a presença da suavidade na sua voz; fico sonolento ao ouvi-la, é como ouvir uma canção de ninar". Dedique a isto cinco minutos. ...

Fala sem Sentido ("Gibberish")

Agora abra seus olhos e olhe para o parceiro. Dentro de um minuto lhes pedirei para falarem um ao outro palavras sem sentido. Faça *quaisquer* ruídos, os que quiser, que soem vagamente como uma linguagem, mas que *não* sejam palavras em nenhuma língua que você conheça. Por exemplo: Erah grool azt gronglek gazel! Esta é a *minha* fala sem sentido; quero que você descubra como é a sua. Não tente manter uma conversa significativa; apenas emita sons. Mantenha o olhar em contato com o do parceiro enquanto fala. Agora, vá em frente, fale palavras sem sentido. Esteja consciente de como você se sente ao fazê-lo.

Agora interrompa os sons. Feche os olhos ... entre em contato com a sua experiência física. ... Abra os olhos e conte ao parceiro como você está se sentindo ... o que você experienciou ao emitir os sons para ele. ...

Provavelmente você experienciou algum tipo de desconforto ao falar desta maneira; além disso, alguma sensação de constrangimento; sentiu-se "bobo", "idiota", ou "louco". Eu gostaria que você se conscientizasse deste desconforto, deste constrangimento em assumir o risco de parecer "bobo", e que dedicasse alguns minutos para imaginar deliberadamente o que aconteceria se você fosse adiante e realmente se tornasse bobo ou louco. Imagine a pior coisa que poderia acontecer se você fizesse isto. ... Agora dedique alguns minutos para compartilhar estas fantasias catastróficas com o seu parceiro.

Provavelmente você imaginou alguém a julgá-lo, desaprová-lo pelo fato de ser bobo e infantil. Gostaria que percebesse que é você mesmo quem está se julgando nestas fantasias. Você está dando a si mesmo ordens de não parecer bobo ou louco. Outra forma de descrever isto é admitir que você não deseja, mesmo temporariamente, desistir da sua *imagem* de pessoa sã, racional e estável. Agora discuta estas idéias com o parceiro e veja se fazem sentido para você e sua experiência. ...

Agora utilize novamente a fala sem sentido. Veja se consegue superar a sua sensação de constrangimento e realmente sentir e se expressar desta forma. Conte ao parceiro o que você está experienciando: seu mal-estar, como você se sente em relação a ele, o que presentifica ao olhar para o rosto dele etc. Mas, em vez de contar com palavras, empregue os ruídos sem sentido. Qual é a sua impressão daquilo que está sendo expresso por estes sons? Como soam eles? Feche de vez em quando os olhos e focalize sua atenção nos sons da conversa; observe como se sente fisicamente. Continue a conversar por alguns minutos. ...

Agora dedique alguns minutos para relatar ao parceiro, por meio de *palavras*, como você experiencia os seus sons, e como experiencia os dele. Como são estes sons, e o que significam para você? Tente realmente descrever as características e a essência dos sons. Por exemplo: "Minha fala sem sentido é fraca e débil. Soa frágil e inconveniente, parece um balido de carneiros", ou qualquer outra coisa, segundo a sua vivência.

Identificação com a Voz

Agora decidam rapidamente quem é *A* e quem é *B*. ... Quero que ambos fechem os olhos e mantenham-nos fechados até que eu peça para abri-los. Quero que *A* ouça a sua própria voz e se identifique com ela; descreva-a e aquilo que ela expressa, *como se você fosse a sua voz*. Por exemplo: "Eu sou minha voz. Sou suave e vagarosa, subo e desço. Estou um pouco súplice, como se estivesse pedindo qualquer coisa". Se você empacar, repita: "Eu sou minha voz"; escute-a e veja o que consegue descobrir sobre ela. Se quem estiver fazendo isto for *A*, quero que *B* fique em silêncio e *escute* cuidadosamente a voz do parceiro. Apenas escute. Observe as características reais da voz e perceba qualquer sentimento, impressão ou imagem que chega a você ao escutar a voz. Faça isto durante alguns minutos. ...

Agora invertam os papéis. *A* escuta silenciosamente enquanto *B* se identifica com a sua voz, e a descreve. ... Agora abram os olhos e durante algum tempo digam ao parceiro o que foi experienciado ao ouvir a voz dele, bem como quaisquer imagens que lhe tenham vindo à mente enquanto escutava. Tentem expressar as características reais dos sons, e também o que estes sons, hesitações etc. significam para vocês. ...

Diálogo Pai-Filho

Agora quero que *A* seja pai (ou mãe), e *B* seja o filho. Conversem como se fossem realmente pai e filho. Façam o que quiserem. Ao fazer isto, esteja consciente do que diz, do que está sendo expresso na sua voz, como você se sente, como interage com o parceiro. Façam isto durante cinco minutos. ...

Agora invertam os papéis. *B* será o pai e *A* será o filho. Mantenham outra conversa durante cinco minutos. Estejam conscientes do que acontece enquanto fazem isto. ...

Agora sente-se silenciosamente e reflita sobre a sua experiência. ... Perceba que *tipo* de pai e filho você é. Como pai, você é frio, autoritário, perspicaz, amável ou calculista? Como filho, você choraminga, pede perdão, é agradável, rebelde ou peralta etc.? Tente perceber os detalhes e nuanças de como você atuou neste diálogo de pai-e-filho. Como você experienciou o seu parceiro enquanto ele era o pai e o filho? ... Explore durante cinco minutos esta experiência. ...

Provavelmente você entrou em algum tipo de luta durante este diálogo. Usualmente o pai tenta controlar a criança através de ameaças e ordens, enquanto a criança tenta se esquivar deste controle, mostrando-se desamparada, esquecida, apologética etc. Esta fuga de controle passa a ser também um controle. Uma vez que o pai se frustra nas suas tentativas de obrigar a criança a fazer as coisas, muitas delas necessitam ser feitas por ele mesmo. Controle é um dos fatores mais importantes num relacionamento, particularmente aqueles perturbados por muitos. É importante descobrir quem controla quem, e *como* o controle é exercido. As tentativas de controle são ordens abertas ou manipulações disfarçadas? Uma pessoa pede a outra para fazer algo, quando é capaz de fazê-lo sozinha? As ordens do controle são possíveis ou impossíveis? Uma pessoa pede a outra que lhe dê coisas que ninguém pode lhe dar, tais como paz e felicidade? As ordens são claras e específicas, tais como "Feche a porta atrás de você", ou vagas como "Não me aborreça"?

Agora lembre-se do diálogo pai-e-filho e explore o aspecto do controle neste diálogo. Sendo pai, como você tentou controlar seu filho? Como criança, como tentou se esquivar deste controle paterno e como o controlou? Foi uma luta de controle aberta ou disfarçada? Suas ordens foram específicas ou vagas? Possíveis ou impossíveis? O que mais observou sobre o controle no relacionamento? Discuta isto durante alguns minutos. . . .

Sempre que pessoas estão juntas, suas ações e não-ações afetam umas às outras, e o senso de controle sempre existe num relacionamento. Há uma grande diferença entre duas pessoas *reagindo* uma à outra, e duas pessoas se *manipulando*: é a diferença entre uma dança e uma luta. Quando reajo a você, estou em contato com você, estou deixando fluir e acontecer sem pensar. Quando manipulo você, estou pensando sobre o futuro, e me esforçando para planejar e controlar minhas ações, de forma a trazer a reação que desejo de você. Para controlá-lo, tenho que me controlar. Eu sou a primeira vítima na batalha para controlar você. Quando me contenho, interfiro na minha maneira de funcionar, manipulando-me para manipulá-lo. Quanto mais faço isto, mais perturbo e distorço meu modo natural de funcionar.

Quando tento controlá-lo, também sou controlado de outra forma. Assim que desejo controlar você, você pode usar isto para me controlar. Você pode tentar conseguir o que quer de mim, retendo o que eu quero de você, e pode me desapontar, frustrar e castigar se eu não lhe der o que você quer. Sou capturado e controlado através da minha luta para controlá-lo.

Algumas ordens impõem um paradoxo contraditório, que constitui uma armadilha para ambos. Se eu lhe disser "Não seja tão obediente", não há meio de você poder me agradar. Se você aceder a esta ordem, estará sendo obediente. Se a ignorar, continuará a se comportar de maneira que eu não gosto. Qualquer mensagem que nos coloque numa situação impossível é chamada duplo-vínculo. Outro exemplo é "Eu quero que você me domine". Se procuro aceder ao seu pedido, este me domina. O duplos-vínculos são ordens para se assumir um comportamento que apenas pode ser espontâneo, tal como "Você deveria me respeitar", "Seja espontâneo" ou "Você precisa me amar".* Alguns pedidos são completamente unilaterais, e tomam a forma "O que é bom para mim é ruim para você"; "Não seja egoísta", na verdade significa "Deixe-*me* ser egoísta, faça as coisas como eu

---

* Ver *An Anthology of Human Communication*, livro e gravação de Paul Watzlawick, para discussão extensiva e excelentes exemplos destes e outros aspectos da comunicação. Livros de Science and Behavior, Palo Alto, 1964.

quero"; "Não seja teimoso", significa "Desista, assim posso continuar sendo teimoso".

A única maneira de escapar desta luta destrutiva pelo controle é através da tomada de consciência. Posso me conscientizar de todos os detalhes da luta, e a minha parte nesta loucura de controle. Posso perceber o que desejo de você e como estou mais preocupado com as minhas fantasias sobre a sua obediência futura do que com a realidade presente. Posso tomar consciência de como estou me retesando e me contendo; basta prestar atenção à minha percepção do meu reagir físico. Muitas vezes o desconforto físico é um sintoma de desonestidade: sinal de que não estou me manifestando totalmente. Prestando atenção ao meu desconforto físico, posso descobrir como me manipulo e me distorço de forma a controlá-lo. Poderei prestar mais atenção a mim mesmo no instante em que fizer uma pausa para contatar com minha experiência, ficando um pouco com ela, e depois expressando-a como *minha experiência* e não como uma acusação ou outra ordem encoberta. Por exemplo, posso descobrir que estou retesando meus ombros e braços, cerrando meus dentes, e, ao centralizar minha atenção nisto, percebo que estou sentindo raiva. Se digo "você é um bastardo" eu acuso você, culpo, ordeno que se modifique para fazer com que eu me sinta bem. Posso assumir mais responsabilidade pelo meu sentimento se o expressar como experiência minha: "Estou com raiva do que você fez".

Se continuo com este sentimento de raiva, posso descobrir mais detalhes a respeito dele. Posso descobrir que neste momento a minha raiva possui uma característica sólida, forte e indisfarçável, como se estivesse dizendo "Eu não aceito que você faça isso", ou talvez descubra que neste momento a minha raiva apresenta uma característica de lamento e desamparo, como se estivesse pedindo "Por favor, me ajude, não faça isto de novo". Se eu prosseguir com minha experiência, poderei observar que meus ombros estão levantados, como que reprimindo um soco, e perceber que tenho medo do seu revide, ou poderei ter uma imagem forte de uma situação anterior da minha vida, e perceber que pelo menos parte da raiva é resposta a essa situação inacabada, e não à situação presente. Conservando a consciência do que experiencio, me torno cada vez mais esclarecido do que está realmente acontecendo agora na situação.

O maior obstáculo a este processo é a minha alienação a ele, tornando os outros responsáveis pelo que se passa, em vez de assumir total responsabilidade por mim mesmo. Mais uma vez existe a diferença entre eu me expressar e manipular para fazer algo por mim. Quase todo comportamento ou emoção pode ser expresso de duas maneiras: ou totalmente e de maneira honesta, ou como manipulação desonesta. Dar pode ser uma livre expressão ou uma tentativa de fazer você se sentir obrigado. Chorar pode ser uma manifestação direta de tristeza ou um pedido de ajuda. O próximo experimento poderá lhe oferecer alguma vivência dos diferentes modos pelos quais as pessoas se manipulam e se controlam disfarçadamente, em vez de se manifestarem honestamente.

Briga em Família

Satir e Shostrom distinguem quatro tipos básicos de papéis manipuladores, cada um com incontáveis variações e combinações:

1. APAZIGUADOR: Pacificando, acalmando as diferenças, sendo simpático, protetor, defendendo os outros gentilmente, botando panos quentes etc. "Oh, isso não é tão ruim". "Nós concordamos em princípio".

2. EVITADOR: Ficando quieto, fingindo que não compreende, mudando de assunto, fazendo-se de fraco, desamparado. "Não posso fazer nada", "Não ouvi o que você disse".

3. ACUSADOR: Julgando, intimando, comparando, queixando-se. "É sempre culpa sua", "Você nunca...", "Por que você não...".

4. PREGADOR: Discursando, usando a autoridade externa. "Você deveria", "Você precisa", provando que você não está certo, explicando, calculando, usando a lógica etc. "Dr. Spock afirma que...", "O que você está realmente fazendo é...".

Formem grupos de quatro ou cinco pessoas, contrabalançando os sexos na medida do possível. Quero que vocês constituam uma "família". Imaginem ser uma família e decidam quem é a mãe, o pai, o filho e a filha, *e mantenham este papel familiar durante todo o experimento.*

Comece assumindo o papel manipulador que se encontra na primeira fila da tabela durante cinco minutos. Após estes cinco minutos, olhe o próximo número da tabela e represente este papel durante mais cinco minutos. Por exemplo, nos primeiros cinco minutos a mãe será apaziguadora (1), o pai será acusador (3) etc. Nos cinco minutos seguintes a mãe será evitadora (2) e o pai será pregador (4) etc., de acordo com a seqüência abaixo:

	Mãe	Pai	Filho	Filha
a)	1	3	2	4
b)	2	4	3	1
c)	3	1	4	2
d)	4	2	1	3

(Dite a tabela acima com a descrição dos papéis manipuladores, ou, ao menos, coloque-os numa lousa.)

Se a você foi dado o papel de acusador, comece a acusar: "Mãe, a culpa é sua, foi por sua causa que tirei notas baixas, porque você não me acorda de manhã. Você nunca se preocupa com o que faço". Invente qualquer problema e abandone-o sempre que quiser mudar. Não espere que alguém pare de falar; discussões não são assim. Ponha muita energia nesta atividade e divirta-se. Se você for o acusador ou pregador não deixe o evitador se esquivar sem ser desafiado. Faça com que ele tenha realmente que evitar, *OK*. Assuma o papel da primeira linha. . . .

(Após cinco minutos.) Parem todos e assumam o papel seguinte. . . . (Repita isto até que todas as pessoas tenham assumido os quatro papéis da tabela.)

Agora parem e apreciem um pouco o silêncio. Fechem os olhos e contemplem os últimos vinte minutos. . . . Qual dos quatro papéis foi o mais fácil e qual o mais difícil? . . . Que papel foi o mais confortável, espontâneo ou mobilizador? . . . Em que papel você se sentiu menos confortável sentindo esforço e tensão? . . . Agora, com relação aos outros membros da sua "família". Que papel você achou mais fácil e qual o mais difícil para cada um? . . . Agora discuta isto com os membros da "família" durante cinco minutos. . . .

Agora quero que cada pessoa assuma o papel que achou mais *fácil*, durante dois minutos. . . .

Agora, quero que assumam o papel mais *difícil*, durante dois minutos. . . . Não é por acaso que alguns dos papéis sejam mais fáceis do que os outros. São mais fáceis porque você os aprendeu bem e lhes são familiares. Outras formas de manipular os outros são mais difíceis porque você não as usou muito. Agora eu gostaria que você discutisse até que ponto vê a sua maneira característica de lidar com os outros sendo expressa através destes papéis. Das muitas possibilidades, quais você escolheu para se expressar, e quais foram as escolhidas pelos outros? Que impressões você tem dos outros como resultado desta experiência? Discuta isto durante cinco ou dez minutos. . . .

Agora gostaria de mencionar algumas coisas a respeito deste experimento. Começo pedindo a você que desempenhe um falso papel. E, ao entrar neste papel, você descobre que existe algo de verdadeiro: descobre algo sobre si mesmo, como evita se confrontar com outras pessoas, honestas e diretamente. Dentro de cada um destes quatro papéis básicos há centenas de variações, e você pode descobrir também o seu estilo particular de desempenhar o papel. Algumas pessoas evitam, murmurando de forma a ninguém poder ouvir; outras não prestando atenção; há as que ficam quietas, ou ainda se fazem de esquecidas, ou falam continuamente. Quando você se observa no seu comportamento cotidiano, consegue descobrir que usa diferentes estilos, ou mesmo desempenha distintos papéis com as diversas pessoas da sua vida. Você evita seu pai, culpa sua mãe, apazigua sua namorada etc. Raramente uma pessoa é congelada num papel e o emprega com todo mundo. Tente este mesmo experimento com sua família real e veja o que consegue descobrir.

Espero que você tenha obtido alguma experiência concreta dos vários estilos de manipulação possíveis, observando o grupo, de forma a começar a reconhecer quando alguém está tentando manipulá-lo. Culpar ou pregar são modos mais abertos e ativos, evitar e apaziguar são mais passivos, mas todos existem para pressionar os outros a responderem de uma determinada maneira. Todos constituem meios de evitar o contato honesto, meios de não declarar abertamente e não assumir responsabilidade pelo que quero ou peço dos outros. Se há algo que me incomoda, ou se tenho alguma diferença com outra pessoa, a forma de colocar isto é: 1) expressar claramente como me sinto, o que é importante para mim e o que desejo dela; 2) escutar os sentimentos e os pedidos da outra pessoa; 3) e então, ou chegar a alguma conclusão, ou decidir satisfazer meus desejos e necessidades por meio de alguma outra pessoa cujos sentimentos e preferências sejam mais compatíveis com os meus. A maioria das pessoas não quer nem chegar a um acordo nem largar esta pessoa e tentar encontrar outra com quem seria mais feliz. A maioria das pessoas é surpreendida em sua própria rede, continuando a pedir algo de alguém que não deseja dar. O acusador continua fazendo com que a outra pessoa faça o que ele quer com "Você deveria fazer isto, você é mau, e será errado se não fizer". O pregador tenta provar que você deveria fazer as coisas da forma que ele deseja. O evitador força os outros a fazer coisas por ele, porque está "desamparado". E o apaziguador breca a confrontação aberta, que poderia levar a uma exposição real da disputa, e, ao fim, a sua manipulação de evitamento. A confrontação honesta conduz a uma perturbação do *status quo*, que muitas vezes é dolorosa; mas a outra alternativa é um discutir sem fim, insatisfatório e destrutivo. Quanto mais você puder se conscientizar de todos os detalhes do que realmente está ocorrendo quando se encontra em discussões e conflitos, mais poderá aclarar a confusão e estabelecer comunicação direta, no sentido de descobrir quais são os problemas reais.

Os experimentos que se seguem ajudá-lo-ão a reconhecer alguns aspectos básicos da comunicação. Neles, quero que você presentifique o que acontece quando você vivencia algum tipo particular de interação verbal. Forme par com alguém, e sentem-se frente a frente (ou formem grupos de quatro pessoas contrabalançando os sexos). Vou lhes pedir para que se falem usando certas regras que os limitam a certos tipos de palavras e sentenças. Quero que você observe como se sente ao usar estes diferentes tipos de sentença, e o que experimenta ao recebê-los. Tenha presente também a forma como seu parceiro emprega os diversos tipos de comunicação. Quero que você descubra como a sua interação com a outra pessoa é alterada pelos diferentes tipos de mensagem. Ao experienciar estas várias formas de falar, quero que perceba a quantidade de comunicação real existente. Até que ponto você está fazendo o outro se conscientizar daquilo que você está percebendo, e até que ponto você é capaz de entender o que a outra pessoa está experienciando? Até que ponto você se sente ligado à outra pessoa, envolvido na experiência?

Comecem a falar entre si durante três minutos, sem restrições, a fim de descobrir algo sobre a sua forma usual de comunicação. Fale o que quiser, da forma que quiser. Tenha presente o que você e seu parceiro falam, e como se sente ao fazê-lo. . . .

Agora reveja a discussão, silenciosamente. . . . O que você observou? Como falou? Vocês realmente se falaram, ou simplesmente jogaram palavras? . . . Mantiveram contato com os olhos, ou evitaram encarar o parceiro, olhando para a janela? . . .

Afirmações Impessoais *

Agora conversem entre si durante alguns minutos, com a seguinte restrição: Toda afirmação deve ser impessoal. Não são permitidas perguntas, apenas afirmações impessoais.

Agora discutam brevemente a experiência de fazerem apenas afirmações impessoais. Como se sente ao fazer afirmações impessoais, e como se sente quando seu parceiro as formula? . . .

---

* Em inglês, o nome deste exercício é *"It" Statements*, ou seja, afirmações que principiam por *it*. Esta partícula constitui o pronome da terceira pessoa do singular, de gênero neutro, empregada para coisas, objetos e animais. Por outro lado, uma vez que em inglês se faz necessária a presença do sujeito na oração, a partícula caracteriza também o início das orações impessoais, ou sem sujeito. (Por exemplo: chove — *"it rains"*.)

Preferimos adotar, na tradução do experimento, esta segunda função da partícula, que parece ser mais fiel ao objetivo do exercício. (N. do T.)

Afirmações "Você"

Agora, durante alguns minutos, fale usando apenas afirmações que comecem com a palavra "você". Não são permitidas perguntas, só afirmações deste tipo.

Agora discuta rapidamente a experiência de fazer afirmações "você". Como se sente ao fazê-las? E ao recebê-las? Compare esta experiência com a anterior. ...

Afirmações "Nós"

Agora comunique-se usando apenas afirmações que comecem por "nós". Não são permitidas perguntas, apenas afirmações "nós". ...

Agora discuta a sua experiência de fazer afirmações "nós" Compare-a com as experiências de fazer afirmações impessoais e afirmações "você". ...

Afirmações "Eu"

Agora comunique-se usando apenas afirmações que comecem por "eu". Não são permitidas perguntas, apenas afirmações "eu". ...

Discuta novamente a sua experiência e compare-a com as anteriores. ...

Perguntas

Agora quero que façam somente perguntas. Perguntem qualquer coisa que queiram, *mas não respondam a estas perguntas. Toda* sentença deve ser uma pergunta. Vá em frente. ...

Discutam a experiência de fazer apenas perguntas. Não se desesperem com o fato de a maioria de vocês talvez desejar responder a estas perguntas. Discutam outros aspectos dos seus sentimentos a respeito de interrogar e ser interrogado. ...

Transformando Perguntas em Afirmações "Eu"

Agora quero que se recordem das perguntas feitas, e que transformem cada uma delas numa afirmação que comece por "eu". Por exemplo, se a sua pergunta foi "Por que você usa botas?", a sua afirmação poderia ser "Eu observo que você está usando botas" ou "Eu gosto/não gosto das suas botas"; você poderá fazer qualquer afirmação sobre as botas, contanto que comece por "eu". Se for possível, converta qualquer pergunta numa afirmação "eu". Se você tem dificuldade de se recordar das suas perguntas, talvez seu parceiro possa ajudá-lo. . . .

Agora discuta sua experiência de transformar perguntas em afirmações "eu" e compare a experiência de formulá-las com a de fazer afirmações. Como se sente sendo receptáculo de perguntas e afirmações? . . .

Por quê?-Porque

Agora conversem usando só sentenças que principiem com as palavras "por que?" e "porque". Cada sentença deve ser uma pergunta sobre o aqui e o agora, começando com "por que?", ou uma resposta começando com "porque". . . . Agora discuta a experiência. Veja o que vivencia nesta troca. . . .

Como-O Que

Agora quero que conversem com a seguinte restrição: Cada sentença deve ser uma pergunta sobre o aqui e o agora que comece com a palavra "como" ou "o que", ou uma resposta a uma destas perguntas. Uma resposta a "como" ou "o que" não principia com a palavra "porque". Tanto "por que?" quanto "porque" estão proibidas. "O que leva?" (*How come?*) também não é permitido. "O que leva você a fazer isto?" é um substituto para "Por que você faz isto?". "Como você está se sentindo?" poderia ser respondida com "Estou excitado e sinto meus ombros tensos". "O que você aprecia em mim?" poderia ser respondida com "Eu gosto da sua maneira de sorrir e inclinar a cabeça quando fala comigo". Faça isto durante três minutos. . . .

Agora discuta a sua experiência do "como" e "o que", e as respostas às perguntas. Compare isto com aquilo que experimentou quando usou "por que?" e "porque". Que tipo de pergunta e resposta realmente comunica e o ajuda a contatar com a outra pessoa? . . .

Mas

Faça qualquer afirmação que queira, desde que tenha "mas" no meio da sentença. Não é necessário usar o "mas" no começo, mas deve haver um "mas" na sentença. . . .

Agora discuta o que você percebeu ao formular ou receber afirmações com "mas". O que você experimenta? Que efeito tem o "mas" na afirmação? . . .

E

Agora faça todas as afirmações que quiser, desde que apareça a palavra "e" em algum lugar. Cada sentença deve ter a palavra "e". A palavra "mas" é proibida. Tente repetir algumas sentenças feitas com "mas", e substituir "mas" por "e", e observe o efeito que tem isto sobre as suas mensagens. . . .

Agora discuta suas experiências de usar afirmações com "e". Compare-as com a experiência anterior. Como a palavra "e" age sobre a afirmação? . . .

Afirmações "Eu-Você"

Agora use somente afirmações que comecem por "eu" e se refiram diretamente ao parceiro, de alguma maneira; por exemplo, "Eu me sinto estranho em relação a você" ou "Eu gosto do jeito que o seu cabelo preto fica: ondulado e brilhando à luz". Cada sentença deve ser uma afirmação "eu-você". Não são permitidas perguntas. . . .

Agora discuta a experiência deste tipo de comunicação com o parceiro e compare com as outras formas de comunicação experimentadas anteriormente. . . .

Agora, durante alguns minutos, recorde suas experiências e resuma o que aprendeu com estes diversos tipos de comunicação. . . .

Agora irei discutir alguns aspectos destes experimentos que consolidam a sua vivência, e talvez mencione coisas que você não percebeu claramente.

Quando formulo uma sentença impessoal, o sujeito é externalizado. É algo fora, não é parte nem de mim nem de você. Por exemplo: "É estranho que estejamos conversando juntos, desse jeito". Onde está o estranho? Quem é estranho? Uma sentença de comunicação mais direta seria: "*Eu* me sinto estranho falando com você, nós dois juntos, desse jeito".

Quando começo uma sentença com a palavra "você" isto tende a fazer com que a outra pessoa fique na defensiva. Se usar o plural "vocês", posso estar apenas rejeitando as minhas experiências e opiniões. Este "vocês" poderia ser uma generalização, semelhante a "qualquer um", ou "todo mundo". "Vocês sabem" significa "todo mundo sabe". Quando estou conversando com um você específico, isto constitui um tipo de intromissão na sua existência. Isto é verdade, mesmo que a minha afirmação não contenha um ataque ("você é péssimo") nem um elogio ("você é maravilhoso"). Quando digo "vocês" estou falando de algo "lá fora", e não perto de mim. Não preciso me revelar ou me comprometer; portanto, posso fazê-las facilmente.

A maioria, senão todas, das afirmações "você" são, na verdade, afirmações "eu" disfarçadas. "Você é tão maravilhoso" pode na verdade significar "Eu gosto de você, fique comigo e seja bacana comigo". "Você é horrível" pode significar "Eu não gosto de você e a culpa é sua, quero que você se modifique para me agradar". Afirmações "você" fazem o jogo da acusação ficar mais fácil. Se você e eu temos uma diferença ou discussão, posso fazer isto parecer culpa sua. Quando digo "você", evito a responsabilidade pela minha parte na nossa relação. Quando digo "eu", reconheço que possuo uma parte de culpa nesta diferença entre nós, e assim se torna mais difícil jogar toda a culpa em você. Talvez o seu comportamento seja bom, e meu pedido para que você se modifique não seja razoável. Talvez você não seja tão maravilhoso, mas você torna a minha vida mais agradável e conveniente, e isto é ótimo. Dizer "eu" significa assumir a responsabilidade pela minha finalidade no relacionamento. Quando digo "Eu não gosto de você, quero que você mude", isto identifica claramente que eu não gosto da *minha* experiência, e mostra que estou lhe ordenando que se modifique para tornar a minha vida mais agradável. Quando digo "Eu me sinto muito bem quando estou com você", estou fazendo uma afirmação pessoal clara sobre a minha experiência. Quando digo "eu", estou me expressando; quando digo "você", permaneço distante e manipulo.

Afirmações "nós" possuem pelo menos dois aspectos: podem aproximar as pessoas, indicando o que temos em comum; as coisas em que concordamos e que somos parecidos. Afirmações "nós" podem também tornar a experiência difusa: não é nem eu nem você que sente ou pensa, mas é "nós", nebuloso, que de certa forma somos nós dois, ou nenhum de nós. "Nós" pode ser também uma forma de encobrir diferenças reais entre nós e tentar enganar. Posso dizer "nós concordamos" quando sei que não concordamos, mas desejo impor o meu ponto de vista. "Nós" é, freqüentemente, um disfarce para uma afirmação "eu". "Nós deveríamos preparar o jantar" pode significar realmente "Eu estou com fome e gostaria que você me preparasse o jantar"; "Vamos à loja" significa "Eu quero que você vá a loja comigo".

Perguntas também dirigem a atenção para a outra pessoa e, freqüentemente, tendem a colocá-la na defensiva, fazendo-a sentir-se atacada. Isto ocorre particularmente quando a pergunta começa com "por que?". Uma pergunta do tipo "Por que você usa botas?" muitas vezes esconde uma pequena crítica ao uso de botas, e você provavelmente responderá na defensiva, explicando e justificando o simples fato de estar usando botas. Perguntas obsequiosas podem ser usadas como elogio, fazendo a pessoa se sentir importante e inteligente, pondo-a à vontade e tornando-a parecida comigo.

Se transformo todas minhas perguntas em afirmações "eu", mais uma vez preciso assumir responsabilidade pela *minha* posição, *meus* desgostos, *minhas* opiniões e pedidos. Então me manifesto, em vez de me esconder atrás de perguntas que pedem para *você* se manifestar. Muito poucas perguntas constituem pedidos verdadeiros para se obter informação, e se algumas principiam com "por que?" pode estar quase certo de que não têm um caráter honesto. Há *algumas* perguntas reais, em que pode ser usado "por que?". Uma pergunta "por que?" que busca verdadeira informação pode ser transformada numa pergunta mais específica, usando palavras como "qual", "o que", "onde", "quando" etc. O par "por que?-porque" é um sumário de verborréia inútil. Em vez de aumentar sua compreensão, leva-o a uma corrente sem fim de questões fúteis e de respostas infrutíferas; racionalizações e explicações que o conduzem para longe da consciência e da experiência. Se você eliminar os "por que?" e "porque" do seu vocabulário, apenas estará diminuindo um pouco a confusão.

> quando o homem decidiu destruir
> a si mesmo apanhou o era
> do serei e encontrando somente por que
> jogou-o de encontro ao porque

E. E. Cummings *

Por outro lado, "como" e "o que" são perguntas úteis que podem levar a uma compreensão mais profunda. Se pergunto "como", estou interagindo com a característica e o processo daquilo que está se passando agora, em vez de deixar o presente e imaginar o passado. "Por que os átomos reagem dessa forma?" é uma pergunta para a metafísica, e há um milhão de respostas inúteis. "Como os átomos reagem?" é uma questão para a física e para a química, e há somente uma resposta útil para cada situação específica. "Por que você se sente mal?" é a forma de pedir explicações e justificativas, e, pior ainda, uma

---

* "when man determined to destroy / himself he picked the was / of shall and finding only why / smashed it into because". De "when god decided to invent", em *Poems* 1923-1954, por E. E. Cummings. Reimpresso com permissão de Hartcourt Brace Jovanovich, Inc.

exigência que invalida o fato de você se sentir mal se não conseguir justificá-lo. "Como você está se sentindo?" ou "O que você está sentindo?" são pedidos de informação real sobre a sua experiência, e a sua resposta "Eu me sinto tenso no estômago e a minha cabeça dói" aproxima você da sua experiência. Sua resposta é um comunicado real que informa mais a seu respeito. Quando você pergunta "como" e "o que" está pedindo informação sobre fatos e processos. Quando você pergunta "por que?" só está querendo receber infindáveis explicações: a causa da causa da causa.

Muitas perguntas são armadilhas para você se comprometer. E, uma vez comprometido, poderá ser castigado, questionado, interrogado porque faz aquilo que não deseja fazer. "Quando você voltou?" soa como uma inocente pergunta. Mas se eu já estiver sabendo que você voltou há uma semana, e estou bravo por você não ter me avisado, a pergunta na verdade é uma isca que faz você se comprometer. Se você for honesto, posso "legitimamente" ficar zangado com você; se você mentir, posso apanhá-lo na armadilha. "Eu sei que você voltou há uma semana, e estou bravo porque você não me telefonou" é uma afirmação muito mais honesta. Se me conscientizo da experiência posso me exprimir de maneira mais honesta. Por exemplo: "Eu queria vê-lo logo, e também que você mostre que se preocupa comigo e me telefone. Então não lhe telefonei e estou desapontado, pois você parece não se preocupar comigo". Afirmações expressam algo, a maioria das perguntas são manipulações.

"Mas" é uma palavra que pode ser útil para indicar contraste ou diferença, e que pode ser usada também para cancelar ou anular a primeira parte da frase. Quando digo "Eu gosto de você, *mas*...", o "eu gosto de você" é completamente apagado pelas palavras que se seguem. Uma sentença com "mas" pode cancelar tanta coisa que se torna totalmente sem significado, não dizendo nada. Algumas pessoas colocam um "mas" em quase toda sentença, dando a idéia de que tudo fica anulado pelo que vem depois, e o resultado é *zero*. *Mas* é também uma partícula de separação. Se digo "Gosto da sua bondade *mas* não gosto do seu riso nervoso" é quase como se o "mas" pusesse a sua bondade numa ponta da sala, e o riso nervoso na outra. Muitas vezes, esta separação é o primeiro passo para a alienação e separação de uma parte sua. Se você disser a mesma coisa, colocando "e" em vez de "mas", então as experiências estarão juntas, e não separadas. "E" mantém a sua experiência unida, tende a impedir a alienação e talvez o leve a expressar outros aspectos da experiência. Com "e" você tem consciência dos dois lados e percebe que ambos são verdadeiros: que o meu gostar e desgostar de você são, ambos, partes da minha experiência.

Afirmações "eu-você" são a expressão mais direta da minha consciência à sua consciência. Assumo a responsabilidade pelo que digo e o faço diretamente a você, dizendo-lhe algo sobre si mesmo, atingindo-o ao comunicar-lhe como me sinto em relação a você. Continue a explorar estas idéias nas suas experiências cotidianas com as pessoas. Observe quando você e os outros empregam estas palavras-chave e estes tipos de sentença; torne-se mais consciente de como se sente em relação ao que está acontecendo. Observe sob que circunstâncias você utiliza tais palavras, e como isso afeta o seu relacionamento. Tente fazer afirmações "eu" com as perguntas, suas e dos outros. Veja o que acontece quando você usa "e" em vez de "mas", e "como" em vez de "por que?". Veja o quanto pode aclarar a sua comunicação e aprofundar a sua compreensão, simplesmente modificando algumas formas de se expressar.

Você pode praticar usando estas idéias, mantendo-as na cabeça enquanto tenta o experimento que se segue. Presentifique seu modo de se comunicar e veja se consegue utilizar estas idéias para tornar o diálogo mais honesto e direto. Se você fizer o experimento sozinho, fale alto e aja de forma a poder presentificar aquilo que esteja expressando fisicamente, trazendo esta percepção ao diálogo.

Culpa

Feche seus olhos e encontre uma posição confortável; dedique algum tempo para entrar em contato com a sua experiência física. Agora, recorde uma situação na qual você se sente culpado. ... Ponha-se nesta situação, como se ela estivesse ocorrendo agora. ... Lembre-se dos detalhes da situação. Onde você está? ... Há alguém mais com você? ... O que acontece nesta situação? ... O que exatamente faz você se sentir culpado? ... Como se sente nesta situação? ... Em que parte do seu corpo você sente desconforto ou tensão? ...

Agora pense em *uma* pessoa que seria a *última* com quem você gostaria de conversar sobre a sua culpa — a pessoa que ficaria mais chateada ou zangada se soubesse disto. ... Agora imagine que esta pessoa está à sua frente. Tente visualizar esta pessoa detalhadamente. ... Como se apresenta esta pessoa? ... Que roupas está vestindo? ... Que tipo de expressão facial ela tem? ...

Imagine que você está conversando com esta pessoa e diz a ela exatamente aquilo que faz você se sentir culpado. ... Exprima-se honestamente, e de maneira direta; procure adquirir a sensação de estar falando realmente com esta pessoa. ... Diga silenciosamente: "Mary, vou lhe contar algo que fiz...". Como você se sente ao fazer isto? ...

Agora troque de lugar com esta pessoa. Torne-se esta pessoa e converse consigo mesmo como se fosse ela. O que você responde ao que lhe foi dito? ... Como você se sente respondendo a esta pessoa culpada? ... Continue o diálogo por algum tempo.

Ressentimento

Agora torne-se você mesmo e expresse a esta pessoa o ressentimento que está por trás da culpa. Por exemplo, se você agiu em oposição a desejos dos seus pais, o ressentimento poderia ser "Fico magoado quando você me diz o que fazer" ou "Fico magoado quando você me trata como criança", ou qualquer coisa assim. Expresse seu ressentimento nesta situação da qual se sente culpado. Fale diretamente com a outra pessoa, diga-lhe honestamente como se sente. ... Como se sente ao fazer isto? ...

Troque novamente de lugar e responda ao que disse como se fosse a outra pessoa. Como ela responderia ao ressentimento manifestado? ... Tente conseguir realmente o sentimento de ser esta outra pessoa. ... O que você diz? ... Como se sente fisicamente ao responder a estes sentimentos? ... Continue este diálogo por algum tempo. ...

Exigência

Agora torne-se você mesmo e expresse a exigência que está por trás do ressentimento. Por exemplo, se o ressentimento for "Fico magoado quando você me trata como criança", então a exigência poderá ser algo como "Trate-me como adulto", ou "Deixe-me sozinho". Expresse suas exigências a esta outra pessoa de forma clara e forte, como se estivesse dando ordens. ... Como se sente fisicamente ao fazer isto? ...

Troque novamente de lugar. Torne-se o outro e responda a estas exigências que você expressou. Sendo esta outra pessoa, como você fala? ... Como se sente ao ser esta outra pessoa? ... Mantenha diálogo por algum tempo, trocando de lugar entre os dois participantes. Continue a desenvolver uma comunicação honesta entre você e a outra pessoa. ...

Dentro de um minuto lhes pedirei para abrirem os olhos e contarem sua experiência neste diálogo. Mesmo que não quiserem revelar a situação específica em que se sentem culpados, há muitas coisas que podem compartilhar. Como você se sente sendo cada um dos que falam, e como se modifica a interação ao expressar a culpa, ressentimento e, finalmente, a exigência? O que você consegue descobrir a respeito daquilo que os pedidos provocam na pessoa? Expresse suas experiências, *na primeira pessoa e no presente*. Abram os olhos e voltem ao grupo; compartilhem suas experiências. . . .

Uma exigência é um tipo de comunicação direta. Quando digo "Faça isto" ou "Não faça aquilo" estou me expressando de maneira forte e aberta, assumindo a responsabilidade pela minha ordem: *eu* digo a *você* o que quero que *você* faça. Nós todos damos ordens uns aos outros; lidar com elas constitui um problema real, bem como encontrar uma forma adequada de arranjar soluções para exigências conflitantes.

Um problema ainda maior reside no fato de a maioria das exigências não ser expressa de maneira clara e aberta. Usualmente não desejo assumir responsabilidade pelas minhas ordens, então as escondo, disfarçando-as em pedidos doces, sugestões, perguntas, acusações e outras inumeráveis manipulações. Exigindo diretamente corro o risco de você negar ou recusar, ou mesmo poder demonstrar que a minha exigência é impossível de ser atendida, ou que posso perfeitamente fazer sozinho aquilo que exijo etc. Quando disfarço a expressão da minha exigência, esta se torna confusa: tanto para mim quanto para você. Ambos perdemos a consciência do que está acontecendo entre nós dois. Meus pedidos podem ficar tão confusos que você poderá não conseguir satisfazê-los, mesmo que tenha vontade.

Quando minhas exigências não são satisfeitas, fico magoado e com raiva de você, por não estar me propiciando satisfação. Se manifesto esta mágoa, fica claro o modo de você poder me agradar. Se fico ressentido por você estar falando sem parar, meu pedido claro é para você calar a boca de vez em quando. Expressando meu ressentimento, as exigências ficam claras. Mesmo assim, há oportunidade para manipulações e mal-entendidos. Por exemplo, posso exagerar uma exigência de forma tal que uma coisa razoável poderia deixar de sê-lo. A sua exigência poderia deixar de ser razoável e eu teria uma "razão" para recusá-la, e ainda poderia culpar você por formular uma exigência tão absurda etc. Apesar destes problemas, qualquer manifestação direta de ressentimentos e exigências resulta em esclarecimento. Quando sabemos o que pedir um ao outro, restabelecemos contato e comunicação. Agora podemos tentar chegar a um ponto comum para uma solução possível do problema.

Ao explorar estas exigências, posso descobrir que você não pode satisfazer algumas delas e que outras você simplesmente não está querendo satisfazer. Algumas das coisas que lhe peço serei obrigado a fazer sozinho; outras, terei que pedir a outras pessoas. Talvez descubramos que somos muito diferentes para continuarmos juntos, e que seríamos muito mais felizes resolvendo nossas exigências com outras pessoas. No mundo real não há nada que possa corresponder ao seu ideal de fantasia, mas qualquer que seja a solução, esta será preferível à luta sem fim que resulta de exigências disfarçadas, ou de continuar a exigir algo que a outra pessoa não é capaz ou não deseja atender.

Quando me recuso a expressar o meu ressentimento, este não desaparece. Se tenho ressentimentos, é um fato que não posso mudar. Só tenho possibilidade de manifestá-lo abertamente, ou de maneira dissimulada, com consciência reduzida daquilo que estou sentindo e fazendo. A expressão disfarçada, parcial, do ressentimento — a queixa, o criticismo e outros tipos de aborrecimentos e frustrações — na verdade preservam o ressentimento, mantendo-o à tona. Somente a aceitação total e a expressão dos sentimentos permitem que eles se tornem completos, abrindo caminho para outras coisas. Algumas pessoas colecionam tristezas e mágoas num saco, aguardando a oportunidade de despejá-las sobre alguém. E mesmo assim não expressam totalmente o ressentimento, pois, na verdade, não assumem responsabilidade por ele. Continuam a culpar os outros, o que ainda é manipulação e exigências para que os outros mudem no sentido de agradá-las.

Qualquer empecilho para ser honesto consigo mesmo, com seus sentimentos e experiências, cria distância entre as pessoas. A expressão dissimulada dos sentimentos e ações acrescenta confusão, ressentimentos e dificuldades a quaisquer problemas que já existam entre nós. Qualquer ordem que exija de mim que me comporte de outro modo constitui fonte de ressentimentos. Ao mesmo tempo, posso concordar com estas ordens e *acreditar* que sejam razoáveis. Meu ressentimento está em conflito com a minha crença e tendo a perder consciência dele. Aí, quando não mais conseguir cumprir estas ordens, haverá uma sensação de derrota e medo dos *ressentimentos e punições* da outra pessoa. Meu próprio ressentimento de ter que cumprir estas ordens desaparece por causa do fracasso e do medo do ressentimento do outro; isto é o que chamamos de culpa. Algumas pessoas (e muitas religiões) são muito eficientes em criar culpa nos outros e manipulá-los de forma a satisfazerem seus desejos. Portanto, quando você se sentir culpado ou magoado, ou tendo dificuldades com outras pessoas, veja se consegue manifestar seus ressentimentos, e depois pesquise e esclareça as suas exigências.

Peça a cada pessoa da sua família para tentar o seguinte experimento: Durante um tempo determinado (uma noite ou um dia) insista para que cada comunicado se faça na forma clara de uma ordem. Se alguém disser alguma coisa que não seja uma ordem, diga-lhe que transforme numa ordem aquilo que foi dito. Existe um pouco de exigência em tudo que se diz, mesmo que seja um simples "ouça-me!". Este experimento talvez pareça extremista e artificial, mas poderá alertá-lo para as ordens que você ou outras pessoas derem. Se isto parecer muito radical, elimine as perguntas e cuide para que cada sentença seja uma ordem ou uma afirmação "eu". Pode ser que você julgue útil explorar as suas próprias formas de manipular disfarçadamente e dar ordens dissimuladas aos outros. Veja o que consegue descobrir no experimento a seguir.

Você Tem-Eu Quero

Formem pares e sentem-se frente a frente. Em cada par, decidam quem será A e quem será B. . . .

Agora tomem consciência de quem foi o responsável pela decisão de ser A ou B. Alguém assumiu a responsabilidade e decidiu, dizendo, por exemplo, "Eu serei A", ou decidiu pelo parceiro "Você será A"? Um de vocês, ou ambos, tentaram evitar a responsabilidade e forçaram o outro a decidir, esperando, encolhendo os ombros ou dizendo: "O que você quer ser?". Discuta isto rapidamente com o parceiro e reflita como você age quando tem que tomar uma decisão. . . .

Agora quero que façam um jogo chamado "você tem-eu quero"; quero que ambos imaginem que A possui algo que deseja muito guardar e B gostaria muito de ter. *Não discutam entre si o que poderia ser esta coisa desejada.* Apenas conversem, como se ambos soubessem do que se trata. Você pode imaginar algo específico que esteja desejando, *mas não diga à outra pessoa em que está pensando.* B poderia começar dizendo "Eu quero" e A responderia "Não lhe darei" etc. Prossigam o diálogo por quatro ou cinco minutos. . . .

Agora troquem de papéis, de maneira que B possua aquilo que A deseja. Mantenham um novo diálogo por mais quatro ou cinco minutos. . . .

Agora feche os olhos e reflita durante alguns minutos sobre o que se passou durante o diálogo. O que você presentificou em si mesmo e o que observou na outra pessoa? Por exemplo, como você e o seu parceiro tentaram obter a coisa que queriam? Você exigiu e ameaçou, ou tentou adular e subornar? Você se queixou, implorou ou tentou fazer a outra pessoa se sentir culpada? Você usou a "lógica" para convencê-la de que não necessita daquilo? Como se sentiu em cada um dos papéis? Você gosta de recusar ou teria preferido dar e agradar a outra pessoa, mesmo que você ficasse prejudicado? Tente se conscientizar de todos os detalhes da interação que teve lugar entre vocês. ...

Agora abra os olhos e discuta tudo isto com o parceiro durante alguns minutos. Tente chegar a todos os detalhes da interação.

Gostaria que vocês percebessem que isto não é apenas um jogo; ele traz algumas características da forma como você lida com as pessoas; como você se comporta quando quer algo de alguém ou alguém quer algo de você. Durante alguns minutos absorva o que aprendeu a respeito de si mesmo. Por exemplo, você poderia dizer "Isto sou eu, quando quiser algo de você, tentarei fazer com que você se sinta culpado por querer conservá-lo" ou qualquer outra frase que expresse a sua forma de agir. ... Agora contem, um de cada vez, aquilo que experienciaram. ...

Comunicação Não-Verbal

Quando me comunico com alguém apenas parte da mensagem é expressa pelas palavras. Muita coisa é dada pelo meu tom de voz e pelas mensagens não-verbais. Quando funciono e reajo facilmente, todas as mensagens se combinam de modo a formar um todo compreensível. Quando me sinto feliz, eu manifesto esta sensação, minha voz canta, meu corpo dança confirmando e elaborando aquilo que digo. Quando me controlo e me manipulo, as diferentes mensagens não se combinam; algumas estão em conflito ou se contradizem. Meus esforços para me controlar não são sempre bem-sucedidos, então algumas expressões são diretas e honestas, enquanto outras, superficiais e forçadas. Quando estou tentando demonstrar força e confiança que não sinto, minhas palavras são traídas por um tremor na voz, pelos movimentos rápidos e assustadiços do meu corpo rígido e tenso etc.

Um fato que muitas vezes se esquece é que *é impossível não comunicar*. Existe uma estória Sufi,* na qual um homem escreve: "Eu lhe escrevi setenta e uma cartas e não recebi resposta". Outra forma de afirmar isto é dizer que cada mensagem possui dois aspectos: 1) o conteúdo, a informação que está sendo transmitida; 2) a afirmação sobre o relacionamento entre as duas pessoas que estão se comunicando. Considere o simples fato: "A louça está toda suja". Um homem poderia dizer isto num tom de voz arro-

---

* Sufismo: misticismo arábico-persa, que sustenta ser o espírito humano uma emanação do divino, no qual se esforça para reintegrar-se. — *Novo Dicionário Aurélio*. (N. do T.)

gante, que comunicaria: "Eu sou muito melhor do que você, sua idiota incompetente", ou num tom de voz amigável que comunicaria: "Ficarei feliz se puder ajudá-la". A esposa poderia dizer isto numa voz chorosa que comunicaria: "Olhe para o que você está fazendo comigo!", ou numa voz zangada: "Dane-se, não vou limpar as coisas que você suja". As possibilidades são infinitas.

Quanto ao conteúdo real da mensagem, é fácil se chegar a um acordo: ou a louça está suja ou não está. A mensagem implícita que fala do relacionamento é mais difícil de se atinar; é mais difícil de se chegar a um acordo. Isto ocorre porque há algo oculto e não claro, e em parte porque há uma luta de manipulação e controle: quem deveria fazer o que, para quem: "Eu sou o chefe e você o empregado, portanto, você deve me escutar e fazer como estou dizendo, mesmo que saiba mais do que eu". "Você é minha esposa, portanto deve cozinhar para mim, mesmo que esteja doente e eu tenha mais tempo e energia." Quando você e eu reagimos aberta e francamente um ao outro, o relacionamento muda. Seria impossível dar uma definição fixa de relacionamento, e não há necessidade de fazê-lo.

Quando uma pessoa se recusa a se manifestar diretamente com palavras, quando suas palavras são usadas para disfarçar em vez de comunicar, sua postura de corpo e seus movimentos muitas vezes fornecem outros detalhes. Tudo que não é expresso abertamente procura expressão de outras formas. Nós aprendemos a mentir com as nossas palavras, mas não com as nossas expressões não-verbais. Até certo ponto, aprendemos a mentir com o tom de voz e a expressão facial, mas estas mentiras não-verbais são caricaturas da realidade, tal como os vibrantes anúncios de desodorante na TV. Nossas expressões não-verbais são muito mais honestas do que as nossas palavras, e muitas vezes existe enorme discrepância entre ambas. Um homem poderia dizer "Eu gostaria de conhecê-la melhor", enquanto seus ombros se curvam e sua mão faz gestos de afastamento, como se dissesse: "Vá embora". Uma moça poderia dizer "Não quero vê-lo de novo", enquanto seus ombros e quadris balançam num convite sexual.

Sorrisos e risadas podem ser expressões de amor e alegria genuínas. Mas quando o sorriso é forçado e a risada é nervosa, enviam mensagens diferentes. Muitas pessoas não conseguem nem começar a expressar sentimentos profundos sem invalidá-los com sorrisos nervosos que dizem: "Não estou falando sério, não estou realmente sentindo isso". Outras não conseguem falar sem se manter a distância, com um sorriso superior. Estes sorrisos e risadas passaram de comunicadores a anuladores. São alguns exemplos de como reprimimos e que apagamos nossas mensagens verbais com mensagens não-verbais. Tente o próximo experimento e veja se consegue descobrir como você anula aquilo que diz.

Anulação Não-Verbal

Faça par com alguém, e sentem-se frente a frente. Quero que você deliberadamente invalide tudo o que disser com uma anulação não-verbal. Qualquer coisa que você diga deverá ser cancelada; seu significado deverá ser anulado por um gesto, expressão facial, tom de voz, risada ou qualquer outro comportamento não-verbal. Perceba como se sente ao fazer isto, e o que você e o seu parceiro fazem para invalidar suas mensagens verbais. Façam isto durante mais ou menos cinco minutos, cada um por sua vez.

Agora sentem-se em silêncio e absorvam a experiência. ... Como você e o seu parceiro anulam suas mensagens? ... Você reconhece algumas destas formas de anulação como sendo coisas que já fazia antes? ... Como se sentiu durante este cancelamento de mensagens? ... O que mais observou? ... Agora, durante alguns minutos, conte ao parceiro o que experienciou. ...

Quando digo algo com palavras, e algo distinto com o corpo, estou dividido entre as minhas expressões controladas e as espontâneas. A mensagem não-verbal é muito mais honesta e menos distorcida pela fantasia e pela intenção: obrigações, esperanças, desejos etc. Geralmente a mensagem não-verbal expressa realmente aquilo que *é*, enquanto a mensagem verbal expressa fantasia, o que *poderia ser*, aquilo que pretendo que seja, aquilo que espero, tento etc. Dependendo da medida em que estou em contato com intenções, não estou em contato com a realidade, e minhas mensagens não-verbais expressam isto. Você, entretanto, pode estar muito consciente destas mensagens não-verbais, ou pode estar reagindo a elas sem ter conhecimento do fato. Se assim for, posso ficar muito intrigado, talvez zangado, e que a sua reação a mim não esteja relacionada com as minhas palavras e intenções.

Algumas vezes a mensagem não-verbal não contradiz o que está sendo dito com palavras, mas acrescenta informações importantes, modificando a mensagem de várias maneiras. Um homem poderá dizer "Gostaria de conhecê-la melhor" enquanto se inclina como um jogador de futebol americano, fazendo pequenos movimentos de agarrar com as mãos. Neste caso, a postura e o movimento modificam o significado das palavras e sugerem *como* ele gostaria de conhecê-la melhor: provavelmente com força e agarrando, sem sensibilidade ou cuidado. Você pode estar ignorando estas mensagens não-verbais, ou responder a elas inconscientemente. Se você puder

115

se conscientizar mais destas importantes mensagens, poderá tirá-las a limpo, melhorando a sua comunicação e chegando mais perto de resolver os problemas reais de um relacionamento. Você não precisa de um "dicionário" de movimentos e gestos para poder entender o que está sendo expresso de maneira não-verbal. Tudo que você precisa é ter consciência dos seus próprios movimentos, e daquilo que exprimem, e ter sensibilidade em relação aos outros. Os próximos experimentos focalizam estas manifestações não-verbais.

Espelhando o Corpo

Faça par com alguém que não conheça bem e fique olhando seu parceiro silenciosamente, mantendo contato com os olhos. ... Agora *congele-se, não se mova*! Durante um ou dois minutos tome consciência da sua posição física e a do parceiro. Comece por você mesmo. Observe como está parado, a postura do seu corpo, como mantém a cabeça etc. ... Presentifique realmente a sua posição física. Como se sente nesta posição? ... Como esta posição exprime aquilo que você está sentindo agora? ... Agora veja a posição física do parceiro. Conscientize-se de como ele está parado, como mantém os braços, a inclinação da cabeça etc. Qual é a sua impressão daquilo que o corpo dele expressa, e como ele se sente?

Permaneça congelado nesta posição e diga o que observou na sua própria postura de corpo. Identifique-se, perceba como está mantendo o corpo e assuma responsabilidade pelo que está fazendo. "Estou mantendo meus braços imóveis, rígidos sobre o peito, sinto-me protegido atrás dos meus braços, como se estivesse atrás de uma parede"; faça isto com a sua experiência, qualquer que tenha sido ela. ...

Agora conte o que você observou na posição física do parceiro. Seja bem específico quanto a isto: o que você realmente *vê* e também seus *palpites* e *impressões* sobre a posição da outra pessoa.

Espelhando Movimentos

Agora descongele-se e solte-se. Quero que a pessoa mais alta do par espelhe a posição física e os movimentos da pessoa mais baixa. Mantenha contato com os olhos enquanto faz isto. Um espelho reflete instantaneamente, exatamente, o que está à sua frente. Se o parceiro estiver com o pé direito à frente, ponha o seu pé esquerdo, como uma imagem espelhada da postura dele. Se o parceiro mudar de posição, mude também a sua para espelhar o que ocorre. Comece a fazer isto: a pessoa mais alta espelhando a mais baixa. Ao fazê-lo, tenha presente todos os detalhes da postura do parceiro e também como se sente ao espelhá-lo. Como se sente nesta posição? ... O que esta posição expressa? ... Em que tipo de situação você poderia ficar assim, e como se sentiria? ...

Quero que a pessoa mais baixa tome consciência de como se sente ao ver sua posição refletida na pessoa que está espelhando. Observe o que você faz ao ver espelhado algum aspecto seu do qual não gosta. ... Você imediatamente o modifica e esconde? ... Se faz isto, observe, perceba que está mais interessado na sua aparência (manter sua *imagem*) do que tomando consciência daquilo que você realmente *é*. A próxima vez que observar em seus movimentos espelhados algo de que não gosta, veja se consegue tornar isso mais presente, em vez de esconder; continue fazendo isso, ou mesmo exagere, e descubra o que este movimento ou postura expressa a seu respeito. Se você faz do experimento "só um jogo", está perdendo uma oportunidade real de se tornar mais consciente da sua postura física e a da do parceiro, bem como aquilo que ambas expressam.

Agora prossiga neste espelhamento, e ao mesmo tempo diga ao outro o que você presentifica enquanto o faz. Exprima todos os detalhes que se fazem presentes, em você e no parceiro.

Agora troquem de papel, de modo que a pessoa mais baixa espelhe a posição e os movimentos da pessoa mais alta. Principiem novamente com o espelhar silencioso, e depois de um ou dois minutos digam o que presentificaram ao fazê-lo.

Espelhando Fala sem Sentido

Agora quero que centralizem a atenção naquilo que é expresso por sons, sem palavras; quero que a pessoa mais baixa emita sons sem sentido, ou seja, sons que não pertençam a nenhuma língua conhecida. Quero que a pessoa mais alta ouça cuidadosamente e observe todos os detalhes destes sons, passando depois a repeti-los da maneira mais rápida e precisa que puder. Não espere que ela termine um conjunto de sons; espelhe-os imediatamente: repita-os na mesma altura, tom de voz, com as mesmas hesitações etc. (O líder pode demonstrar isto com alguém.) Façam isto durante alguns minutos. ...

Agora invertam, de modo que a pessoa mais alta emita sons sem sentido e a mais baixa imediatamente os espelhe. Façam isto por alguns minutos. ...

Agora dediquem algum tempo para contarem um ao outro o que experienciaram. Digam como se sentiram e o que presentificaram ao espelhar os sons da outra pessoa, e ao ouvi-la espelhar os seus próprios sons. Como eram estes sons e o que expressavam? . . .

Espelhando o Corpo

Agora *congele-se — não se mova*! Fique na posição em que estava quando eu disse para se imobilizar. Passe um minuto tomando consciência da sua posição, e o que ela manifesta; tenha presente também a posição do parceiro, e o que esta parece expressar. . . .

Agora quero que a pessoa mais baixa fique imóvel na posição atual, enquanto a mais alta espelha esta postura. Copie todos os detalhes da maneira como o corpo se posiciona. Ao fazer isto, tenha consciência de como se sente nesta posição. . . . Feche os olhos brevemente e sinta como seu corpo se encontra nesta posição copiada. O que você estaria expressando se assumisse esta posição? . . . Agora fique nesta posição e compartilhe sua tomada de consciência e suas impressões. Conte ao parceiro o que observa nesta sua postura copiada e o que sente, e veja do que ele se conscientizou, tanto dentro de si como ao ver você espelhá-lo. . . .

Espelhando a Fala

Agora quero que você espelhe fala e expressões faciais da mesma maneira que espelhou sons sem sentido. Quero que a pessoa mais alta diga o que quiser enquanto a mais baixa imediatamente repete, da maneira mais rápida e precisa que puder: com a mesma altura, tom de voz, hesitações etc. Ao fazer isto, espelhe também os movimentos expressivos do rosto e da cabeça da pessoa que fala. Tente ter realmente a sensação de ser esta pessoa. (O líder pode demonstrar isto com alguém.) Faça isto durante alguns minutos. . . .

Agora invertam, de modo que a pessoa mais baixa fale, enquanto a pessoa mais alta espelha tudo o que a outra pessoa diz, bem como suas expressões faciais e movimentos. Façam isto durante alguns minutos. . . .

Agora, durante cinco minutos, compartilhem a experiência. O que se tornou presente enquanto você espelhava a fala e a expressão facial do parceiro e enquanto este o espelhava? . . .

Espelhando o Corpo

Agora *congele-se — não se mova!* Fique na posição que estava quando lhe disse para se imobilizar. Durante um minuto conscientize-se da sua posição, e daquilo que ela expressa; tome consciência também da posição do seu parceiro, e o que esta parece expressar. ...

Agora quero que a pessoa mais alta fique imóvel enquanto a mais baixa espelha esta postura congelada. Ao copiar a postura esteja consciente de como seu corpo se sente nesta posição. ... Feche os olhos e sinta o corpo nesta posição. ... O que esta postura expressa? ... Agora fique nesta posição e compartilhe suas impressões e conscientização. Diga ao outro o que percebeu na postura ao copiá-la e ao tentar senti-la; descubra o que ele presentifica em si mesmo e quando vê você a espelhá-lo. ...

Espelhando Simultaneamente

Agora descongele-se. Quero que ambos espelhem a posição e movimentos um do outro, ao mesmo tempo. Comecem na mesma posição e movam-se bem devagar, de forma a não saber quem está espelhando quem. Deixe que isto se torne uma dança lenta: um diálogo de movimentos e interação entre vocês. Façam isto durante cinco minutos. ...

Agora sentem-se e dediquem cinco minutos para rever o que foi descoberto através destes experimentos e resumam o que cada um manifestou sobre si mesmo através da postura, movimentos, tom de voz etc.

Agora quero que você explore como estas expressões não-verbais afetam os outros. Mesmo que não esteja consciente delas, estas expressões não-verbais possuem efeitos poderosos sobre os outros. Uma pessoa cuja depressão é expressa pelos ombros alquebrados, cabeça e olhos baixos, tom de voz morto etc., geralmente também deprime os outros. O que você sentiu e como reagiu à posição e aos movimentos do parceiro? Por exemplo, se o seu parceiro manteve as mãos no bolso, virou-se e se conservou distante de você, como você reagiu? Como procurou reagir? Desistiu de conhecê-lo, sentiu-se protetor, fazendo-o sentir mais confortável? Durante alguns minutos diga como reagiu às expressões não-verbais do parceiro.

Ao prestar mais atenção à comunicação não-verbal você readquire a consciência do que está acontecendo com os outros e com você mesmo. Na maioria das situações, as pessoas tentam chegar a um acordo ou a uma confluência. Confluência significa "fluir junto", tal como duas correntes que se juntam numa só. Quando você e eu concordamos, quando nossas atividades fluem juntas sem conflito, esta confluência é muito conveniente, confortável, e pode ser também muito bonita. Mas se só eu tenho um sentimento, separado e diferente dos outros, e encontro alguém com quem concordo, então esta experiência pode ser incrivelmente bela. Mas só posso estar totalmente consciente desta concordância e igualdade se existir, em contraste, desacordo e diferença. Ao desaparecer a minha lembrança da experiência anterior, rapidamente perco consciência das áreas de concordância entre nós, e já as tomo como garantidas. Então emergem as inevitáveis áreas de diferenças e conflitos, parecendo muito grandes e importantes, uma vez que deixamos de ter presente as nossas áreas de concordância. É isto o que ocorre na maioria das amizades, casos de amor, casamentos.

Deve-se lidar com diferenças e discórdias, e a maioria das pessoas tenta chegar à concordância. Se a concordância real não for possível, a maioria das pessoas tenta alcançar a *aparência de concordância*, manipulando a si mesmas e às outras pessoas para se modificarem, de modo que as diferenças desapareçam. Se estes esforços falharem, a diferença é rejeitada e lançada para longe, e destruída. No melhor dos casos, a trégua mais fácil é chamada tolerância.

Confluência é a ausência de diferenças; conflito é a rejeição de diferenças. A aceitação das diferenças é chamada de contato, e isto propicia uma terceira alternativa nos relacionamentos. Contato é a apreciação da diferença: a vontade de percebê-la e explorá-la, sem tentar modificá-la. Contato é a vontade de assumir a presença das diferenças e semelhanças, e ter consciência delas. Quando quero me contatar totalmente com você, não tenho necessidade de ser desonesto: ou para me falsificar ou para manipulá-lo. Explore mais estas idéias com as experiências que se seguem.

Ressentimentos

Forme par com alguém com quem tenha alguma diferença ou discórdia; sente-se em frente a esta pessoa. ... Mantenha contato com os olhos e também contato físico. Dentro de um minuto quero que expressem seus ressentimentos, um de cada vez. Comece cada sentença com as palavras "Eu me ressinto..." e manifeste claramente aquilo de que você se ressente com relação ao parceiro. Quando tiver acabado fique quieto, enquanto seu parceiro expressa os ressentimentos dele com relação a você. Continuem se revezando, manifestando ressentimentos, durante cinco minutos. Se você ficar empacado, diga somente "Eu me ressinto..." e veja quais as palavras que lhe vêm à cabeça. Então prossiga. ...

Apreciações

Agora quero que você retorne a todos os ressentimentos manifestados, e elimine a palavra *ressinto*, trocando-a por *aprecio*. Digam as novas frases, um de cada vez. Experimente-as como se estivesse experimentando uma camisa. Faça uma pausa após cada sentença, e entre em contato com o que você sente ao falar. Existe alguma verdade na sentença que começa por "Eu aprecio..."? Por exemplo, uma das minhas sentenças poderia ser: "Eu me ressinto quando você se aborrece e me evita quando digo algo que você não gosta". Quando mudo para "Eu aprecio seu aborrecimento e seu afastamento quando digo algo que você não gosta", poderei vir a perceber que na verdade aprecio o seu afastamento: não sou obrigado a encarar a sua raiva e desgosto. Quando você perceber que a apreciação faz sentido, repita a frase que começa com "eu aprecio" e depois acrescente uma ou duas sentenças que elaborem esta apreciação.

Quase sempre existe uma apreciação naquilo que você ressente. Se você conseguir descobrir este apreço, trazê-lo à tona, ficará mais equilibrado, e terá consciência de ambos os lados de uma situação difícil. Se o seu apreço é forte, na verdade você pode estar encorajando o comportamento do qual se ressente, sem perceber. Por exemplo, a esposa de um alcoólatra quer sentir-se superior a alguém, e aprecia o fato de ter um cônjuge que é um alcoólatra desamparado, mais do que se ressente pela inconveniência de ele beber. Se ele parar de beber, ela poderá fazer troça e levá-lo de volta à bebida, de forma a poder se ressentir e novamente se julgar superior. Da mesma maneira, a maior parte de nós se ressente do conselho e da intromissão dos pais nos nossos assuntos, mas talvez não confiemos em nosso próprio julgamento, podendo assim apreciar o fato de eles tomarem decisões difíceis por nós; e então apreciamos culpá-los se algo não der certo na decisão!

Muitas vezes o problema maior é o fato de um ressentimento pequeno não ser expresso. Expressando apenas ressentimentos e apreciações é que podemos voltar ao equilíbrio, ou abrir caminho para a comunicação, de modo que um ou ambos se ajustem. Se um ressentimento fica muito forte, é mais útil trabalhá-lo consigo mesmo, num diálogo de fantasia, e depois fazê-lo com a outra pessoa, na realidade. Quando se está menos confuso e conflitante pode-se retornar à outra pessoa, e prosseguir trabalhando com ela. Existem outras coisas que podem ser usadas para abrir caminho para a comunicação de problemas de discórdias e conflitos.

Diferenças

Sente-se em frente ao parceiro e mantenha contato com os olhos. Conte a ele tudo aquilo em que você difere ou não concorda com ele e como se *sente* em relação a estas diferenças. Não culpe, justifique ou discuta, apenas constate as diferenças entre vocês, como você as vê. Seja o mais claro, específico e detalhado que puder em relação às diferenças e como se sente a respeito delas. Faça isto durante cinco minutos. . . .

Constatando a Posição da Outra Pessoa

Muitas dificuldades não são causadas por diferenças, mas sim por diferenças imaginárias, que resultam de mal-entendidos. Agora quero que você reveja as áreas importantes de discórdia. Quero que cada um constate claramente e compreenda a posição e sentimentos do *parceiro*, até que este fique *satisfeito com aquilo que você compreendeu*. Se ele não se satisfizer com a sua constatação, ouça cuidadosamente enquanto ele lhe conta mais uma vez. Reconsidere a sua compreensão do que ele disse com suas próprias palavras, até que ele esteja de acordo. Dediquem a isto cinco minutos. . . .

Reagindo a Sentimentos

Agora quero que você veja até que ponto consegue aceitar e reagir a experiências e sentimentos do parceiro, ainda que discorde de suas opiniões e atitudes. Estes sentimentos e experiências são fatos; se você conseguir aceitar, explorar e aprofundar a sua consciência destes fatos, poderá adquirir muita compreensão de cada um deles. Dedique algum tempo para explorar realmente os sentimentos e as experiências que se encontram sob as discórdias. Veja se pode manifestar sua aceitação de pelo menos alguns aspectos da posição do seu parceiro nestas discórdias existentes entre vocês.

Agora compartilhe com ele a sua vivência destes experimentos. O que se tornou presente em você e no seu parceiro? Dedique cinco minutos para explorar estas experiências. . . .

Quando você explora realmente os sentimentos e experiências que tem quando há uma discórdia, pode perceber que muitas vezes a dificuldade real tem pouco a ver com o que estão discutindo. Uma discussão que trata da escolha do local onde ir nas férias pode ser apenas um sintoma da posição das duas pessoas: "Se você me amasse, faria tudo do jeito que eu quero" e "Se você me respeitasse, faria como eu quero". Os temores que se acham sob estas posições são semelhantes: "Tenho medo de que você não me ame/respeite". Os sentimentos que se encontram sob estes temores podem ser ainda mais parecidos: sentimentos de insuficiência, vazio, solidão etc. Neste nível mais profundo, muitas vezes você poderá descobrir que você e seu parceiro têm muita coisa em comum. A discórdia superficial pode ser apenas uma expressão da diferença na forma de evitar ou lidar com sentimentos e experiências similares.

Nenhuma decisão sobre o local de passar as férias pode ser realmente satisfatória, a não ser que os níveis mais profundos da experiência sejam conhecidos, assumidos, expressos e ouvidos. Quando entro em contato com a minha experiência e a manifesto para você, e você realmente me ouve, provavelmente não ficarei preocupado com o lugar de passar as férias! Por outro lado, diferenças significativas e perturbadoras às vezes permanecem entre nós, mesmo depois da exploração mais profunda. Neste caso, poderemos ao menos aceitar a existência destas diferenças. Poderemos parar de tentar modificar um ao outro para eliminar as diferenças, e não mais acusar os outros quando estas manipulações não são bem-sucedidas.

O mundo real de contato e consciência às vezes apresenta dor, conflito ou desagrado. Também oferece prazer, atividades satisfatórias, alegria e participação. Se fico em contato com a minha própria realidade, qualquer que seja ela, e com aquilo que meu ambiente me oferece, posso aproveitar minha vida ao máximo. Se rejeito a realidade por não ser perfeitamente ideal, apenas acrescento confusão à minha dor e perco qualquer satisfação e prazer que possa vir a ter. Perda sem ganho é um péssimo negócio.

AO LÍDER DO GRUPO OU PROFESSOR

Os métodos descritos neste livro são poderosas armas de auto-exploração e expressão. Qualquer instrumento pode ser usado de maneira hábil ou desajeitada, pode ser desperdiçado ou mal-empregado. Um martelo pode ser deixado numa prateleira onde não serve para nada, ou pode ser bem usado para bater pregos; pode ser utilizado para abrir um buraco numa tábua ou esmagar o dedão de alguém. Estou particularmente preocupado em assinalar algumas formas que podem levar estes instrumentos a serem mal-empregados.

O propósito de todos estes experimentos é ajudar as pessoas a redescobrir a sua própria consciência daquilo que realmente vivenciam, *qualquer que seja esta vivência*. Algumas vezes, as pessoas descobrirão experiências agradáveis: conforto, alegria, amor etc. Outras vezes, terão experiências um tanto desagradáveis: raiva, tristeza, confusão etc. O que for descoberto *é experiência da própria pessoa, e precisa ser respeitado*. Há muitas formas de desrespeitar a experiência de alguém. Cito aqui algumas das formas mais comuns: *julgamento, ajuda, "deverias" e explicações*.

Julgamento: Algumas das experiências e imagens poderão parecer estranhas, não familiares, ou mesmo bizarras para as pessoas. Qualquer julgamento, troça, ironia, risada etc. constitui uma condenação da experiência, e não incentivará as pessoas a se explorarem mais profundamente. O líder precisa estar atento para aceitar e reconhecer a experiência de uma pessoa, por mais estranha que seja, e ser capaz de impedir o julgamento dos outros, tanto verbal como não-verbal. Se alguém julga a experiência do outro, há duas coisas que podem ser feitas. Em primeiro lugar, mostrar à pessoa que está julgando que isto é uma atividade da fantasia ou da "mente", e não uma tomada de consciência. Em segundo lugar, pode-se explorar a *experiência* da pessoa que julga. Ela poderia experienciar medo, confusão, desgosto etc., e isto é a expressão válida *dela*. "Eu me sinto mal" é uma experiência, ao passo que "Você é louco" é um julgamento. No julgamento, eu acuso e condeno você como responsável pela minha experiência.

Ajuda: Uma das formas mais comuns (e mais aceitas) de desrespeito à experiência de uma pessoa é correr em seu auxílio quando esta se sente "mal" ou desconfortável. "Ajudar" tranqüilizando, fazendo piadas, e dando conforto etc. impede a pessoa de experienciar totalmente sua dor, raiva, confusão, solidão etc. Só experienciando totalmente ela poderá aceitar, assimilar a sua experiência completa de vida, e crescer como ser humano mais pleno e integrado. Quase sempre o "ajudante" realmente ajuda a si mesmo ajudando os outros. Correndo com um *band-aid* ele evita a expressão de sentimentos dolorosos para *ele*. Também convence a si e aos outros de que é capaz de ajudar, e que não necessita de ajuda. Quase sempre o "ajudante" tem fortes sentimentos de desamparo, que diminuem temporariamente quando ele auxilia outras pessoas. Isto se confirma com um grande número de pessoas que trabalham em profissões de "ajuda": professores, psicólogos e, principalmente, assistentes sociais. Se você tem este sintoma, terá de explorá-lo em si próprio, e aceitar seus sentimentos de desamparo antes de procurar realmente auxiliar os outros. Tente manter um diálogo de fantasia com alguém a quem você ajuda, e faça ambos os papéis para descobrir como você ajuda a si mesmo ao ajudar os outros.

Há uma crença generalizada de que a pessoa que está em dificuldades é fraca, e precisa de auxílio. Por um lado isto é verdade, porque grande parte da sua energia é gasta em manipulação de si mesmo e dos outros, e pouca energia resta para lidar diretamente com a realidade. Se você "ajuda" uma pessoa nessas circunstâncias, você a encoraja em sua ilusão de que ela precisa de você, e aumenta seu investimento em manipular você para que venha em sua salvação. Mas, se você insistir para que ela entre mais em contato com sua própria experiência, ela poderá perceber a tremenda energia e força que gasta manipulando a si e aos outros, no sentido de ganhar apoio. Se ela assimilar esta energia, poderá usá-la mais para apoiar a si mesma e perceber que pode fazer muitas coisas sozinha, coisas que antes pensava necessitar que outros fizessem.

Todo mundo tem um potencial que não está em uso. Muitas pessoas são mais capazes, mais inteligentes, mais fortes e mais hábeis do que acreditam ser. Grande parte da fraqueza, estupidez e loucura do mundo não são reais; são pessoas que se fazem de fracas, loucas e estúpidas. Pense na força gasta para se fazer de fraco, de maneira que todo mundo venha em seu socorro e faça o serviço por você! Considere a esperteza necessária para fazer-se de estúpido, de forma que outros pensem por você e assumam a culpa por aquilo que não dá certo! Perceba a sanidade do comportamento louco que manipula os outros drasticamente, e mesmo assim aparece como incompreensível e fora do controle e da responsabilidade!

Se você se sujeita a ajudar alguém, também se sujeita a ser manipulado desta maneira. Se você assume a responsabilidade por si mesmo e insiste para que os outros façam isto, torna-se imune a estas manipulações. Fritz Perls costumava começar seus seminários dizendo: "Se quiser ficar louco, cometer suicídio, melhorar, ou ter uma experiência brilhante que modifique a sua vida, isto depende de você. Eu faço as minhas coisas e você faz as suas. Aquele que não quiser assumir a responsabilidade por isto, que não assista a este seminário".

Embora muitas pessoas tentem assumir a responsabilidade pelos outros, isto é realmente impossível. Só posso ser responsável por mim e pelo que faço. Mesmo se "assumo responsabilidade" por uma criança pequena, só posso ser responsável por aquilo que eu faço, e não pelo que ela faz. Grande parte do "assumir responsabilidade" pelos outros é, na verdade, um pequeno disfarce para ordens, um investimento que deve ser recompensado por um interesse mútuo: "Depois de tudo que fiz por você, não seria demais pedir...".

A forma de realmente ajudar alguém é não ajudá-lo a fazer algo, e sim torná-lo mais consciente da sua própria experiência: seus sentimentos, suas ações, fantasias e insistir para que explore a sua própria experiência mais profundamente, assumindo responsabilidade por ela, não importa qual tenha sido. Muitas vezes isto significa mostrar a uma pessoa como está evitando a sua experiência e se frustrando com o evitar. Se uma pessoa está triste, deve explorar o fato e vivenciar a tristeza mais profundamente, antes de assimilá-la e se desenvolver e continuar a crescer. Se uma pessoa está zangada, precisa realmente sentir e expressar esta raiva, antes de poder admiti-la em sua vida. A única maneira é passar *pela* raiva.

"Deverias": Se você, de alguma forma, diz ou ensina a alguma pessoa que "deveria" ter um tipo particular de experiência em qualquer exercício, esta imagem irá obscurecer a experiência. Se você tenta anular os "deverias" artificiais da sociedade com novos "deverias" seus, tudo que você faz é criar uma camada adicional de artificialidade e falsidade. Então, o indivíduo terá dois "deverias" para superar, distanciando-se da sua própria experiência e tornando a sua vida ainda mais cheia de "deverias". Por exemplo, já vi líderes dizerem ou mostrarem que as pessoas deveriam gostar de experimentos nos quais há contato físico. O tocar é uma necessidade humana importante, e muitas pessoas gostam destes experimentos, descobrindo quão significativa é esta experiência. Outras pessoas não gostam, e isto é a sua verdadeira experiência.

Não há uma resposta "certa" ou "correta" a estes experimentos. Só há um "deveria" neste livro (especialmente neste capítulo), ou seja, você deveria entrar em contato com a sua própria experiência, qualquer que seja ela: *você deveria ser o que realmente é*, no momento. Se está experienciando algo, experiencie-o até o fim; se está evitando, perceba o que está evitando; se está mentindo, conscientize-se disso; se está imaginando, perceba que está ocupado com uma fantasia.

Qualquer que seja a sua experiência, você deve começar do ponto em que está, e daí partir para a sua jornada de descoberta. Há uma velha estória que ilustra a futilidade de tentar começar de qualquer outro lugar. Um homem se perde nas estradas sinuosas de Vermont e pára num campo para perguntar a um fazendeiro o caminho: "Como posso ir a Nova Iorque?" O fazendeiro morde seu talo de capim pensativamente, durante um longo tempo, e depois diz: "Se eu fosse o senhor não começaria daqui". Não importa quão perdido ou confuso esteja, preciso começar daqui de onde estou: com a minha experiência de estar perdido e confuso. Talvez seja um lugar precário para se começar, mas não há alternativa: é o *único* lugar de que disponho.

Explicações: Procurar causas e motivos, interpretando, explicando etc. são formas amplamente aceitas de "compreender" a experiência. Na realidade, são formas de *evitar* a experiência, e talvez por isto mesmo sejam tão populares. Explicar, interpretar, justificar etc. são atividades da fantasia: *falar sobre* experiências e não *expressões* destas experiências. No momento em que você começa a explicar sua experiência, principia a perder contato com ela e fica perdido num emaranhado de "por ques", "porques", "ses" e "mas". Se você quer se perder neste emaranhado, a responsabilidade é toda sua, mas não arraste os outros, interpretando e explicando o que está acontecendo com eles.

Suas interpretações são suas próprias projeções, podendo estar "corretas" ou não. E mesmo se estiverem "corretas" são irrelevantes para o experienciar da pessoa, podendo reduzir a sua consciência de si próprio. Este é o maior defeito de quase todos os grupos de encontro. Grande parte do tempo é gasta em todos os tipos de interpretações, opinião, jogos de acusação e adivinhações etc. ... Muitas vezes um verdadeiro encontro ou tomada de consciência é afogado no meio destas interpretações. Para ajudar uma pessoa a entrar mais em contato com o seu experienciar, procure detalhes e não "razões". "Como você se sente?" "O que está experienciando?" "O que está acontecendo com você agora?" "O que você sente fisicamente?" são perguntas úteis, que podem auxiliar a pessoa a entrar mais em contato com os detalhes específicos daquilo que está vivenciando.

A abordagem apresentada neste livro é o valor e a importância do experienciar e do se tornar mais consciente do que se *é*. Sendo líder de grupo, você não pode assumir responsabilidade pelo grupo ou por alguém, mas o que pode fazer é manter a atenção das pessoas centralizada na tomada de consciência, tentando eliminar o que estiver interferindo com isto. Terá valor o fato de você ter experiência em trabalhar com pessoas e reagir com sensibilidade ao que está acontecendo com elas, entre elas, de forma que os experimentos que você usar sejam mais frutíferos. Se um grupo se sente bastante unido, um experimento que envolva expressões de sentimentos através de contato físico pode ajudar as pessoas a se abrirem mais. Mas, se um grupo é muito nervoso, cheio de defesas e antagonismos, você deve reconhecer isto e trabalhar no sentido de esclarecer o que está ocorrendo no momento.

Se um grupo está muito assustado e você tenta aproximá-lo com um experimento de toque, pode ser que este não conduza a nada, ou talvez você consiga disfarçar o medo com uma aproximação artificial. Muitas vezes percebe-se aí risadas nervosas, o riso sem motivo, o silêncio pesado, ou outros sintomas de distanciamento e medo no início da sessão. Uma forma de trabalhar com isto é usar algum tempo para expressar os sentimentos e fantasias que os geram. Outra forma é passar algum tempo em silêncio, contatando com sensações da experiência física, sentimentos etc. ... Se o riso persistir, por exemplo, durante o início de uma viagem de fantasia, poderei pedir às pessoas que deixem a sala se não conseguem parar de rir e incomodar os outros. Há os que não têm vontade de explorar sua consciência, e eu não tenho objeções a isto, contanto que não interfiram com os outros do grupo. O tamanho ideal para um grupo, em muitos destes experimentos, é entre quatorze e dezesseis pessoas. Assim, é numeroso o bastante para oferecer uma boa variedade de experiências e suficientemente pequeno para permitir um bom contato. Se um grupo é maior do que dezoito ou vinte, existe maior possibilidade de se dispersar e de os contatos serem mais superficiais e difusos. Em grupos com mais de vinte pessoas, é importante dedicar bastante tempo aos subgrupos menores, de modo que cada indivíduo tenha oportunidade de contato direto com um número pequeno de pessoas. Você pode começar com alguns experimentos de pares, e então passar para experimentos envolvendo quatro, seis ou oito pessoas, podendo concluir com todo o grupo junto, compartilhando as experiências e discutindo-as. Isto é particularmente útil se você pede que as pessoas formem inicialmente pares com as pessoas que não conhecem bem, ou com as quais têm ressentimentos ou não se sentem à vontade; este ou qualquer outro método semelhante aumenta a possibilidade de contato entre as pessoas.

Seria ideal que cada pessoa tivesse a quantidade de tempo que quisesse para cada experimento. Quando se trabalha com um grupo de pessoas só se pode tentar dividir o tempo de forma a agradar o maior número delas. Inevitavelmente, algumas terminarão antes e "não terão o que fazer", enquanto outras ainda não terão concluído muito depois de a maioria já ter acabado. Você pode perceber onde as pessoas se encontram e adaptar o tempo. Pode dizer o que está acontecendo, olhando para as posturas e escutando rapidamente os sons que as pessoas estão emitindo nos diferentes grupos. Os tempos fornecidos neste livro são apenas sugestões. O tamanho do grupo faz muita diferença, e alguns levam mais tempo do que outros. Às vezes, uma pessoa faladora tomará metade do tempo do grupo. Se você percebe que isto está acontecendo, peça a ela que, durante algum tempo, emita apenas sentenças telegráficas. Você pode também dar um aviso prévio, pouco antes de separar as duplas: "Gostaria que vocês terminassem nos próximos minutos".

Alguns grupos realmente se envolvem profundamente num experimento e vivem uma experiência rica, que levará mais tempo para ser compartilhada e explorada. Outros ficarão menos envolvidos e terão pouco a comentar e compartilhar. Se você vê isto acontecer, pode pedir àqueles que não estão envolvidos para entrarem em contato com seu não-envolvimento e para manifestá-lo. Fazendo isto, ao menos ficarão um pouco mais envolvidos. Se você vê que alguns grupos se movem mais devagar que os outros, pode passar rapidamente por entre cada grupo e pedir aos mais vagarosos que se apressem, e aos mais rápidos que tomem um pouco mais de tempo e entrem em mais detalhes. Se um grupo termina logo, você pode dar outro experimento curto, enquanto os outros grupos não acabam.

Se você está trabalhando com vários grupos e pares ao mesmo tempo, na mesma sala, é conveniente ter um meio de chamar a atenção de todos no fim de um período de discussão, quando quiser entrar em outro experimento. Bater palmas é o modo mais fácil, mas muitas pessoas não concordam com isto. Uma campainha pequena funciona bem, e menos pessoas têm objeções. Se alguém tiver alguma restrição, peça que ele mesmo assuma responsabilidade de encontrar uma forma melhor de chamar a atenção.

Os experimentos deste livro foram escritos da forma que julguei mais útil e estão agrupados em seções de experimentos similares, de modo que você possa encontrá-los mais facilmente. Quando você usar vários experimentos de uma seção, escolha de vários tipos para colocar as pessoas em contato com aspectos distintos do seu experienciar. Você pode principiar com experimentos menos ameaçadores, e, gradualmente, evoluir para experimentos que envolvam maior risco pessoal. Você pode começar com um período de silêncio e introspecção e alguma fantasia na qual as pessoas possam explorar seu mundo privado, sem medo de rejeição. Depois, as pessoas podem decidir quanto de seu mundo particular querem compartilhar com os outros. Tenha o cuidado de fornecer tempo suficiente para absorverem a experiência, antes de entrar em algo novo. Há incontáveis variações e combinações destes experimentos. Apresentei o espelhamento como uma atividade de pares; pode ser usado também com o grupo todo, espelhando um indivíduo de cada vez, embora neste caso só uma pessoa possa se ver espelhada de cada vez. A maioria das viagens de fantasia são apresentadas como atividades de grupo, de modo que as pessoas também possam compartilhar experiências internas com os outros, mas a fantasia pode também ser feita aos pares, ou por um indivíduo sozinho.

Embora estes experimentos sejam escritos para adultos, a maioria deles também é aplicável a crianças. As instruções terão que ser simplificadas para se comunicar claramente com as crianças mais novas. Muitos destes experimentos serão mais eficazes com crianças. Estas estão mais em contato com seu experienciar, presentificam muito mais, são mais espontâneas e menos confusas do que os adultos.

Estes experimentos podem ser usados em qualquer classe, exatamente como são aqui apresentados, ou como uma atividade separada para aproximar a classe e estabelecer comunicação aberta. Estabelecer boa comunicação e trabalhar com algumas dificuldades pessoais resultará em melhor compreensão e absorção, *qualquer que seja o assunto de aula*. Algumas aulas podem ser dedicadas a estes experimentos, no começo do ano, e a outros, durante o ano, para manter, continuar e desenvolver uma boa comunicação. Alguns dias gastos nestes experimentos serão totalmente recuperados e compensados, porque menos tempo será gasto em lutas infrutíferas, discussões, brigas entre professor e aluno etc. . . .

Muitos destes experimentos podem ser integrados no assunto de aula. Grande parte dos experimentos básicos de tomada de consciência exemplificam métodos científicos de observação, hipótese, teste de realidade através de experimentação etc. Há mais oportunidades para se usar esta abordagem em Estudos Sociais e aulas de História. Empregar o desempenho de papéis (dramatização) de conflitos históricos poderá levar a uma compreensão melhor do conflito, bem como experiências com métodos alternativos de resolução de um conflito entre indivíduos e grupos. Em vez de *falar sobre* diferentes tipos de governo, pode-se pedir aos estudantes que formem diferentes tipos de governo e experienciem isto. Deixar que descubram como são estes tipos distintos de organização social e per-

130

ceber a diferença entre a democracia que você prega e a tirania (benevolente ou não) que você ensina através das suas ações em classe. Geralmente é gasto muito tempo ensinando-se os mecanismos da democracia (votação, legislação, níveis de governo etc.), enquanto que muito menos tempo é gasto no processo real de democracia: que cada um tem algo a dizer no governo, e que todos os pontos de vista diferentes são respeitados e serão reunidos em algum tipo de solução por meio de uma discussão aberta e razoável. Geralmente nenhum tempo é gasto em se *praticar* a democracia. A democracia é baseada na idéia de comunicação, e não na de poder, autoridade e luta. Qualquer coisa que você faça para aumentar a comunicação em sua classe, reduzirá sua necessidade de impor ordem autoritariamente e diminuirá a necessidade de o aluno rebelar-se contra esta autoridade. A classe tornar-se-á mais um lugar onde se ouve e se aprende, e menos um lugar de luta e antagonismo.

Os experimentos que lidam com ansiedade, constrangimento, vergonha, e as fantasias que causam estes sintomas podem ser muito úteis para desenvolver a autoconfiança. Dramatização, falar diante do público, ou qualquer outra aula que exija uma atuação em frente dos outros pode ser mais produtiva e criativa quando são usados estes experimentos.

Muitos destes experimentos podem ser usados diretamente nas aulas de arte para deixar surgir a auto-expressão na manifestação artística com diferentes materiais. Nossa sociedade tende a se centralizar na competência técnica das artes. Deixar sentimentos e imagens fluírem nos meios expressivos é o *processo* básico e fundamental da expressão artística. Aprender a centralizar a atenção e se conscientizar dos "deverias" e regras que bloqueiam a expressão pode contribuir muito para libertar este processo.

Os murmúrios e experimentos com sons podem ser usados em aulas de música e canto, tanto para reduzir a tensão e o constrangimento como também para deixar sentimentos internos fluírem na expressão musical e na composição. Viagens de fantasia e muitos dos outros experimentos são estímulos excelentes para a expressão criativa ao escrever. Conheci um professor de datilografia que fez todos os alunos viverem a fantasia da roseira com seus braços em volta da máquina de escrever. Então pediu aos alunos que datilografassem suas experiências. Recolheu os papéis para corrigir erros de datilografia, assim como faria com qualquer outra tarefa; e deste modo teve também uma afirmação muito pessoal de cada um dos estudantes. Os dez minutos que gastou com a fantasia propiciaram-lhe uma maior compreensão da existência e sentimentos dos estudantes, mais do que todo o semestre que passou junto com eles. Esta compreensão trouxe espontaneamente muitas modificações nas

131

atitudes e comportamentos em relação aos alunos. Mesmo que você use apenas alguns destes experimentos de maneira limitada, poderá ver resultados concretos. Quanto mais você trabalha com estes experimentos, tornando-se familiar com esta abordagem, mais criativo você ficará, vendo novas formas de adaptar estes métodos à sua situação, inventando novos experimentos e usando-os em qualquer coisa que faça.

Qualquer coisa pode ser feita conscientemente ou não, e os experimentos deste livro não constituem exceção. Você pode transformar qualquer um deles em jogos superficiais, insistindo para que tudo seja gostoso. Você pode fazer de alguns deles uma difícil batalha, se tentar forçar pessoas sem vontade, insistindo em que tudo é muito sério. Se você está num programa de autocrescimento, pode passar por eles diligentemente, como um escoteiro recolhendo insígnias de méritos e estrelas douradas.

Mas, se você realiza estes experimentos com consciência, pode descobrir mais e mais sobre o seu experienciar e modo de funcionar, e esta abordagem pode se tornar mais e mais uma parte integrante de qualquer coisa que você faça.

VIAGENS DE FANTASIA

Cada uma das fantasias deste capítulo será muito mais efetiva se for precedida de instruções para que se tome uma posição confortável, com os olhos fechados e a atenção centralizada na experiência interna: entrar em contato com as sensações físicas, respiração etc. É impossível se envolver na vida interior da fantasia se se está tenso e ainda preocupado com lembranças e pensamentos recentes a respeito da realidade externa.

Estas viagens de fantasia serão mais válidas se forem imediatamente relatadas a alguém, *na primeira pessoa e no presente, como se estivessem acontecendo agora.* Este relato aprofunda a sensação de identificação com a experiência da fantasia e ajuda a perceber que não é "só uma fantasia", mas uma importante expressão de si mesmo e de sua situação de vida. Ao contar sua experiência no presente, você freqüentemente presentifica detalhes importantes dos quais tinha um conhecimento apenas superficial, durante a própria experiência em fantasia. Além disso, uma pessoa que ouve pode perceber detalhes e aspectos que você ignora ou passa por cima, notando omissões e formas de evitar coisas que você não percebe. Desta maneira, é possível explorar mais a fantasia e tornar presente aquilo que é desprezado, evitado ou omitido.

Outra vantagem de narrar imediatamente sua fantasia é que você se comunica diretamente com outra pessoa. Quando você fala com ela a respeito de sentimentos e experiências desta existência fantasiosa, pode perceber que aquilo que você diz é muito mais honesto e pessoal do que a sua forma usual de conversar com os outros. Você revelará muito sobre si mesmo, sua existência, e poderá experienciar a maneira pela qual os outros reagem à sua honestidade. É valioso tornar-se mais consciente de si próprio, e é muito importante também comunicar esta consciência a alguém; desta forma sua vida torna-se interligada com a de outros, num contato honesto.

Estas jornadas de fantasia podem parecer um tanto repetitivas, especialmente se você as ler rapidamente, sem experienciá-las. De

133

certo modo elas são repetitivas; utilizam-se dos mesmos meios: projeção numa situação de fantasia, reidentificação através da dramatização e diálogo. Ao mesmo tempo, diferentes contextos de fantasia *fazem* diferença e você fará descobertas diferentes em cada contexto de fantasia. Você descobrirá também que alguns dos seus principais sentimentos e temas reaparecem, apesar das situações diferentes. Isto é mais uma confirmação de que aquilo que você experiencia nestas fantasias é uma expressão real da sua existência: como você realmente vive, sente e age.

Estas fantasias serão mais efetivas se você puder estar confortável, e fechar os olhos enquanto alguém lê as instruções devagar e pausadamente, de modo que a sua atenção não esteja dividida entre o seu envolvimento na experiência da fantasia e a tarefa de ler as instruções. Quando você quiser empreender sozinho algumas destas jornadas, sugiro que leia as instruções uma ou duas vezes, de modo a se recordar da estrutura geral da fantasia. Depois feche os olhos e faça sua própria viagem, sem se preocupar muito se está ou não seguindo as instruções em seus detalhes. Não há nada de mágico ou sagrado nestas instruções. Eu as escrevi detalhadamente para ajudar a aprender o que descobrir com as ferramentas de identificação, dramatização e diálogo com a fantasia. Depois de ter tido uma variedade de experiências com o potencial destes métodos, você poderá fazer suas próprias viagens de fantasia e trabalhar com o que descobrir por conta própria.

Imediatamente após a primeira fantasia há uma transcrição fiel das respostas de um pequeno grupo, e meu comentário a estas respostas.

Tronco, Cabana, Corrente de Água

Agora eu gostaria que você imaginasse que é um tronco de árvore nas montanhas. *Torne-se* este tronco de árvore. Visualize a si mesmo e os seus arredores. ... Use algum tempo para ter a sensação de ser este tronco de árvore. ... Talvez, se descrever, ajude. Que tipo de tronco você é? ... Qual é a sua forma? ... Que tipo de casca e raízes você tem? ... Tente entrar na experiência de ser este tronco de árvore. ... Como é a sua existência como tronco de árvore? ... Que tipo de coisas lhe acontece ao ser este tronco? ...

Bem perto deste tronco há uma cabana. Gostaria que você se tornasse esta cabana. ... E, de novo, gostaria que você tivesse o gosto da experiência de ser esta cabana. ... Como você é? ... Quais são as suas características? . . . Explore a sua existência como cabana. . . . O que você tem dentro de si e o que acontece com você? . . . Use algum tempo para entrar em contato com o seu ser esta cabana. . . .

Perto da cabana, há uma corrente de água. Gostaria que você se tornasse esta corrente de água. Como corrente, que tipo de existência você tem? . . . Que tipo de corrente você é? . . . Como se sente como corrente? . . . Que tipos de experiências você tem como corrente? . . . Como são os seus arredores? . . .

Como corrente de água, eu gostaria que você falasse com a cabana. O que você diz a ela? . . . Fale com a cabana e imagine que a cabana responde, de modo que você mantenha um diálogo, uma conversa. . . . Sendo a corrente, o que você diz à cabana e o que ela responde? . . . Agora torne-se a cabana e continue a conversa. O que você tem a dizer à corrente? . . . Prossiga este diálogo por algum tempo. . . . (Você pode também manter um diálogo entre o tronco e a cabana ou entre o tronco e a corrente.)

Agora diga adeus às montanhas, à cabana, à corrente, ao tronco, e volte aqui a esta sala e à sua existência nesta sala. . . . Abra os olhos quando sentir que deve. . . . Agora eu gostaria que cada um expressasse a sua experiência *na primeira pessoa e no presente*: "Eu sou . . .". "Como tronco, sou velho e retorcido. Estou serrado e há esquilos sobre mim; eles quebram nozes". Faça isto com a sua experiência, qualquer que tenha sido ela.

Não leia as respostas e a discussão que se seguem antes de ter vivenciado a fantasia.

Respostas e Comentários

Rene (vigorosamente): *Adorei*. Passei realmente momentos gostosos. Sou um tronco muito alto e magro. Estou cortado . . . quando me cortaram, ainda me deixaram alto e eu estava crescendo; os galhos estavam . . . os galhos *estão* crescendo e as folhas aparecendo, e sei que vou crescer e que vou ser uma árvore muito alta, logo.

E sou uma cabana. Tenho um tapete bonito dentro da cabana. Tenho um tapete laranja, quente, dentro de mim, tenho uma mobília quente e gosto . . . às vezes em mim . . . a cabana se sente vazia e só, e gosto mais quando tenho uma porção de gente, gente legal dentro da cabana; e às vezes gosto do barulho das crianças. Mas, normalmente, gosto mais do barulho dos amigos dentro de mim.

E sou uma corrente que começa muito forte e depois fica mais suave, e fico ali, quero ficar neste lugar. Não quero só correr. Não quero ser uma corrente de água muito comprida e sempre ter que continuar. Gosto de estar perto desta cabana e estou bem quente, hum, comecei a ficar fria e não gosto de estar fria, sinto que gosto de estar quente, e quero que todas as pessoas da cabana venham e apreciem o calor da água desta corrente. E realmente gostei — oh, *realmente*, realmente foi muito gostoso.

Líder (L): Você teve alguma conversa entre . . .

Rene: Sim, sabe, é o que eu estava dizendo . . . o riacho estava dizendo: "Estou quente e quero ficar aqui" e a cabana dizia: "Eu gosto da corrente, gosto dela, quente e cheia". Foi uma viagem muito boa.

Abby (rapidamente): Sou um tronco curto, grosso, serrado, queimado como carvão — por alguma razão estive num incêndio e estou todo preto. Tenho olhos que olham para todos os lados e vejo uma cabana. Sou uma cabana toda feita de toras. . . .

L: Há alguma coisa mais em seu tronco?

Abby: Não há . . . nããããão.

L: Como você se sentiu como tronco?

Abby: Eu queria sair de lá.

L: Você não gostou de ser tronco.

Abby: Senti-me como se estivesse lá dentro e queria muito sair de lá, e aqueles olhos estavam saltando para fora, olhando, procurando uma forma de sair . . . um lugar *horrível* para se estar fincado. E depois, vi esta cabana, e foi um tremendo alívio porque, no minuto que vi isso, pulei e corri, e me transformei na cabana e sou feita de toras bem grossas, de madeira dura, muito rústica, e tenho tapetes de urso no chão. E do lado esquerdo tenho uma lareira e é muito quente. E tenho gente dentro de mim. Gosto quando as pessoas estão lá. Não gosto quando elas saem. (Risada breve.)

Então me torno a corrente de água e gosto porque estou me movendo muito rapidamente e gosto de me mover depressa. Gosto da sensação de movimento, mas ser corrente é algo solitário porque não há gente. De vez em quando alguém vem pescar dentro de mim e me fere com o anzol. E de vez em quando alguém salta em mim num barco e me sinto um tanto ofendida, apesar de andar rápido. Mesmo que não saiba bem para onde estou indo, é gostoso andar depressa.

Então converso com a cabana e digo: "Hah, hah, hah, você está fincada aí e eu me movo, hah, hah, hah. Você sabe, você está fincada aí sozinha, e eu estou indo a algum lugar".

E a cabana responde. Eu digo: "É, mas olha todas estas pessoas legais, que tenho aqui, elas estão conversando perto do fogo, passando momentos agradáveis. É melhor estar aqui".

E a corrente responde: "Sim, mas as pessoas irão embora, e você ficará sozinha, e não estará indo a lugar nenhum".

L: Estou curioso, você disse que a lareira é do lado esquerdo da cabana. /Abby: Hum./ O que há do lado direito?

Abby: Não sei . . . nada.

L: Feche os olhos e dê uma olhada.

Abby: Oh! . . . Em frente, à direita, há uma pia e uma cozinha. E como cabana eu diria: "Sim, também tenho água em mim, numa pia". Mas não há nada do lado direito até você chegar à cozinha, lá na frente.

L: Como você se sente do lado direito?

Abby: Sinto-me diferente dele. Estou mais próximo do esquerdo. /L: Sim./ (Risada breve.) Isto significa algo? Significa que sou um "esquerdista?" (Risada.) Oh! Isto é engraçado porque . . . Hei! Isto é incrível porque quando você disse para sentir a presença do corpo, a minha lente de contato esquerda estava me aborrecendo, e a minha perna esquerda estava coçando e *sim!* /L: Você estava sentindo a presença do seu lado esquerdo, mas não do direito./ Estava sentindo a presença do meu lado esquerdo. *Sim!* O que significa isto?

L: Isto significa que você não está em contato com seu lado direito. (Risadas.) /Abby: Isto é tudo?/ L: Bem, provavelmente há algo mais. Não sei o que. Mas você pode descobrir o que há, ou explorando mais a sua cabana, ou entrando em contato com o lado direito.

George: Bem, sou um tronco muito grande . . . penso que de madeira vermelha. Sou muito alto, posso ver todo o vale, e sou cortado bem rente ao topo com uma serra. Estou muito preocupado . . . minhas raízes são longas e estão expostas, tentando penetrar na rocha. Tenho dificuldades em ser tronco porque não tenho certeza se são meus braços ou pernas que são as raízes que querem se pendurar na rocha. E também não sei se vou escorregar pela montanha; de fato, o que quero é estar lá embaixo. Não quero ser apenas um tronco fincado naquele lugar.

Como cabana estou muito preocupado com a minha forma. Estou sobre quatro pés ou estou no chão confortavelmente apoiada? Mas não estou muito preocupado com o tipo de cabana que sou.

E como corrente de água não sei se sou algo que vai desde as montanhas até o mar, ou se sou só um pedaço da corrente, ou se sou a água da corrente. ... E a cabana e a árvore ficam me dizendo: "Você tem sorte porque vai ver o mar". E ainda não tenho certeza se vou ver o mar. E o paralelo que está em tudo isto é a insegurança. Exatamente como sou o que sou, e o que sou?

Jean: Sou um tronco e ... estou numa floresta. E percebo que toda a floresta foi queimada, e fui queimado e penso que não é isso que quero. Tenho todas estas coisas dentro de mim ... penso que isto é o que não sou ... e depois digo: "Não, isto é o que realmente sou ... sabe, uma floresta queimada". E não tenho sentimento particular nenhum sobre mim mesmo como tronco, e então tento pensar em ser uma cabana e não aparece nada. Tenho toras, sou uma cabana de toras. A primeira coisa que apareceu quando você falou em cabana foi uma cabana de toras, mas eu não conseguia fazer nada com isso. Não podia estar dentro dela, não conseguia ser ela e não conseguia senti-la. /L: Você foi para o passado. Diga isto no presente./

E depois me torno uma corrente, gosto de ser corrente. Eu estava realmente feliz como corrente. Eu tinha peixes dentro de mim, e tinha um veado ... e vinha um urso e bebia um pouco. Eu era visitada pelo urso e pelo veado. /L: Presente./ Sinto-me realmente livre sendo a corrente de água, e tentava falar com a cabana e não conseguia nada, nem mesmo falar com a cabana. Não sabia nada sobre a cabana. ...

L: Você se sente bem como corrente. /J: Sim./ Nos outros você não conseguiu entrar. /J: Não./ Você voltou repetidamente ao passado. Isto é uma forma de colocar distância entre você e a sua experiência. Você ainda tem muita coisa para descobrir.

Jean (brincando): Uma cabana.

L: As suas qualidades de "cabana" e de "tronco".

Mary (suavemente): Sou um tronco curto e há árvores em torno de mim, estão me olhando e vejo um pequeno pedaço de céu, bem longe, em algum lugar. Não tenho também quaisquer sentimentos. Não consigo sentir nada ... sendo tronco, cabana ou corrente, não sinto nada realmente. Não sou um tronco muito comprido. Quando me torno uma cabana é ruim, porque estou vazia e tenho uma porção de janelas, mas não há cortinas, nem nada. Não há mobília. Penso que gosto mais de ser uma corrente de água, porque sou cheia de espuma e há alguns seixos em mim, e pelo menos isto é melhor do que não ter nada. Não conseguimos conversar, não há diálogo entre a minha corrente e a cabana. Acho que é isso.

L: *OK.* Você diz que não tem sentimentos a este respeito e, no entanto, disse que preferia ser a corrente, e que ser cabana era "ruim".

M: Bem, tenho uma espécie de sensação ruim, pensando nisto, depois de tudo ter acabado.

L: Então você teve algum sentimento sobre isso.

M: Sim, mas não enquanto estava realmente sendo a cabana.

L: Mais tarde é que você não gostou de ser cabana.

M: Não creio.

L: Poderia elaborar?

M: Acho que não gosto da idéia de ser vazia e não ter cortinas nem nada. Há todas aquelas janelas, e todo mundo pode olhar para dentro de mim. (Risos.)

L: Enquanto você era um tronco, todas as outras árvores também estavam olhando para você.

Virginia (pensativamente): Sou um tronco velho, cinza, gasto. Há uma certa espécie de desintegração, porque posso me ver com riscos e partes escuras, lugares onde a madeira está gasta. Estou no topo de uma montanha e não há outras árvores à minha volta. Mas, fora de mim, apesar da minha idade, aparece um rebento muito verde e forte, com um tipo de folhas verdes que posso ver em mim, e que representam uma árvore sadia. Na minha fantasia estou consciente de uma porção de picos de montanhas, do céu azul brilhante e vistas excitantes. E me vem o pensamento: "Por que, de um tronco velho e exposto como eu, sai um rebento tão sadio?". Mas as coisas são assim e não me preocupo com as perguntas.

Então me transformo numa cabana e vejo uma cabana muito nova, vejo os cantos expostos, onde as toras foram cortadas, sendo pintadas com algum tipo de verniz que as deixa brilhantes e muito novas. E não vejo ninguém nesta cabana. Pode haver animais em volta, mas ela é muito nova e vazia e ela ... /L: Em vez de "ela" diga "eu"./ *Eu* sou muito nova e vazia e não tenho nenhuma árvore protetora, mas parece que não preciso particularmente delas.

Depois me transformo numa corrente de água. Sou uma corrente extremamente feliz, sinto que a essência de ser corrente é a essência de todos os tipos de experimentação. Eu salto *bem* para cima, depois *mergulho* contra as rochas, e depois, deliberadamente, me enrolo em pequenos redemoinhos, e depois serpenteio aqui e ali. Uma porção de animais e homens chegam perto de mim. Às vezes sou larga como um rio russo, com um monte de criancinhas, e às vezes sou estreita com pessoas pescando.

E falo com a cabana: "Por que você não é livre e experimenta as coisas como eu? Por que você é tão nova e está aí sentada?". E a cabana responde: "Não sei para que sou construída, e sou muito nova, mas encontrarei o caminho a meu modo". Como cabana não senti necessidade de ser corrente. E a corrente parece satisfeita com isso.

L: *OK*. O que cada um de vocês tirou disto tudo?

Virginia: Eu percebi a minha divisão, e vi isso em outras pessoas também. Eu tenho o lado esquerdo ... não sei que significado tem, mas sinto uma distinção entre esquerda e direita. Vejo a minha cabana à esquerda e a corrente à minha direita, quando visualizo. Observei quando foi demonstrado que a lareira de Abby estava à esquerda. Pensei: "Bem, onde está a minha?". Vejo o contraste ... a estabilidade e o arraigamento e a liberdade expressiva da corrente. E vejo na minha cabana, e isto me interessa, a solidão, a novidade, a falta de conhecimento para onde se está indo. A falta de pessoas na cabana e a abundância de pessoas alegres na corrente mostram uma divisão.

L: Você observa, Rene, que no seu relato parecia não haver nenhuma divisão? /Rene: Uma divisão?/ L: É. Virginia estava dizendo que ela é completamente diferente como cabana e como corrente. E você se sentiu da mesma forma nos três. Não é verdade? /Rene: É./ L: Havia calor, vigor e prazer, coisas acontecendo, independente do que eu pedisse a você para ser.

Mary: Eu só conseguia ver uma pequena parte ... uma pequena parte da minha cabana, de mim, como interior da cabana. E não sei se era à direita ou à esquerda. Isto não ficou claro; sei que estava de um lado, mas não sei qual. Acho que devia ser do lado esquerdo, porque (fazendo gestos) esta era a parede, e tudo estava por aqui, mas tudo que eu podia ver era esta parte. /L: Uma pequena parte do lado esquerdo./ Mary: Naquela hora não me ocorreu que era o lado esquerdo, mas agora que penso nisso acho que deve ter sido.

L: E o que você vê ali do lado esquerdo?

Mary: Realmente não vejo muita coisa ... todas aquelas janelas! (Ri nervosamente.) Eu não gosto da cabana de jeito *nenhum*! (Continua a rir.) E provavelmente nunca vou *esquecê-la* ... É muito significativa para mim ... — todo mundo olhando para mim ... e aquele quarto vazio ... não gosto disso. Gosto mais de ser a corrente, me faz sentir melhor.

L: A maioria das pessoas gosta da corrente. Ela tem liberdade e espontaneidade. Ela salta e pula, e assim por diante.

Mary: Você pode fazer o que quiser como corrente.

Rene: Estava pensando ... realmente sinto que se fizesse isto um mês atrás seria um tronco diferente.

Jean: Você era um tronco alto?

Rene (falando forte): Era alto e via aquelas folhas *verdes* e eu ... sabe, *sinto* aquelas folhas verdes. Sabe, elas vão sair, e vão crescer, e nada vai impedi-las.

L: Vocês "ouvem" as "folhas verdes" na voz dela? (Várias pessoas concordam.)

Rene: Sim, elas estão *aí*. Meus sonhos são assim, também!

L: Bem, há duas idéias básicas atrás disto; uma é que se você deixa as coisas saírem, sendo simplesmente você, e entrando em contato consigo mesmo, tudo está aí. Você pode se encontrar, permanecendo em contato consigo e escutando. A outra idéia é aquela de dizer "eu" para se identificar com a própria experiência. Identifique-se com a sua fantasia, com a sua experiência física, com seus sentimentos. Toda vez que você diz "eu", você chega um pouco mais perto, fica um pouco mais em contato com você mesmo. É por isto que lhes peço para se identificarem com a fantasia, tanto quando as têm como quando as contam. E não me refiro ao "eu" que diz "Sou uma pessoa maravilhosa, faço tudo isto melhor que os outros". Este "eu" é "egomania" (*ego trip*),* um jogo comparativo que afasta você de si mesmo. Simplesmente peço que se identifiquem com a experiência. "Estou tendo esta experiência, estou pensando nestas coi-

---

* Expressão de gíria, pejorativa, criada para qualificar uma outra série de exercícios, também utilizados em grupos de crescimento pessoal, mas de outra orientação, desenvolvidos a partir de autores da psicologia do ego e que normalmente visam o fortalecimento do ego, mudanças na percepção de si mesmo, trabalhos com a auto-imagem. Tais exercícios, segundo a abordagem gestáltica deste livro, lidam apenas com o *conceito* que o indivíduo tem de si mesmo, criando abstrações a seu próprio respeito — "eu sou isto, eu sou aquilo, eu devo ser assim etc.", que tendem a afastá-lo de sua experiência imediata e daquilo que realmente está se passando em si. (N. do T.)

sas, sendo estas sensações, realizando estas ações". "Sou uma cabana vazia, com várias pessoas olhando para dentro" ou "Sou um tronco decadente, com apenas um rebento sadio crescendo", ou qualquer outra experiência.

Não existe certo ou errado em tais experiências; elas simplesmente *são*. A sociedade ou os pais dizem: "Isto está certo, isto está errado, você deveria ser isto e não aquilo"; e se nós concordamos, perdemos contato com o que *somos*. Identificar-nos com a nossa fantasia é uma forma de recuperar contato conosco, como somos agora. Em outra época, a sua experiência poderá ser bem diferente. E ao falarem sobre a sua experiência nesta fantasia, muitas pessoas percebem claramente que "isto sou eu". Quando você se identifica com a sua fantasia, esta não é mais "só uma fantasia", mas uma expressão *sua*. Pode ser difícil saber que se trata de você mesmo, particularmente se a experiência for desagradável. Mas, enquanto outros expressaram suas fantasias, estou certo de que alguns de vocês puderam ver que estas realmente retratavam a pessoa.

Rene: Sim, sinto que realmente começo a conhecer as pessoas através disto.

L: Quando nos apresentamos a outras pessoas, o que normalmente dizemos é, na maior parte, bobagem. Damos nosso "nome, posição e número de graduação", que espécie de trabalho fazemos, quantos filhos temos etc. Mas, se você faz uma viagem de fantasia e se identifica com ela, você *realmente* se apresenta, você realmente começa a entrar em contato com aquilo que acontece dentro de você. Simplesmente lhes peço para ser um tronco. Para muitas pessoas, ser um tronco representa sentimentos de ser uma árvore cortada: sentimentos de potencial perdido ou reduzido. Aqui temos dois exemplos de troncos que estão cheios de vida e crescimento vigoroso. O que você descobre num tronco é tão *você* que constitui um meio excelente de saber o que está se passando com você mesmo; ou *pelo menos* uma forma de descobrir que você *não* está em contato consigo próprio. Várias pessoas aqui tiveram dificuldades em entrar em contato com suas fantasias. Jean, você teve dificuldade em ser um tronco e uma cabana, você não sentiu muito as coisas, e não teve nenhum diálogo entre a cabana e a corrente. Mary, você só esteve em contato com um pequeno pedaço do lado esquerdo da sua cabana, e os outros tiveram vários graus de contato com diferentes partes da fantasia.

A maioria das pessoas tem algum grau de divisão entre direito-esquerdo. Geralmente o lado esquerdo tem a ver com aquilo que a nossa cultura define como sendo feminino: a sensibilidade, receptividade, aceitação, calor. A lareira de Abby está do lado esquerdo.

142

O lado direito geralmente tem a ver com coisas "masculinas": atividade, força, agressão, extroversão etc. Diversas mulheres estiveram em contato muito mais com seu lado esquerdo, os aspectos femininos da sua personalidade, e na maior parte das vezes fora de contato com seu lado direito. Com os homens em geral ocorre o contrário. Para ser uma pessoa total, é preciso estar em bom contato com ambos os aspectos da personalidade, de forma a poder ser aberto e sensível ao mundo, *e capaz* de agir dentro dele.

Gostaria de dizer mais uma coisa. Se você descobre algo desagradável em sua experiência de fantasia, isto não significa que você está preso a este fato desagradável para o resto da vida, mas que você tem algo desagradável com que lidar, algo para trabalhar e experienciar melhor. O que usualmente fazemos é *evitar* fatos desagradáveis, *e depois evitar o fato de estarmos evitando*. Este é o processo de *alienação*. É a forma pela qual afastamos os problemas: se não lidarmos com estas experiências dolorosas, elas continuarão a influenciar nossas vidas. O que fizemos aqui foi justamente o contrário da alienação: a *identificação*. E vocês podem descobrir mais sobre si mesmos, por conta própria. Podem voltar à mesma cabana, ao tronco, e descobrir mais sobre a própria vida. Se você estiver disposto a ficar com qualquer fato desagradável que surja, e realmente identificar-se com ele, entrando em contato, então o tronco serrado, morto e queimado poderá começar a brotar e a crescer, e você experienciará mais movimento e energia em sua vida.

Pensamentos

Presentifique quaisquer pensamentos, palavras ou imagens que lhe passem pela cabeça. Agora imagine que você está num quarto grande, com duas portas em paredes opostas. Imagine que seus pensamentos e imagens entram no quarto por uma porta e saem pela outra. Observe seus pensamentos enquanto entram no quarto, ficam um pouco, e depois saem novamente. ... Como são eles? ... O que fazem enquanto estão no quarto? ... Como entram e como saem? ... Estão com pressa ou ficam algum tempo, de modo que você possa vê-los claramente? ...

Agora tome conhecimento do que acontece se você fecha a porta de *saída*. ... Agora abra-a novamente. ... Agora feche a porta de *entrada*, e observe o que ocorre. ... Agora abra-a de novo. ... Agora feche ambas as portas de uma vez, e aprisione alguns destes pensamentos no quarto, com você junto. ... Examine-os mais cuidadosamente, o máximo que puder. Como são, como agem e o que fazem? ... Como você se sente com estes pensamentos e como eles reagem a você? . . . O que você diz a eles e o que eles respondem? . . . Agora torne-se seus pensamentos e continue o diálogo. . . . Como pensamentos, como você é e o que você faz? . . . Como se sente como pensamentos e o que diz a si próprio? . . .

Agora torne-se outra vez você mesmo e continue o diálogo. Conscientize-se da relação entre você e seus pensamentos e traga esta percepção ao diálogo. Por exemplo, se você se sente frustrado, diga aos pensamentos "Vocês me frustram", e veja o que eles respondem. Troque de lugar sempre que quiser e prossiga a conversa. Veja o que mais pode aprender com cada um. . . .

Ressentimento-Apreciação

Pense em alguém de quem você realmente se ressente; alguém que o aborreça e o perturbe, ou alguém com quem você tem alguma dificuldade. Imagine que esta pessoa está à sua frente, olhando para você. Visualize esta pessoa detalhadamente. O que ela está vestindo? . . . Como aparece o seu rosto, como ela olha para você? . . . Agora expresse seus ressentimentos diretamente *para* esta pessoa: "Eu me ressinto. . .". Seja bem específico e diga exatamente do que se ressente. Procure ter a sensação de estar realmente se comunicando com ela. . . . Demore algum tempo e manifeste a esta pessoa uma longa lista de ressentimentos. . . .

Agora passe pela mesma lista de ressentimentos e risque a palavra *ressinto*, substituindo-a pela palavra *aprecio*, e diga isto a esta pessoa. Faça uma pausa depois de cada frase, como se estivesse experimentando uma camisa. Perceba como se sente ao dizer a sentença e veja se capta algo. Por exemplo, se meu ressentimento é: "Eu me ressinto da sua fraqueza, porque tenho que fazer as coisas por você", quando volto posso dizer: "Eu aprecio a sua fraqueza, faz-me sentir forte e capaz, faz com que me compare". Demore alguns minutos para fazer isto e veja se consegue descobrir algum apreço naquilo de que você se ressente. Vá em frente. . . .

Fraqueza-Força

Feche os olhos e preste atenção ao que se passa dentro de você. . . . Entre em contato com a sua existência física. . . . Quero que você tenha uma conversa silenciosa entre a fraqueza e a força. Gostaria que começasse sendo a fraqueza e falando diretamente com a força. Você poderia começar dizendo algo como "Sou tão fraco e você é tão forte, você pode fazer tantas coisas" etc. Seja a fraqueza e fale com a força por algum tempo, presentifique as suas sensações físicas ao fazer isto. ... Entre em alguns detalhes específicos sobre como você é fraco e como ele é forte. ... Agora troque de lugar e torne-se a força respondendo à fraqueza. ... O que você diz sendo a força, e como diz? ... Como se sente neste papel? ... E como se sente em relação à fraqueza? ... Agora diga à fraqueza o que ser forte faz *por* você. ... O que você obtém ao ser forte? ...

Agora troque de lugar e seja a fraqueza de novo. ... O que você responde à força e como se sente fazendo isto? ... Agora diga à força o que lhe *adianta* ser fraco. ... O que você obtém sendo fraco? ... Conte-lhe sobre a força da sua fraqueza. Conte-lhe todas as vantagens de ser fraco; como você pode usar a sua fraqueza para manipular os outros e fazer com que eles lhe ajudem etc. ... Entre em detalhes específicos sobre a força de sua fraqueza. ...

Agora torne-se de novo a força e responda à fraqueza. ... O que você diz como força, e como se sente agora? ... Agora fale sobre a fraqueza da sua força. Fale sobre as desvantagens de ser forte, como os outros se apóiam em você e sugam a sua energia etc. ... Entre em detalhes específicos da fraqueza da sua força. ...

Agora torne-se mais uma vez a fraqueza e responda à força. ... Como se sente agora e o que diz? ... Continue este diálogo por conta própria. Troque de papéis sempre que quiser, mas mantenha a conversa entre fraqueza e força por algum tempo, e veja o que consegue descobrir. ...

(Este tipo de diálogo interno pode ser imensamente útil para mostrar e esclarecer a relação que existe *dentro do indivíduo*, entre qualquer par de pessoas, papéis, qualidades ou aspectos complementares. Pode ser particularmente útil para elaborar uma melhor compreensão entre grupos conflitantes de pessoas: professores e alunos, pretos e brancos, "quadrados" e *hippies* etc. Todos nossos relacionamentos com as outras pessoas estão repletos de *imagens* mútuas. Se você puder se identificar com a oposição entre as suas próprias imagens, e obter algum esclarecimento, reduzindo esta oposição, então poderá começar a ver as pessoas reais que estão atrás das imagens, e começar a responder a estas pessoas reais, e não às suas imagens. Você pode fazer também este experimento usando duas pessoas que simbolizem opostos, e invertendo os dois. Vários exemplos disto são dados na seção dedicada a *Pares*. Outros exemplos de opostos são: marido-mulher, pai-filho, calculista-espontâneo, estranho-familiar, confortador-desamparado, honesto-desonesto, patrão-empregado, arrumado-desarrumado, masculino-feminino, responsável-irresponsável, mente-corpo, estúpido-esperto etc. Observe com que você tem alguma dificuldade em sua vida. Transforme esta dificuldade em uma pessoa, comportamento ou qualidade particular. Pense então no *oposto* desta pessoa, comportamento ou qualidade e trabalhe com isto em seu diálogo. Se você realmente se envolver, descobrirá a simetria e a semelhança que existem sob a aparente oposição. No exemplo acima, há a força da fraqueza e a fraqueza da força, e ambos os lados estão utilizando diferentes formas de fazer a mesma coisa: controlar o outro.)

Inversão de Comunicação

Agora centralize a sua atenção nas minhas palavras — que se originam em algum lugar do meu cérebro, são faladas por mim, viajam pelo ar até chegarem ao seu ouvido, e daí ao seu cérebro, onde você as entende. ... Agora *inverta* isto. Imagine que as minhas palavras agora se originam na sua cabeça ... chegam ao seu ouvido ... viajam pelo ar até a minha boca ... e daí para o meu cérebro, onde as entendo. ... Fique com esta inversão por algum tempo; depois inverta de novo. ...

Inversão da Árvore

Agora visualize uma árvore e observe-a se modificando através das estações. Imagine a água e as substâncias vindo do solo para as raízes, na primavera ... passando pelo tronco até os galhos ... transformando-se em brotos ... e fazendo crescer folhas e flores. ... Observe as folhas crescendo e se tornando mais maduras ao se movimentarem com a brisa do verão ... e então ficando mais velhas e talvez mais coloridas com a aproximação do outono. ... Então, as folhas caem ao solo, logo murcham e apodrecem e se tornam parte do solo durante o inverno ... e então são absorvidas pelas raízes de novo, quando a árvore volta à primavera. ...

Agora inverta este ciclo e imagine as velhas folhas secas no chão, e daí subindo para os galhos ... ficando mais verdes ... e depois ficando menores ao serem absorvidas pelos galhos ... e viajando pelo tronco abaixo até as raízes ... e para dentro do solo e virando folhas podres. ... Prossiga nesta inversão por algum tempo. ...

Agora identifique-se com esta árvore invertida. Torne-se esta árvore enquanto se modifica com as estações invertidas. ... Sinta as suas folhas sendo absorvidas na parte superior do seu corpo e movendo-se para baixo até as raízes, de onde se movem para dentro do solo. ... Continue sendo esta árvore invertida por algum tempo, e observe como se sente sendo esta árvore. ...

Agora mantenha a sua situação de árvore, mas volte para o ciclo normal. Sinta suas raízes bebendo a umidade do solo ... sinta-a passando para o tronco e os galhos. ... Continue isto por algum tempo e perceba como se sente sendo esta árvore. ...

Inversão de Características Dominantes

Agora pense em dois ou três adjetivos que você usaria para descrever a sua forma de ser ... duas ou três palavras que melhor expressem como você se sente como pessoa. ... Leve algum tempo para se decidir nas suas palavras. ... Agora pense nos *opostos* destas palavras. ... Torne-se a pessoa que possui as características opostas. ... Descreva-se. ... Como você é? ... Como se sente sendo esta pessoa? ... Como é a sua vida? ... O que você gosta ou desgosta nesta pessoa? ... Dedique algum tempo para entrar realmente em contato com o que você seria se fosse esta pessoa. ... Agora torne-se você mesmo e compare a experiência de ser estas duas pessoas. ...

Estátua de Si Próprio

Agora quero que você se imagine num prédio muito escuro. Você ainda não consegue ver nada, mas você sabe que é um tipo de museu ou galeria de esculturas de arte. Bem na sua frente há uma estátua ou escultura de você, como realmente é. Pode ser realista ou abstrata, mas ela de certa forma expressa a sua existência básica. Olhe na escuridão, e enquanto a luz vai gradualmente aumentando, você vai sendo capaz de ver como é a estátua. ... Vagarosamente a luz aumenta e você é capaz de descobrir mais a respeito da estátua. ... Qual é a sua forma? ... Qual o seu tamanho e do que é feita? ... Quando for possível vê-la mais claramente descubra seus detalhes. ... Ande em torno dela e olhe de vários ângulos. ... Aproxime-se e toque-a com as mãos. ... Como você sente isto? ...

Agora quero que você se *torne* esta estátua. Imagine que você é esta estátua e modifique a sua postura para assumir a forma da estátua. ... Como se sente sendo esta estátua? ... O que acontece com você e como se sente a este respeito? ...

Agora traga a estátua à vida, na sua imaginação. ... Como estátua viva, o que você faz e como é a sua vida? ... Demore algum tempo para descobrir mais sobre a sua existência como estátua viva. ...

Agora torne-se você mesmo e olhe para a estátua. ... A estátua agora lhe parece diferente? ... Algo mudou? ... Como se sente agora em relação à estátua? ... Vagarosamente, prepare-se para dizer adeus à estátua. ... Agora diga adeus, e volte à sua existência nesta sala; absorva silenciosamente o que acabou de vivenciar. ...

Dentro de um ou dois minutos lhes pedirei para abrirem os olhos e voltarem ao grupo. Então quero que cada um se torne a estátua fisicamente, um de cada vez, e fale sobre a sua existência como estátua: assuma a postura e conte todos os detalhes da experiência como estátua, e o que acontece quando ela é trazida à vida. ... Agora abra os olhos e volte ao grupo. ... Quem quer começar? ...

Companheiro

Ache um lugar silencioso onde possa ficar dez ou quinze minutos sozinho. Sente-se quieto, olhe em volta e leve algum tempo para entrar em contato com seu ambiente. Mesmo se este lugar lhe for familiar, contate com ele de fato, e veja o que mais pode descobrir nele. ...

Agora feche os olhos e entre realmente em contato com o que está acontecendo dentro do seu corpo; dedique algum tempo para contatar com suas sensações físicas internas, e seus sentimentos, e descubra o que está experienciando internamente.

Agora imagine que há um companheiro com você, e vá aos poucos conhecendo este companheiro de fantasia. ... Como é o seu companheiro? ... Que tipo de roupas, corpo e postura ele tem? ... O que o seu companheiro manifesta sobre si mesmo com sua postura e suas expressões faciais? ... Como seu companheiro se sente? ... Descubra-o ainda mais. Interrogue-o, ouça e observe as suas respostas. ... Diga ao seu companheiro como se sente em relação a ele, e descubra como ele se sente em relação a você. ... Dedique algum tempo para descobrir mais a respeito do seu companheiro, e veja o que pode aprender com ele. ...

Agora torne-se este companheiro de fantasia. ... Sendo esta pessoa, como você é? ... Como se sente fisicamente? ... Qual é a posição do seu corpo e como você se move? ...

Mexa de fato o seu corpo até chegar a uma posição apropriada para indicar você como sendo este companheiro. ... Como se sente nesta posição? ... Comece a se mover um pouco e entre mais na sensação de ser este companheiro. Que tipo de pessoa você é? ... Que tipos de coisas você faz e como interage com os outros? ... Mova-se mais. ... Continue a ser seu companheiro e vagarosamente abra os olhos. ... Tenha ainda mais a sensação de ser esta pessoa. ...

Motocicleta

Agora imagine que você é uma motocicleta. ... Que tipo de motocicleta você é? ... Como é a sua vida sendo esta motocicleta? ... Onde passa a maior parte do tempo e como é este lugar? ... Onde é a sua casa e aonde você vai? ... Como se sente sendo motocicleta? ... Continue a explorar todos os detalhes da sua existência como motocicleta por algum tempo. ...

Agora ligue-se e vá a algum lugar. ... Como você se liga e que tipo de sons emite quando está correndo? ... Como é o seu ambiente e como é o chão sob as suas rodas? ... Tome consciência do seu funcionamento e de como seu pneu se sente ao tocar o chão. ... Aonde você está indo? ... Olhe para cima e veja quem está montado em você. ... Como é o seu piloto? ... Como você se sente em relação a ele? ... Que tipo de relacionamento você tem com ele? ... Deixe suas fantasias se desenvolverem por alguns minutos e entre mais em contato com todos os detalhes de sua existência como motocicleta. ...

(Você também pode ter um diálogo com o piloto.)

Espelho

Agora imagine que você está num quarto escuro. Você ainda não pode ver nada, mas há um grande espelho na sua frente. Enquanto o quarto se torna mais claro, você passa a ser capaz de ver a sua imagem refletida no espelho. Esta imagem pode ser totalmente diferente da imagem que você usualmente vê, ou pode ser igual. Apenas olhe para a escuridão e deixe esta imagem emergir à medida que a luz aumenta. ... Você logo será capaz de vê-la claramente. ... Como é esta imagem? ... O que se destaca mais nesta imagem? ... Como é a sua postura? ... Como se move? ... Como é a sua expressão facial? ... Que sentimento ou atitude esta imagem exprime? ... Como se sente em relação a esta imagem? ...

Agora converse silenciosamente com esta imagem e admita que ela pode falar com você. ... O que você diz a esta imagem e o que ela responde? ... Como se sente ao falar com ela? ...

Agora troque de lugar e *torne-se* a imagem no espelho. Sendo esta imagem, como você é? ... Como se sente? ... O que você diz a si próprio ao continuar o diálogo entre vocês? ... Comente o relacionamento entre vocês dois. ... Veja se consegue descobrir ainda mais sobre a sua experiência de ser esta imagem. ... Prossiga a conversa entre a imagem e você mesmo durante algum tempo, e veja o que mais pode descobrir sobre vocês dois. Troque de lugar sempre que quiser, mas prossiga o diálogo e a interação. ...

Agora torne-se você mesmo e olhe novamente para a imagem no espelho. ... Como se sente agora com relação à imagem? ... Há qualquer modificação agora, comparando-se com quando a viu pela primeira vez? ... Há algo que você queira dizer a ela antes de dizer adeus? ... Agora, lentamente, diga adeus a ela ... e volte à sua existência nesta sala. Fique quieto e absorva a experiência por algum tempo. ...

Loja Abandonada e Loja de Trocas

Quero que você imagine que está andando pela cidade, à noite, na chuva. Você está bem agasalhado e pode ver as luzes da cidade refletidas nas ruas molhadas. ... Ande por algum tempo e explore a sua cidade. ... O que você vê? ... Como é a sua cidade? ... O que acontece nela? ... Como se sente ao andar nesta cidade? ...

Logo adiante há uma ruela deserta. Caminhe por esta ruela e logo verá uma velha loja abandonada. ... A vitrina da frente está suja e salpicada pela chuva, mas olhando de perto você verá umas formas opacas atrás dela. ... O que foi abandonado nesta vitrina? ... Chegue mais perto e tente ver o que há ali. ... Esfregue um pouco o vidro, de forma que possa ver mais claramente. ... Examine esta coisa mais de perto. ... Como é ela? ... Observe todos os seus detalhes. ...

Agora *torne-se* esta coisa abandonada dentro da loja. Como é a sua existência sendo este objeto abandonado? ... Por que foi largado ali? ... E como se sente? ... Entre mais na experiência de ser esta coisa abandonada. ...

Agora torne-se você mesmo e olhe cuidadosamente a coisa abandonada na vitrina. ... Você observa algo que não tinha observado antes? ... Lentamente diga adeus a esta vitrina e ao que se encontra nela, e continue a andar pelas ruas da cidade. ... Continue explorando a sua cidade por algum tempo. ...

Mais adiante há outra ruela estranha. Ao caminhar por ela, você vê uma vitrina com uma variedade incrível de coisas: coisas novas, velhas, e muito antigas. Algumas não valem nada, outras são tesouros, e você nunca esperaria encontrar todas elas na mesma vitrina. . . . Enquanto está parado aí fora, olhando as coisas da vitrina, um velhinho sai e o convida a entrar. Ele diz que esta não é uma loja comum. Dentro desta loja, aparentemente pequena, existe *tudo que há no mundo.* Qualquer um que encontre o caminho da loja pode escolher algo e levar consigo. Você só pode levar *uma* coisa. Não pode pegar dinheiro e nem vender aquilo que pegar. Fora isso, você pode pegar qualquer coisa da loja. Demore algum tempo para olhar a loja e ver o que há nela. Há todos os tipos de cantinhos e quartos laterais, cheios de coisas que você gostaria de ter. . . . Eventualmente você terá que decidir qual destas muitas coisas você quer levar consigo. . . . Quando você tiver decidido o que levar, dedique algum tempo para conhecer melhor esta coisa. . . . Olhe para ela cuidadosamente e observe todos os seus detalhes. . . . Toque-a com as mãos . . . manuseie, cheire. . . . Como se sente em relação a esta coisa? . . .

Quando você está saindo com a coisa escolhida, o lojista fala de novo com você e diz: "Você pode ficar com isto, como lhe disse antes. Existe apenas uma condição: você precisa me dar algo em troca. Pode ser *qualquer* coisa que tiver, e você não precisa estar com ela agora, mas tem que me dar algo em troca daquilo que pegou". O que você dará ao velho? . . . Demore algum tempo para se decidir. . . . Agora diga ao velho o que dará a ele. . . . Saia pela porta e dê uma última olhada para a cidade. . . . Lentamente diga adeus a ela. . . . Agora volte a esta sala e traga consigo aquilo que decidiu pegar na loja. . . .

Agora *torne-se* esta coisa que você encontrou na loja. . . . Sendo esta coisa, como você é? . . . Quais são suas características? . . . Como é a sua vida? . . . O que se passa com você? . . . Qual é a sua função ou sua utilidade? . . . Tente entrar realmente nos detalhes da experiência de ser este objeto. . . .

Agora torne-se você mesmo de novo e olhe mais uma vez para o objeto. . . . Veja se consegue descobrir mais sobre ele. . . . Você o compreende melhor agora? . . . Vagarosamente diga adeus ao objeto e coloque-o em algum lugar da memória . . . e agora descanse por algum tempo. . . .

(Uma fantasia como esta, com uma cidade, é particularmente boa se se estiver num lugar onde haja ruídos de tráfego etc. Estes ruídos perturbariam ou se introduziriam em algumas fantasias, mas a esta apenas acrescentarão algo, uma vez que são apropriados a uma cidade, e tornar-se-ão parte da experiência da fantasia, sem perturbá-la. A fantasia que se segue é outro exemplo de como incluir e usar ruídos, que de outra forma poderiam perturbar.)

Gruta Submarina

(Escrevi três alternativas para a parte central desta fantasia. Todas têm o mesmo começo e o mesmo fim. Use apenas uma das três.)

(*Começo*) Imagine que você está mergulhando num mar tropical perto de uma praia (em algum outro planeta). Ouça todos os sons e olhe em volta para ver o que está produzindo cada som no seu mundo submarino. ... Nade, passeando por este mundo submarino e explore-o. ... Como é ele? ... E como você se sente estando ali? ... O que você vê? ... E o que você pode sentir com as suas mãos e com a sua pele? ... Explore um pouco mais e descubra mais coisas sobre esta experiência de ser mergulhador. ...

(*Primeira Alternativa*) Bem em frente, você pode ver a abertura de uma gruta submarina. Ao nadar em direção a ela, você vê que é grande e funda. Há algo escondido no fundo desta gruta, onde a luz é fraca e é difícil enxergar. Explore lentamente esta gruta e veja o que descobre ao chegar ao fundo dela. ... Quando achar algo, olhe cuidadosamente e veja como é. ... Como se sente em relação a esta coisa? ... Agora fale com ela e imagine o que ela pode responder. ... O que você diz? ... Agora troque de lugar. ... Torne-se a coisa na gruta e continue a conversa. ... Como se sente sendo esta coisa? ... Olhe para o mergulhador que está na caverna junto com você. ... Como se sente em relação a ele, e o que você diz a ele? ... O que mais acontece entre vocês enquanto conversam? ... Troque de lugar sempre que quiser e continue a interagir e a falar durante algum tempo. ...

(*Segunda Alternativa*) Entre todas as coisas do seu mundo submarino, o que é que mais atrai a sua atenção? ... Que coisa exige a sua atenção? ... Qualquer que seja esta coisa, aproxime-se e veja o que pode descobrir sobre ela. ... O que atrai seu interesse para esta coisa? ... Olhe-a com cuidado. ... Toque-a, se puder, e veja como a sente. ... Mova-se de forma que possa vê-la sob todos os ângulos. ... Agora fale com ela. ... Diga-lhe o que ela possui que chama a sua atenção. ... Diga como você se sente a este respeito ... e imagine o que ela pode lhe responder. ... O que ela responde? ... Agora troque de lugar e torne-se esta coisa. ... Continue a conversa. ... Sendo esta coisa, como você é? ... Como se sente? ...

O que você diz ao mergulhador? ... O que mais acontece entre vocês enquanto conversam? ... Troque de lugar sempre que quiser e continue a interagir e a falar durante algum tempo. ...

(*Terceira Alternativa*) Agora olhe bem longe à esquerda do seu mundo submarino; você vê algo indistinto e longínquo, movendo-se vagarosamente em sua direção. ... À medida que vai se aproximando, você vai sendo capaz de ver mais claramente. ... Agora olhe à sua direita, e você verá algo diferente movendo-se em sua direção. Também não será claro de início, mas ficará mais distinto ao se aproximar de você. ... Mantenha-se observando estas duas coisas que se movem. ... Ao se aproximarem de você, você vai se tornando capaz de perceber melhor do que elas são feitas e como se movem. ... Eventualmente encontrar-se-ão quando estiverem à sua frente e, quando isto acontecer, perceba como se dá este encontro e como estas coisas interagem entre si. ... Agora torne-se a coisa que veio da esquerda. Como você é? ... E como se sente sendo esta coisa? ... Como você se move? ... Como interage com a outra coisa que vem da direita? ... Fale com ela. ... O que você diz? ... E o que você responde? ... Quais são as diferenças entre vocês? ... E como se sentem em relação a estas diferenças? ... Agora inverta, torne-se a outra coisa que se move e prossiga a conversa. ... Como você é agora? ... E como se sente? ... Sendo esta coisa, como se sente em relação à outra? ... E o que você diz a ela? ... Troque de lugar sempre que quiser e continue a interagir e a falar durante algum tempo. ...

(*Final*) Agora torne-se o mergulhador e apronte-se para dizer adeus ao seu mundo submarino. ... Dê uma última olhada em torno de si ... e depois volte à sua existência nesta sala. ...

Praia

Quero que você imagine que está em alguma praia. ... Como é esta praia? ... Ande um pouco por ela. ... Como é o chão sob os seus pés? ... Abaixe-se e toque o chão para conhecê-lo melhor. ... Vá até a beira do mar e sinta a água salgada. ... Ande pela praia e veja o que foi trazido pela maré. ... Que cheiro você sente? ... Como é o tempo? ... Como se sente estando lá? ... Explore sua praia por conta própria por algum tempo e veja o que mais consegue descobrir. ...

Agora olhe para o mar. ... Como é o mar? ... Olhe para a costa. ... Agora olhe diretamente para o mar. ... Bem longe há algo que vem se aproximando lentamente da praia, vindo com as ondas. A princípio você está incerto sobre o que possa ser, qual o tamanho, mas, à medida que se aproxima, você vai se tornando capaz de ver o que é. ... Observe atentamente enquanto o objeto se aproxima e olhe-o de perto quando chegar à praia. ... Vá até ele, examine-o com cuidado e descubra tudo a seu respeito. ... Vire-o, olhe do outro lado. ... Como ele é? ... Toque-o e veja como você o sente. ... Você consegue adivinhar algo a respeito do seu passado e sobre os fatos que o trouxeram à praia? ... Como se sente em relação a ele? ...

Agora quero que você *se torne* este objeto que veio à praia. Sendo o objeto, como você é? ... Quais são as suas características? ... Descreva-se silenciosamente: "Eu sou...". ... Como se sente sendo este objeto? ... O que fez com que você chegasse a esta praia? ... Durante algum tempo entre na experiência de ser este objeto. ...

Agora torne-se você mesmo e olhe para o objeto que está na praia. ... Você vê algo que não tinha observado antes? ... Como se sente agora em relação a ele? ... Dê uma última olhada em volta . ... Observe se mais alguma coisa mudou. ... Agora, lentamente, diga adeus à sua praia ... e a qualquer coisa que tenha vindo a ela ... e volte à sua existência nesta sala. Permaneça em silêncio com a sua experiência durante algum tempo. ...

Quarto Escuro

Agora imagine que você está num dos extremos de um grande quarto escuro. Está completamente escuro, mas você aos poucos começa a ter alguma sensação sobre o tipo de quarto que é. ... Imagine que você se abaixa para sentir o chão ... e que você se levanta e toca a parede e percebe como ela é. ... Como são o chão e a parede deste quarto? ... Agora você ouve, muito debilmente, algo se movendo no outro extremo do quarto. ... Escutando com cuidado estes sons, eles se tornam mais claros, e você consegue ter alguma idéia daquilo que os está produzindo. ... Quando for capaz de ver, olhe cuidadosamente para aquilo que produz os sons. ... Como é esta coisa? ... Examine-a detalhadamente. ... É possível que você a veja claramente e então poderá descobrir mais detalhes que não tinha notado antes. ... O que a coisa está fazendo? ... E como você se sente em relação a ela? ...

Agora troque de lugar e imagine que você se torna esta coisa em movimento. ... Identifique-se com ela. ... Como você é, sendo esta coisa? ... Como é a sua existência? ... O que você faz, quais são as suas características? ... Como se sente? ... Qual é a sua experiência de ser esta coisa em movimento? ... Sendo esta coisa, fale consigo mesmo. ... O que você diz e o que responde? ... O que mais está se passando entre vocês enquanto conversam? ...

Agora torne-se você mesmo e continue o diálogo e a interação entre vocês. ... Como se sente agora, como você mesmo? ... E como se sente em relação a esta coisa em movimento? ... Agora olhe cuidadosamente para ela. ... Você observa alguma modificação, ou algo que não tinha visto antes? ...

Agora, vagarosamente, diga adeus ao seu quarto e à coisa que lá encontrou; volte a esta sala e à sua existência aqui. ... Dedique algum tempo para absorver a sua experiência. ... Como se sente a respeito do seu quarto e daquilo que lá achou? ... Como se sente ao dizer adeus a esta fantasia? ...

Homem Sábio

Quero que você imagine que está andando numa trilha nas montanhas, à noite. A lua está cheia e permite que você veja facilmente o caminho e também grande parte das redondezas. ... Como é esta trilha? ... O que você pode ver à sua volta? ... Como se sente ao subir esta trilha nas montanhas? ... Bem em frente há uma pequena trilha lateral que, um pouco mais acima, conduz a uma caverna, que é o lugar onde mora um homem muito sábio, que pode lhe dar resposta a qualquer pergunta que lhe seja feita. Tome esta trilha lateral e ande em direção à caverna do homem sábio. ... Observe como são os arredores, como se modificam à medida que você sobe a trilha e se aproxima da caverna. ...

Quando você chegar à caverna, verá na frente dela uma fogueira de acampamento, e poderá ver fracamente, através do fogo, a figura do sábio silencioso. ... Vá até o fogo, ponha mais lenha nele e sente-se em silêncio. ... Enquanto o fogo arde mais forte, você pode ver o homem sábio mais claramente. Dedique algum tempo para sentir realmente a presença dele: suas roupas, seu corpo, seu rosto, seus olhos. ...

Agora pergunte ao sábio alguma coisa importante para você. Ao fazer a pergunta, continue a observá-lo e veja como ele reage ao que você diz. Ele poderia lhe responder apenas com palavras, ou também com gestos, expressões faciais; poderia lhe mostrar algo. ... Que tipo de resposta ele lhe dá? ...

Agora torne-se este sábio. ... Como é a sua existência sendo este sábio? ... Como se sente, como é a sua vida? ... Qual é a sua atitude em relação a este visitante que o interroga? ... Como se sente em relação a ele? ... O que você diz ao seu visitante — palavras, gestos, ações? ...

Torne-se você mesmo e prossiga este diálogo com o sábio. Você entende o que ele está lhe dizendo? ... Tem alguma outra pergunta a lhe fazer? ... Como se sente em relação ao sábio? ...

Agora torne-se de novo o sábio e continue a conversa. ... Há algo mais que possa dizer ao seu visitante? ...

Torne-se você mesmo mais uma vez. ... Logo você terá que dizer adeus ao sábio. ... Diga mais alguma coisa que quiser dizer antes de ir embora. ... Quando você está prestes a dizer adeus ao sábio, ele se vira e pega uma velha bolsa de couro, que estava atrás dele ... procura algo muito especial para lhe dar. ... Ele tira algo da bolsa e lhe dá para levar. ... Olhe o presente que ele lhe deu. ... Como se sente agora em relação ao sábio? ... Diga-lhe como se sente ... e lentamente diga adeus. ...

Agora vire-se e comece a descer a trilha da montanha, carregando o presente. ... Ao voltar pela trilha, olhe-a cuidadosamente, de modo a se recordar do caminho para voltar ao sábio, quando quiser visitá-lo novamente. ... Tome consciência do que há ao seu redor e de como se sente. ...

Agora mantenha seus olhos fechados e traga seu presente ao voltar a esta sala. ... Use algum tempo para examinar agora este presente, mais detalhadamente. ... O que o sábio lhe deu? ... Descubra mais a seu respeito. ... Toque-o. ... Cheire-o. ... Vire-o em suas mãos e olhe-o cuidadosamente. ...

Agora *torne-se* este presente. ... Identifique-se com ele e descreva-se. ... Como você é sendo este presente? ... Como se sente? ... Quais são as suas qualidades? ... O que você faz, ou como pode ser usado ou apreciado? ...

Agora torne-se você mesmo de novo, olhe para o presente e veja se pode descobrir mais sobre ele. ... Você observa qualquer modificação ou qualquer coisa que não tinha observado antes? ... Agora guarde este presente cuidadosamente e de maneira segura na sua memória. ... E diga adeus a ele por enquanto. ...

A Procura

Quero que você imagine que está à procura de algo que é muito importante para você. ... Você pode ter alguma idéia do que é que está procurando, ou pode não ter idéia alguma. Você sabe, entretanto, que aquilo que está procurando é muito importante e que a sua vida ficará de certa forma incompleta enquanto você não o encontrar. Onde você está agora, ao começar esta procura? ... Para onde vai? ... E como realiza esta procura? ... O que acontece com você? ... Observe que obstáculos e atrasos há em seu caminho. ... Conscientize-se de como entra em contato com estes obstáculos e como os enfrenta. ... Quais são suas alternativas? ... Continue esta procura por algum tempo. ... Descubra mais a este respeito e veja quanto pode se aproximar do seu objetivo. ... Você pode achar que a procura se modifica de alguma maneira enquanto você prossegue. ... O que você encontra ao continuar sua procura? ... Mesmo que ainda não tenha atingido o objetivo, é possível que tenha descoberto mais sobre aquilo que está procurando. ... Talvez seja capaz de vê-lo ao longe, mesmo que haja algo que o impeça de alcançá-lo. Qualquer que seja a sua situação, tente descobrir mais sobre o objetivo da sua busca. Se você achou o que estava procurando, ou apenas consegue ver ou imaginar como é, examine-o cuidadosamente ... e tome consciência dos seus sentimentos em relação a ele. ... Como é a sua meta? ... E o que significa para você atingi-la? ... É isto o que você deseja, ou é apenas um *meio*, uma forma de conseguir *outra* coisa que deseja? ... Se esta meta pudesse agora falar com você, o que lhe diria? ... E o que você diria a ela? ... Fale com ela por algum tempo, e veja se pode aprender mais a respeito dela. ...

Agora volte à sua existência nesta sala e permaneça com sua experiência por algum tempo, em silêncio. ...

Louco

Feche os olhos e dirija sua atenção para dentro. ... Agora quero que você imagine que ficou louco. ... Torne-se completamente insano na sua fantasia e descubra como é a insanidade para você. ... Que tipos de coisas você faz, agora que está louco? ... Onde você está? ... Como se sente? ... Dedique algum tempo para entrar em contato com todos os detalhes da sua experiência de ser louco. ... Como interage com as outras pessoas? ... Como os outros reagem à sua loucura? ... O que o fato de ser louco provoca *em* você? ... E o que ser louco faz *por* você? ... Explore o ser louco um pouco mais. ...

Agora torne-se o oposto exato do louco. Qualquer que tenha sido a *sua* experiência como louco, imagine agora que você se torna o inverso. Por exemplo, se você perde totalmente o controle quando está louco, agora fique totalmente *sob* controle e experiencie isto. ... Explore realmente o que é a experiência de ser o oposto do louco. ... O que você faz agora? ... Como interage com as outras pessoas? ... E como os outros reagem a você? ... Explore um pouco mais o oposto do louco. ...

Pessoa Esquerda-Direita

Há alguém parado à sua direita, atrás de você. Vire a sua cabeça para a direita e olhe por cima dos ombros para ver quem está ali e observe todos os detalhes desta pessoa. ... Que roupas está usando? ... Como é esta pessoa? ... O que a postura e a expressão facial comunicam? ... O que mais você observa nesta pessoa? ...

Há alguém parado à sua esquerda, atrás de você. Vire a sua cabeça para a esquerda para ver quem está ali e como é esta pessoa. ... Que roupas está usando? ... Como é esta pessoa? ... O que sua postura e expressão facial comunicam? ... O que mais você observa nesta pessoa? ...

Agora deixe estas duas pessoas se adiantarem, uma em direção à outra, até que se encontrem, bem à sua frente. ... Observe como se movem e como agem uma em relação à outra, ao se encontrarem. ... Observe-as cuidadosamente e veja o que fazem. ... Como interagem e o que dizem? ... Esteja consciente de todos os detalhes do que está acontecendo entre elas. ...

Agora torne-se a pessoa à sua direita. ... Sendo esta pessoa, como você é? ... E como se sente? ... O que está dizendo à outra pessoa? ... E como se sente em relação a ela? ...

Agora troque e torne-se a outra pessoa deste diálogo. ... Como se sente sendo esta pessoa? ... Como você é? ... O que você está dizendo à primeira? ... E como se sente em relação a ela? ... Continue com este diálogo por algum tempo. ... Passe de uma pessoa a outra sempre que quiser. Mantenha a interação e veja o que mais pode descobrir sobre cada uma destas pessoas. ...

Agora torne-se você mesmo de novo e observe estas duas pessoas. ... Elas aprenderam algo uma com a outra? ... Sua interação agora é diferente do que era no início? ... Lentamente, diga adeus a estas duas pessoas e volte à sua existência aqui. ...

Outras Possibilidades

Há inúmeras possibilidades para viagens de fantasia. A melhor coisa é trabalhar com qualquer fantasia que lhe ocorra no momento.

Envolva-se nela através da identificação com aquilo que se faz presente no momento. Na semana passada, observei meu filho de dois anos lutando para abrir a porta da frente sem largar o grande jornal que estava carregando. Pensei: "E se isso fosse uma foto instantânea que eu estivesse olhando, daqui a dez anos?". Ao imaginar que o que eu estava vendo encontrava-se no passado, dez anos antes, entrei em contato com sentimentos de amor e carinho por meu filho, que estava ignorando naquele instante. O que se segue são breves sugestões para viagens de fantasia, que você pode desenvolver e experienciar por conta própria por meio de identificação e diálogo. Se você apenas "viaja", e só pensa *sobre* a sua fantasia, ou a analisa, será perda de tempo. Uma fantasia só é útil se você a tem presente enquanto a experiencia, e a assume como parte de você mesmo.

Volte a um ano anterior de sua vida; um ano que surja na sua mente de maneira fácil; experiencie o que significa para você estar de novo nesta idade. Depois de ter realmente se envolvido nisto, construa um diálogo entre você naquela idade e você na sua idade atual. O que você obtém ao estar nesta idade mais jovem?

Reexperiencie a sua recordação anterior com mais detalhes. Agora, nesta idade, você tem alguma lembrança de acontecimentos anteriores? Se assim for, reviva-os e descubra o que você investiu neles.

Você está limpando um sótão ou uma dispensa não usada, cheia de coisas velhas, em alguma casa na qual você já viveu, redescobrindo coisas velhas que um dia já foram importantes para você. Encontre um velho álbum de fotografias e olhe as fotos. Envolva-se.

Volte à sua infância; há algo faltando em sua vida agora, algo que você deixou na sua infância. Volte, descubra, encontre esta coisa. Veja se pode incorporá-la à sua vida no presente.

Você está sentado, quieto, na margem de um rio. Tenha presente fatos que ocorrem e o que o rio lhe traz.

Você está num vale. Descubra o que é o vale e o que lá ocorre. Então olhe para cima e veja algo ao longe, movendo-se em sua direção. Descubra-o à medida que se aproxima de você, e se encontrem.

Você está num quarto opaco, e atrás da fumaça há algo muito importante para você. Enquanto a fumaça lentamente se esvai, você poderá ver o que é esta coisa; então descubra-a.

Você está olhando para uma tela branca e alguma representação dos seus sentimentos internos aparece na tela. Envolva-se, e torne-se isto.

Sua mente é como um grande baú, com uma porção de pequenos compartimentos. Imagine que você levanta a tampa e olha para dentro. Que coisas e fatos você encontra? ...

É uma noite escura e você está fugindo de algo ou de alguém. Descubra o que está perseguindo você, e então vire-se e encare esta coisa, através de interação, diálogo e identificação.

Você acaba de ter um pouso de emergência num outro planeta. Explore este novo planeta e descubra-o. Encontre-se com um nativo. Torne-se este nativo.

Você está numa chapelaria de um teatro ou de uma ópera. Olhe as roupas e acessórios e escolha algo para vestir. Assuma para si um novo nome e identidade, e explore esta nova existência. O que ela faz por você, e o que você evita?

Você está num longo corredor que termina numa porta trancada. Ache a chave desta porta e abra-a. Descubra o que está atrás dela, e torne-se aquilo que descobrir.

Você e sua família estão fazendo um piquenique no campo. Imagine que cada pessoa se transforma num tipo de animal, você também. Descubra como se relacionam.

Imagine um animal macho e uma fêmea. Ponha ambos numa clareira e observe-os ao se encontrarem. Identifique-se com cada um enquanto interagem.

Pense em alguém que você odeia e imagine que ambos, ele e você, se transformam em animais. Descubra como interagem entre si e o que podem aprender um do outro.

Invente um animal no qual você gostaria de se transformar, e então torne-se este animal e explore a sua existência. Em que você é peculiar?

PARES

Muitos dos experimentos descritos neste capítulo são feitos para você experienciá-los diante de outra pessoa. É muito importante manter contato com os olhos com seu parceiro; não se confrontando, apenas se vendo. Se você quiser manter também algum tipo de contato físico, isto geralmente aumentará o envolvimento e tornará mais provável que você aprenda algo sobre si mesmo e o seu parceiro, bem como sobre a interação entre vocês. Cada experimento deveria ser seguido de pelo menos alguns minutos de comentários e partilha de experiências e descobertas ocorridas durante o próprio experimento.

Se você fizer vários destes experimentos com a mesma pessoa, poderá aprofundar o seu relacionamento explorando e reexplorando diferentes aspectos do seu experienciar, sempre com a mesma pessoa. Entretanto, você não estará sujeito a uma amplitude de experiências tão vasta como aconteceria se fizesse os mesmos experimentos com várias pessoas diferentes, e perderá bastante com isso. Pessoas diferentes reagem de maneiras diferentes, e estas diferenças podem lhe ensinar algo. Além disso, você mesmo reagirá de forma distinta com várias pessoas, e se fizer os experimentos somente com uma pessoa, não poderá descobrir aspectos seus que só emergem quando você encontra outro tipo de pessoa. Faça alguns destes experimentos com um parceiro do mesmo sexo, e outros com parceiros do sexo oposto. Por outro lado, se você trocar sempre de parceiro não terá tempo de desenvolver uma comunicação substancial com qualquer um deles. Tente fazer um certo número de experimentos com uma só pessoa, e alguns com outras, para ter mais contato com a amplitude de possibilidades. No capítulo *Casais* há uma quantidade de experimentos para pares, que são particularmente úteis a casais ou outros pares que se conhecem há algum tempo e que mantêm um relacionamento contínuo. Entretanto, muitos destes experimentos podem ser usados por pessoas que não formem casais.

Para Mim é Óbvio Que - Eu Imagino Que

Sentem-se frente a frente e mantenham contato com os olhos. . . .
Agora quero que digam o que têm presente de momento em momento.

Comecem cada sentença com as palavras "Para mim é óbvio que..."
e complete a sentença com algo que você tenha realmente presente
nesse instante. Pode ser a percepção de algo exterior, que pode ser
mostrado e seu parceiro pode verificar, ou pode ser uma experiência
interior, particular do seu corpo, que não é possível verificar. Ao fazer
isto, assinale, quando você falar, o que é uma fantasia — imaginando
o que vai acontecer depois ou adivinhando o que seu parceiro está
pensando etc. — algo que não seja realmente a consciência de uma
realidade presente. Faça isto durante cinco minutos. ...

Agora quero que focalizem suas fantasias e adivinhações de momento
em momento. Comece cada sentença com as palavras "Eu
imagino que..." e complete a sentença com alguma impressão ou
palpite que lhe ocorra neste instante. Expresse o que está acontecendo
com você e que *não* é a consciência do presente. Faça isto durante
cinco minutos. ...

Agora quero que você compare a sua experiência de expressar a
sua consciência do momento com a sua experiência ao contar as suas
fantasias para o seu parceiro. Como você se sentiu ao fazer isto e o
que você percebeu? Qual das duas foi mais fácil para você? A qual
das duas você dedicou mais tempo — à fantasia ou à realidade do
momento? Compartilhe as suas experiências durante os próximos cinco
minutos. ...

Agora quero que você associe fantasias com realidade. Quero
que faça primeiro uma observação que comece com as palavras "Para
mim é óbvio que..." e então, imediatamente após, prossiga com uma
impressão baseada nesta observação. Por exemplo: "Para mim é óbvio
que suas mãos estejam fortemente cruzadas sobre o peito e imagino
que você esteja nervoso e na defensiva". Dedique cinco minutos para
associar a sua percepção e as suas fantasias. ...

Agora discuta o que você presentificou ao fazer isto e o que
observou a respeito de si mesmo e do parceiro. ...

Este é um experimento muito importante e básico para você. Esta
faculdade de discernir entre a percepção e a fantasia e depois juntá-las
num mesmo momento é fundamental para todos os outros experimentos
deste livro. Faça este experimento repetidamente, sempre que
tiver alguns minutos livres.

Trabalhando com a Imaginação

Continuem se olhando mutuamente: imagine o que o seu parceiro
está sentindo e experienciando agora. ... Você acha que ele se sente
confortável ou nervoso, assustado ou confiante etc.? ...

162

Agora diga ao seu parceiro seus palpites sobre o que ele está sentindo. Comece cada sentença com as palavras "Imagino que você está sentindo..." e complete a sentença com os seus palpites. Não discuta estes palpites ainda, apenas expresse. Enquanto fazem isto, fiquem sentados, se olhando...

Agora recorde quais foram exatamente seus palpites sobre o que seu parceiro sentia. Em vez de dizer *"Eu imagino que você sente"* diga *"Estou deliberadamente fazendo com que você se sinta..."* e diga esta sentença ao parceiro. Pare para absorver o que disse e esteja consciente de como se sente ao dizer. Repita então a sentença e diga qualquer palavra que lhe venha à cabeça. Depois de feito isto, dedique alguns minutos para compartilhar a experiência.

Mantenha contato com os olhos e diga ao parceiro seus palpites e impressões sobre o que ele está experienciando. Comece cada sentença com as palavras "Meu palpite é que..." e termine a sentença com aquilo que tiver adivinhado a respeito dele naquele instante. Façam isto durante três minutos. ...

Agora recorde seus palpites sobre o parceiro e *identifique-se* com estes palpites, dizendo: "Eu estou...". Por exemplo, se você disse "Meu palpite é que você está nervoso e tenso", agora diga *"Eu estou nervoso e tenso"*, e tenha presente a sua sensação ao dizer isto. Repita a sentença e acrescente quaisquer palavras que lhe venham à cabeça em seguida. Depois de ambos terem feito isto, dediquem alguns minutos para compartilhar a experiência. ...

Agora olhe seu parceiro silenciosamente e imagine várias coisas que você acredita que seu parceiro vê ao olhar para você, mas que não diz. ... O que você pensa que ele observou em você, mas não expressou por algum motivo; e por que você acha que ele não expressa isto? ... O que ele está evitando quando não lhe conta coisas que vê? ...

Agora diga ao parceiro o que você imagina que ele vê mas não diz, e por que você acha que ele não diz. Descubra se ele observou estas coisas antes de você as ter mencionado. ...

Agora recorde as coisas que você pensou que seu parceiro tinha observado e preceda cada coisa com as palavras "Quero que você observe o meu (minha) ..." e diga isto ao parceiro. Pare a fim de absorver cada sentença e como se sente ao dizê-la. Então repita-a e acrescente qualquer coisa que lhe venha à cabeça em seguida. Depois de ambos terem feito isto, dediquem alguns minutos para compartilhar a experiência. ...

Agora imagine o que o seu parceiro não gosta em você. ... Como você acha que isso o irrita? ... Imagine detalhadamente o que ele não gosta, ou do que se ressente em você. . . . Agora expresse estes palpites ao parceiro. Comece cada sentença com as palavras "Eu imagino que você não gosta..." e termine-a com seu palpite. Depois de ambos terem feito isto, façam um teste de realidade com o parceiro e descubram se seus palpites estavam corretos ou não. . . .

Conversa com as Costas

Faça par com alguém que tenha mais ou menos a mesma altura e o mesmo peso que você. Sentem-se de costas um para o outro. . . . Feche os olhos e imagine que você contata silenciosamente com o parceiro, com as costas. A princípio fique sentado, quieto, e tenha presente apenas a sensação física de seu corpo. . . . Agora centralize a sua consciência em suas costas e deixe que elas se movam um pouco; interaja com o parceiro como se estivesse tendo uma conversa silenciosa. Este experimento pode parecer bobo, mas se você fizer dele apenas um "jogo bobo" perderá a possibilidade de descobrir algo sobre o parceiro. . . . Como são as costas dele e como se movem? . . . Como você se sente ao fazer isto? . . . Explore alguma outra possibilidade de se mover com seu parceiro. Continue a interagir com suas costas e, gradualmente, traga a cabeça, os braços e as mãos para esta interação. . . . Deixe este movimento fluir numa dança que exprima o que está acontecendo entre vocês. . . .

Agora, silenciosa e lentamente, diga adeus com seu corpo e curve-se levemente para a frente. . . . Pare para absorver o que acabou de experienciar e entre em contato com o que sente, agora que está sozinho novamente. . . . Agora vire-se e fique de frente para o parceiro e compartilhe o que experienciou nesta conversa com as costas. . . .

Eu Sou - Eu Represento

Sentem-se frente a frente e mantenham contato com os olhos. Quero que a pessoa mais baixa passe cerca de três minutos descrevendo a si mesma em termos de suas características mais proeminentes. Comece cada sentença com as palavras "Eu sou..." e faça uma longa lista de suas características, enquanto seu parceiro ouve em silêncio. . . .

Agora invertam, de modo que a pessoa mais alta se descreva por três minutos, enquanto a mais baixa ouve em silêncio. . . .

Agora quero que a pessoa mais baixa repita todas as coisas que disse sobre si mesma, mas em vez de dizer "Eu sou" diga "Eu repre-

sento" ou "Eu *finjo*". Depois de cada sentença, pare para absorver o que acabou de dizer e como se sentiu ao dizê-lo. Até que ponto isto é realmente uma descrição do que você *representa* ou *finge*, ou daquilo que você *é*? Então repita a sentença e acrescente quaisquer palavras que lhe surjam em seguida. Quando terminar, o parceiro fará a mesma coisa. ...

Agora dediquem alguns minutos para compartilhar a experiência.

Ilha Deserta

Faça par com alguma pessoa que você gostaria de conhecer melhor e sente-se silenciosamente em frente a ela. ... Durante algum tempo olhe realmente para o seu parceiro. ... Observe todos os detalhes da sua face. ... Conscientize-se dos seus olhos ... nariz ... boca ... queixo ... mandíbula ... bochechas ... orelhas ... cabelo ... testa ... e retorne aos olhos. ...

Agora feche os olhos e leve esta pessoa com você, como se fosse uma imagem. ... Olhe para a sua imagem da pessoa. ... Até que ponto ela é completa? ... Observe os pontos onde não está clara. ... Agora abra os olhos novamente e olhe para as partes do rosto do parceiro que não estavam claras na sua imagem. ... Olhe realmente para elas, de forma que possa completar a imagem. ...

Agora feche os olhos e leve de novo esta pessoa com você, como uma imagem. ... Olhe para a sua imagem da pessoa. ... Dirijam-se juntos para uma ilha deserta. Vocês dois estão sozinhos nesta ilha deserta. ... Olhe em volta e veja como é estar aí. ... Como é a ilha? ... Como estão o mar e o tempo? ... Como se sente estando nesta ilha? ... O que você faz lá? ... O que o seu parceiro faz? ... Como vocês interagem e o que acontece com vocês? ... Continue a experiência por alguns minutos, e veja como se desenvolve. ...

Agora apronte-se para deixar a ilha deserta. ... Há algo que você queira fazer antes de sair? ... Faça o que quiser. ... Agora dê uma última olhada para a ilha. ... Diga adeus a ela. ... Volte à sua existência nesta sala, sente-se silenciosamente por algum tempo e absorva a experiência. ... Dentro de um minuto lhes pedirei que abram os olhos e voltem ao parceiro. Mantenham contato com os olhos e relatem suas experiências em suas ilhas desertas, *na primeira pessoa e no presente, como se estivessem acontecendo agora.* ...

Fala sem Sentido

Faça par com alguém com quem você tenha dificuldades. Sente-se em frente a esta pessoa e olhe-a silenciosamente. ... Dentro de um minuto quero que você se expresse empregando palavras sem sentido, quaisquer sons ou ruídos, que não sejam palavras em nenhuma língua que você conheça. Falando sem sentido você pode manifestar totalmente seus sentimentos sem ficar atolado em causas, razões, justificativas, argumentos etc. ... Tenha presente todas as coisas que você não gosta ou do que se ressente nesta pessoa, e também das coisas de que gosta, que lhe interessam, excitam etc. Perceba como você e o seu parceiro se expressam e como interagem nesta conversação sem sentido. Faça isto por alguns minutos. ...

Agora pare. Sente-se em silêncio e durante algum tempo absorva a experiência. ... Como cada um se expressou? ... Houve mudanças no seu falar sem sentido ou na interação à medida que a conversa evoluía? ... Como se sentiu fazendo isto? ... Agora compartilhe suas experiências com o parceiro e diga-lhe, com palavras, pelo menos algumas das coisas que você expressou com os sons sem sentido. ...

Abrindo

Quero que a pessoa mais alta feche os olhos e, silenciosamente, coloque seu corpo na posição mais fechada que puder ... e tome contato com as suas sensações nesta posição fechada. ... Daqui a pouco pedirei ao parceiro para abri-lo de maneira muito lenta e delicada, como se estivesse abrindo uma flor. Continue a manter presente a sua sensação, enquanto o parceiro o abre, lenta e gentilmente, até que você esteja aberto para o mundo. Quero que aquele que está abrindo também tenha consciência de como se sente ao fazê-lo. ...

Agora invertam, de modo que a pessoa mais baixa assuma esta posição fechada e que entre em contato com as suas sensações nesta posição ... e é então lentamente aberto pelo parceiro. ...

Desenhando a Face

Quero que a pessoa mais baixa se sente, quieta, e feche os olhos. ... Quero que a pessoa mais alta olhe a face do parceiro e tome conhecimento de toda a fisionomia e detalhes que nela possa ver. ... Agora, sem falar, e *sem tocar a face dele*, comece a mover o dedo sobre os traços do rosto, como se estivesse desenhando um esboço dele. ... Ao fazer isto, observe que lado do rosto parece *menos* dominante. ... Continue o movimento de desenhar neste lado menos dominante. ... Agora comece a tocar levemente este lado, enquanto seus dedos se movem. ... Imagine que o toque de seus dedos destaca estes traços e os traz para a vida. ... Agora, vagarosamente, afaste a sua mão e dê ao parceiro algum tempo para absorver a experiência. ...

Agora troquem de papéis, sem falar, e façam a mesma coisa. ... A pessoa mais alta fica sentada com os olhos fechados, enquanto a pessoa mais baixa primeiramente olha para a face do companheiro, e toma conhecimento dos detalhes da sua fisionomia. ... Depois desenha estes traços do rosto com o dedo, sem tocá-los ... e observa que lado da face parece menos dominante ... e depois começa a tomar o lado menos dominante, suavemente ... destacando estes traços e trazendo-os para a vida. ... Agora, vagarosamente, afaste a mão e dê ao parceiro algum tempo para absorver a experiência. ...

Agora digam o que experienciaram neste desenho do rosto. Diga a seu parceiro o que você vê quando olha para o rosto dele e descreva o que faz um lado parecer menos dominante que o outro. Diga o que experienciou quando ele destacou seu lado menos dominante. ... Façam isto durante cinco minutos. ...

Telegramas

Sentem-se frente a frente; durante um minuto diga ao seu parceiro o que você tem presente em si próprio e nele. ...

Agora expresse sua consciência usando somente frases curtas, durante um minuto. ...

Agora comunique-se apenas com palavras soltas durante um minuto. ...

Agora não use palavras. Expresse-se através de sons durante um minuto. ...

Agora expresse-se com palavras sem sentido durante um minuto. ...

Agora de novo use apenas sons para se expressar no próximo minuto. ...

Agora use novamente palavras soltas para expressar a sua consciência. ...

Agora use frases ou sentenças curtas durante um minuto. ...

Agora use de novo frases completas e dedique cinco minutos para compartilhar sua consciência do que experimentou ao expressar-se nestas formas diferentes. ...

Vazios

Agora sentem-se frente a frente, em silêncio, e tente se conscientizar do que está *faltando* em seu parceiro. ... Que qualidade ou capacidade parece estar ausente? ... Falta-lhe calor, confiança, raiva, gentileza? O que parece estar faltando? ...

Agora diga ao seu parceiro o que você sente que falta nele e como se sente em relação a estas qualidades que estão faltando. Discuta isto por alguns minutos. ...

Em Seguida

Agora quero que cada um imagine o que irei lhes pedir para fazer em seguida. Imagine detalhadamente. ... Agora diga ao parceiro o que você pensa que pedirei. ...

Agora quero que ambos prossigam e realmente façam aquilo que pensaram que eu lhes pediria. Vejam o que podem aprender com isto. ...

Diálogo com as Mãos

Mantenha contato com os olhos do parceiro, sem falar. ... Traga suas mãos para perto de seu rosto e toque as mãos do parceiro. ... Centralize sua atenção em suas mãos enquanto continua a olhar o rosto do parceiro. ... Use suas mãos para interagir com o parceiro da forma que lhe parecer mais confortável. Tenha uma conversa silenciosa com os olhos e as mãos dele durante os próximos três ou quatro minutos. ...

Agora lentamente, bem lentamente, faça esta conversa terminar ... e depois, silenciosamente, diga adeus com seus olhos e suas mãos ... feche os olhos e fique com a experiência por algum tempo. ...

Agora volte ao seu parceiro e use alguns minutos para compartilhar com ele a experiência desta conversa com os olhos e as mãos. ...

Segredos

Feche os olhos e pense em três segredos seus, que você *menos* gostaria que seu parceiro soubesse. Pense em coisas que você acha que mais prejudicariam o seu relacionamento com ele. Demore algum tempo para se decidir sobre estes três segredos. ... Agora tenha presente o que aconteceu com você ao se decidir sobre eles. ... Que coisas você pensou e depois rejeitou? ... Como se sente em relação a estes três segredos? . . . Agora imagine que você, silenciosamente, conta estes segredos ao parceiro, e imagine qual é a reação dele. . . . Qual é a sua expectativa catastrófica? . . . Qual é a pior coisa que poderia acontecer? . . . Agora abra os olhos e, *sem contar ao parceiro quais são os segredos*, diga-lhe detalhadamente o que você pensa sobre qual seria a sua reação, dizendo para cada segredo: "Se eu lhe contasse este meu segredo, você. . .".

Agora conte ao parceiro o que lhe *adianta* você manter estes segredos; o que você obtém mantendo estas coisas escondidas? Ao fazer isto, tenha presente a sua sensação e o seu modo de falar. Você está simplesmente constatando fatos, ou se desculpando, se gabando, seduzindo etc.? . . .

Agora conte ao parceiro o que lhe *acarreta* manter estes segredos. O que você perde mantendo estas coisas escondidas? Novamente tenha consciência da sua forma de falar e das suas sensações. . . .

Agora *gabe-se* dos seus segredos e da sua habilidade em mantê-los.

Agora contemple silenciosamente a forma em que os segredos afetam o relacionamento entre vocês. . . . Por exemplo, como você se sente a respeito dos segredos que seu parceiro esconde de você? . . . Como seus segredos manipulam a outra pessoa e criam distância e desconfiança no relacionamento? . . .

Agora quero que você dedique alguns minutos para contar ao outro como seus segredos afetam a relação entre vocês. Se você acha que pode assumir o risco de contar um ou mais segredos, faça-o e veja como seu parceiro reage, na realidade. Compare esta resposta real com suas expectativas catastróficas. . . .

Bom Menino-Mau Menino

Faça par com alguém que você gostaria de conhecer melhor . . . e rapidamente decidam quem é *A* e quem é *B*. . . .

Agora quero que *A* seja uma garota ou um rapaz ruim e que *B* seja uma garota ou um rapaz bonzinho, e que conversem entre si. Contem a respeito de si mesmos: como você é e que coisas específicas faz. Por exemplo: "Eu sou uma boa menina, sempre limpo a lama dos meus sapatos antes de entrar em casa e nunca fico zangada. Eu *nunca* faço as coisas horríveis que você faz". Ao continuar a conversa tenha presente a sua voz e a do parceiro: estejam particularmente conscientes do tom de voz, hesitações, volume, expressividade etc. . . . Conversem durante cinco minutos. . . .

Agora invertam. *A* é a garota ou menino bonzinho, e *B* é a garota ou rapaz ruim. Tenham mais uma conversa de cinco minutos. ...

Agora absorva silenciosamente as suas experiências. Como se sentiu em cada um dos papéis? ... Em que papel se sentiu mais à vontade? ... Que tipo de coisas você disse em cada papel? ... Como interagiu com o papel oposto desempenhado pelo parceiro? ... Você descobriu algo sobre si mesmo ao desempenhar estes papéis? ... Pense nestas mesmas perguntas aplicadas ao parceiro. ... O que você mais percebeu nas expressões dele? ... Agora contem um ao outro as suas experiências e impressões. ...

(Existem *muitas* outras polaridades, ou conjuntos de opostos, que podem ser produtivamente experienciadas da mesma maneira: pai-filho, branco-preto, confortador-desamparado, professor-aluno, patrão-empregado, marido-esposa, forte-fraco, emotivo-não-emotivo, senhor-escravo, são-louco, honesto-desonesto etc. Isto pode ser feito também com vendas nos olhos, de modo a observar melhor o tom de voz etc. Algumas pessoas expressam muito mais quando vendadas, outras, menos.)

"Deverias"

Agora quero que *A* diga ao parceiro sentenças que comecem com as palavras "Eu deveria...". Após cada sentença dita, quero que *B* diga "não" de forma clara, firme e concisa. Não diga mais nada. Continue isto durante quatro minutos e tenha presente aquilo que experiencia ao fazê-lo. ...

Agora invertam, de forma que *B* diga as sentenças que comecem com as palavras "Eu deveria" e *A* responda "não", de maneira clara, simples e concisa. Conscientize a sua experiência de fazer isto durante quatro minutos. ...

Agora compartilhem suas experiências durante um breve tempo. O que você aprendeu sobre os seus "deverias", e como se sentiu quando seu parceiro disse "não"? Como se sentiu ao dizer "não" aos "deverias" do parceiro? ...

Professor-Aluno

Feche os olhos e pense em um de seus alunos. (Se você é estudante, pense em um de seus professores.) Escolha um estudante e visualize-o claramente. Agora quero que você *se torne* seu estudante e fale alto, como se estivesse falando com seu professor. Fale sobre si mesmo, como estudante. Diga como você é, como é a sua vida, o que você faz e como se sente em relação ao professor etc. Quero que o seu parceiro apenas ouça o que você diz. Ouça tanto com seu corpo quanto com sua mente, e observe como reage ao que o "estudante" diz. ... Faça isto durante quatro minutos. ...

Agora invertam, de forma que aquele que estava escutando se torne o estudante falando com o professor a respeito de sua vida, sentimentos e como se relaciona com ele, enquanto o parceiro apenas ouve. Faça isto durante cerca de quatro minutos. ...

Agora dedique alguns minutos para compartilhar o que percebeu de seus sentimentos e impressões a respeito do "estudante" do seu parceiro. O que você percebeu sobre as experiências e respostas do seu próprio "estudante" neste experimento? ... Até onde tratam-se de *seus próprios* sentimentos e experiências? ...

(Isto pode ser feito com qualquer outro par: marido-esposa, patrão-empregado, pai-filho, assistente social-cliente etc.)

Conversa de Pais

Faça par com alguém e sentem-se juntos. Quero que cada um imagine que é um de seus pais. Decida qual dos pais você quer ser para fazer este experimento. ... Vocês se encontram e conversam entre si a respeito do filho: você mesmo. Em outras palavras, você fala sobre si mesmo como imagina que seu pai falaria de você. Use pelo menos cinco minutos para falar com seu companheiro sobre seu filho: o que ele fez com a sua vida, como você se sente em relação a ele, até que ponto ele corresponde às suas expectativas, como ele se compara com outros filhos que você tem, ou qualquer outra coisa que lhe ocorra.

Agora dedique outros cinco minutos para discutir o que você descobriu através desta experiência. Como se sentiu fazendo isto? O que você observou sobre o "pai" do parceiro e o que você descobriu sobre o seu próprio "pai", ou sobre si mesmo? ...

Agora torne-se o outro de seus pais e repita o experimento. ...

Completando Sentenças

(*Primeira Alternativa*) Daqui a pouco lhes direi a primeira parte de uma sentença e quero que vocês a completem silenciosamente, com as *primeiras* palavras que lhe vierem à mente (ou completem cada sentença três vezes, o mais rápido que puderem). Diga então a sua sentença completa ao parceiro, em voz alta, e depois discuta-a por alguns minutos. ...

Complete a sentença seguinte: "Se você realmente me conhecesse...". ... Agora diga ao parceiro como completou a sentença e discuta isto por alguns minutos. ...

(Existe grande quantidade de sentenças incompletas que podem ser úteis para facilitar encontros em pares ou pequenos grupos. Deveriam ser usadas apenas uma ou duas de cada vez, usualmente entre outros experimentos, ou quando a sentença parecer particularmente apropriada a algo que esteja acontecendo entre duas pessoas, numa determinada ocasião. Veja a lista abaixo para ter alguns exemplos.)

"Agora estou evitando você por meio de..."

"Estou tentando lhe dar a impressão de que..."

"Não vou..."

"Eu o controlo por meio de..."

"O que eu não estou dizendo agora é..."

"Estou fingindo que..."

"Se eu me arriscasse com você, eu..."

"Para me agradar, eu..."

"Eu me recuso a..."

"Sinto-me atraído por seu (sua)..."

"Tenho medo que você pense que eu sou..."

"Gostaria de lhe dar..."

"Se eu lhe dissesse o que estou sentindo agora..."

"O jogo que estou fazendo agora é..."

"Se agora eu agisse impulsivamente, eu..."

"Estou sabotando o nosso relacionamento por meio de..."

"Estou evitando..."

"Para mim é óbvio que..."

"Se agora eu fosse honesto com você, diria que..."

"O que eu quero de você é..."

"Se agora eu ficasse louco, eu..."

"Dou-lhe permissão para..."

"Agora estou..."

"Gostaria que você..."

"Agora tenho receio de que..."

"Se eu ficasse zangado com você..."

"Não..."

"Eu poderia chocá-lo com..."

"Quero lhe dizer que..."

"Se eu o tocasse..."

"Espero que você..."

"Tento agradá-lo por meio de..."

"Impeço você de se aproximar de mim por meio de..."

"Gostaria de deixá-lo me conhecer se..."

"Minhas expectativas para os próximos minutos são..."

"Recuso-me a enfrentar..."

"Recuso-me a sentir..."

"Estou ensaiando...".

(*Segunda Alternativa*) Faça par com alguém e sentem-se frente a frente; olhe para essa pessoa. Decidam rapidamente quem é *A* e quem é *B*. Nos próximos quatro minutos quero que *A* pergunte a *B*: "O que você está fingindo?". *B* deve responder com uma sentença completa, começando por "Estou fingindo que..." tal como "Estou fingindo estar mais confiante do que me sinto". Depois *A* diz "Obrigado" e repete a pergunta "O que você está fingindo?". Façam isto nos próximos quatro minutos. *Não* digam mais nada e não falem *sobre* o que estão fazendo. *OK*. Podem começar....

Agora invertam, de modo que nos próximos quatro minutos *B* pergunte a *A* "O que você está fingindo?" e *A* responda "Estou fingindo...". Comecem....

Agora compartilhe suas experiências com o parceiro....

(Estas complementações de sentenças podem ser mais ou menos produtivas e/ou ameaçadoras, especificando-se com que tipo de pessoa no grupo deve-se inicialmente formar par. Faça par com alguém que você não gosta, com alguém que você gosta, com alguém de quem você se sente distante, com alguém de quem você se sente próximo, alguém em quem você confia, alguém de quem você desconfia, teme, se sente atraído etc. Veja a lista a seguir para ter alguns exemplos de sentenças-chave que podem ser usadas desta maneira.)

"Como você me evita?"

"O que você teme em mim?"

"De que você se ressente em mim?"

"Como você me controla?"

"O que você não está me contando?"

"O que você gostaria que eu lhe desse?"

"Como você se mantém distante de mim?"

"O que você está vendo, agora que está olhando para mim?"

Não-Eu ("Not-Self")

Sente-se em frente ao parceiro, olhando-o; tenham algum tipo de contato físico. ... Quero que ambos dediquem cinco minutos para, repetidamente, completarem a frase "Eu não sou...". Diga "Eu não sou" e acrescente quaisquer palavras que lhe surjam. Depois diga de novo e veja que palavras surgem desta vez. Se você não conseguir continuar, repita "Eu não sou" até que as palavras venham a você. Um de cada vez, diga estas sentenças um para o outro e faça uma longa lista de coisas que não são. ...

Agora pare de falar e, silenciosamente, reveja o que você e o seu parceiro acabaram de dizer. ... Deixe emergir uma espécie de resumo daquilo que você não é. ... Agora dê ao parceiro o resumo daquilo que você não é. Se o seu parceiro omitir algo de que você se recorda, lembre-o de maneira que ele possa incluir o que falta.

Agora repita o resumo, mas retire o "não" de cada sentença e então dê um exemplo. Por exemplo, se você disse primeiro "Eu não sou cruel", agora quero que diga "Eu *sou* cruel", e exemplifique a sua crueldade, assim como: "Faço a minha esposa se sentir estúpida e miserável quando ela erra". Façam isto durante cinco minutos. ...

Passeio às Cegas

Nós geralmente dependemos tanto da visão que tendemos a ignorar nossos outros sentidos: ouvir, tocar, cheirar e outros sentidos do corpo. Quero que vocês formem pares, e que um leve o outro para um passeio às cegas, silencioso, de forma a poderem entrar mais em contato com estes outros sentidos. Um de vocês colocará uma venda nos olhos (olhos fechados também servem, se não houver vendas à disposição) por vinte minutos, enquanto o parceiro o dirige. Depois, trocarão de papéis, por mais vinte minutos. Decida com quem você gostaria de ficar para o passeio às cegas e faça par com essa pessoa. ...

O papel do guia é dar à pessoa "cega" uma ampla variedade de experiências de tocar, cheirar e ouvir, o máximo que for possível. O guia deve também conduzir a pessoa "cega" através de obstáculos, e protegê-la de algo que talvez pudesse ser perigoso, assustador ou verdadeiramente desagradável. Enquanto conduz o "cego", o guia deve segurar as mãos da seguinte maneira (demonstre): O guia segura a mão da pessoa como se segurasse um copo pequeno e largo, e a pessoa "cega" engancha sua mão na mão do guia, com as pontas dos dedos tocando a palma da mão deste. Esta é uma forma muito flexível de segurar a mão, e o guia poderá facilmente segurar a pessoa "cega", se esta tropeçar ou perder o equilíbrio.

Nenhum dos dois pode falar. Comuniquem-se pela força e direção do movimento das mãos. Conduza a pessoa vagarosamente por degraus ou obstáculos, e use a mão livre para indicar a direção por meio do toque, para guiar a mão livre e a cabeça dele etc., para fazer qualquer coisa que você queira que ele experimente. Quando você chegar a um objeto grande como uma árvore, por exemplo, coloque as duas mãos dele nela, e espere até que ele tenha sentido tudo antes de levá-lo a outra coisa. Dê bastante tempo para ele experienciar totalmente tudo que contatar. Conscientize-se de como ele hesita, não o apresse nem empurre. Se você for devagar a princípio, ele tornar-se-á mais confiante ao se acostumar com a situação.

Leve a pessoa a uma ampla variedade de objetos, tanto naturais como artificiais, para dar a ela uma rica experiência sensorial. Em algum instante, durante a caminhada, inclua outra pessoa entre as coisas que o "cego" deve tocar. Outra experiência interessante é rolar lentamente por um declive de grama, se for possível. Mais tarde, tente andar cada vez mais rápido e depois, *se ambos* quiserem, poderão correr devagar. Esta é uma experiência fantástica, mas *apenas* se *ambos* se sentirem confiantes o bastante para tentar. Você pode adivinhar quando uma pessoa está resistindo pelo seu puxar de mãos e pelo movimento do corpo. *Não force a pessoa "cega" a fazer algo que ela não queira, mesmo se você estiver certo de que não há perigo.* Alguma pergunta? ... Muito bem. Um de vocês coloca a venda nos olhos e começa a caminhada. Lembrem-se: não falem. ...

(Façam isto num dia bonito, fora de casa. Se você está encerrado numa cidade, ou com tempo ruim, tente o experimento *Exploração Cega do Objeto* que está no capítulo *Atividades Grupais*.)

Espaço Pessoal

Faça par com alguém e fiquem em pé, frente a frente e em silêncio. Não falem enquanto eu não lhes pedir. Pegue suas mãos e junte as palmas e as pontas dos dedos com as do parceiro, de modo que suas mãos pressionem as dele suavemente. Agora quero que você olhe nos olhos do seu parceiro enquanto interage com ele através das mãos. Comece a mover suas mãos e seus dedos, e veja quanto pode aprender desta interação. ... Tenha presente, em particular, o que está sentindo nas mãos, mas também como se sente e o que observa em seu parceiro ao fazer isto. ... Faça experiências com os movimentos das mãos. ... O que expressam os movimentos do parceiro? ... Deixe suas mãos se moverem suavemente e brinque com seu parceiro. ... Agora deixe suas mãos fluírem e dançarem junto com as mãos do parceiro. ... Qual de vocês é mais ativo em começar os movimentos e explorar a interação? ... De que outra forma você poderia aprender mais sobre o seu parceiro por meio deste diálogo de mãos? ...

Agora explore o tamanho e a forma do espaço pessoal do seu parceiro: a área em volta do corpo dele onde ele reluta em deixá-lo entrar. Mova suas mãos em direção ao parceiro de diferentes maneiras e veja até onde ele deixa você chegar. ... Como se sente ao entrar no espaço pessoal dele? ... Até que distância você está querendo ir, até que ponto ele penetra no seu espaço pessoal? ... Tome consciência de quando seu parceiro resiste aos seus movimentos, ou se retrai, mesmo que levemente. ... Como você se sente quando seu parceiro se aproxima do seu espaço pessoal? ... Até que ponto você está querendo deixá-lo chegar? ... Qual é o tamanho e a forma do seu próprio espaço pessoal? ... Daqui a pouco lhes direi o começo de uma sentença. Quero que você a complete com as *primeiras* palavras que lhe vierem à cabeça; e diga-as em voz alta para o parceiro. "Se eu deixar você se aproximar de mim..." ...

Agora feche os olhos e continue esta silenciosa interação de mãos por mais algum tempo e veja o que mais pode aprender a respeito do parceiro. ... Agora mantenha os olhos fechados e muito lentamente rompa o contato. ... Traga suas mãos até você e fique consigo mesmo em silêncio por algum tempo. ...

Agora abra os olhos e sente-se com seu parceiro; compartilhem a experiência deste diálogo de mãos. Diga a ele o que você sentiu e o que observou sobre ele, você, seus espaços pessoais e a interação entre vocês enquanto faziam o experimento. Faça isto durante cinco minutos. ...

Empurrar Sim-Não

Faça par com alguém do seu tamanho e da sua força (ou com alguém com quem você sente algum antagonismo ou rivalidade).

Fiquem em pé, frente a frente, e coloquem suas mãos contra as do parceiro sem entrelaçar os dedos. Daqui a pouco lhes pedirei para se olharem nos olhos e começarem a empurrar com as mãos. Quero que um grite "Sim! Sim! Sim!" e que o outro grite "Não! Não! Não!" ... Quando você começar a gritar, empurre o mais forte que puder. ... Depois de ter feito isto durante um minuto, troque as palavras e continue a empurrar por mais um minuto. ... Alguma pergunta? ... Podem começar. ...

Agora parem. Gostaria que você refletisse silenciosamente sobre isto e se conscientizasse se você empurra mais forte ao gritar "sim" ou ao gritar "não", ou se empurra da mesma forma com ambas as palavras. ... Você realmente empurrou o mais forte que podia, ou se conteve para proteger a outra pessoa, para impedi-la de "perder"? ... Você observou alguma diferença nos esforços do parceiro nas duas palavras? ... Se você observou alguma diferença em você, pense se isto tem algum significado em sua vida. Por exemplo, se você empurrou mais forte ao dizer "não", isto poderia significar que a maioria dos seus esforços está em oposição a algo, em vez de ser a afirmação de alguma coisa. Dedique alguns minutos para compartilhar a experiência com o parceiro e discutam isto....

Fique novamente em pé, em frente ao parceiro, e coloque a palma da sua mão na dele, sem entrelaçar os dedos. Dentro de um minuto lhes pedirei que se olhem nos olhos e comecem a empurrar. Ao fazer isto, quero que você se conscientize de como se sente, e grite palavras ou sentenças curtas com cada empurrão ou respirada que der. Use quaisquer palavras que quiser e expresse o que se faz presente no momento. Empurre o mais forte que puder durante alguns minutos. ...

Muito bem, agora descanse em silêncio e fique com sua experiência dos últimos minutos. ... O que você experienciou ao empurrar o parceiro? ... Agora compartilhe suas experiências com ele durante algum tempo. ...

CASAIS

Estes experimentos de pares são particularmente úteis para casais ou duas pessoas *quaisquer* que tenham um relacionamento contínuo e passem bastante tempo juntas. Os casais também podem se beneficiar com os experimentos do capítulo anterior, e muitos deles — especialmente *Ressentimento-Apreciação* — podem ser bastante úteis para duas pessoas quaisquer que queiram explorar seu relacionamento.

Conhecendo

Sente-se em frente ao seu parceiro. Imagine que vocês acabaram de se encontrar e que nunca se viram antes. Tentem se enxergar como estão no momento. Quero que se conheçam e se conscientizem de como o fazem: do que você fala e como você descobre a pessoa que acabou de encontrar. Dedique dez minutos para conhecer seu parceiro. . . .

Agora quero que cada um conte o que se fez presente ao se conhecerem. Como começaram a se conhecer e até que ponto realmente se encontraram e contataram honestamente? Quanto cada um de vocês revelou sobre si próprio e seus sentimentos, e quanto manteve escondido? Quem assumiu a parte mais ativa deste "se conhecer"? Durante cinco minutos explore todos os detalhes do que se passou antes. . . .

Provérbios

Sente-se em frente ao seu parceiro e olhe para seus olhos. Continue a fazer isto e observe o *primeiro* provérbio que lhe vem à cabeça. . . . Agora diga o provérbio ao seu parceiro. . . . Quero que ambos façam um experimento com o mesmo provérbio; dediquem, portanto, um ou dois minutos para decidir qual dos provérbios vocês usarão para o experimento. . . .

Agora compartilhem a consciência do que aconteceu ao tomarem esta decisão: como você se decidiu em relação a isso? Por exemplo, um de vocês pode ter encolhido os ombros e deixado o parceiro tomar a decisão, e depois ter ficado sentido por ele não ter escolhido o seu provérbio. Tente se conscientizar da seqüência exata de ações e eventos que resultaram na decisão.

Agora dediquem alguns minutos para discutir até que ponto esta decisão é um exemplo de como vocês dois chegam a decisões. Isto ilustra um padrão comum de interação entre vocês? ...

Agora fechem os olhos e pensem no provérbio escolhido. ... Diga-o para si mesmo várias vezes, com ênfases diferentes, e depois envolva-se em experienciar diretamente o conteúdo do provérbio. Por exemplo, se o provérbio é "Pedra que rola não cria musgo" (*A rolling stone gathers no moss*) torne-se a pedra que rola e veja o que experimenta. Como você se sente sendo esta pedra, e como você rola? Você quer parar por algum tempo e juntar um pouco de musgo, ou você gosta de rolar e não quer saber de musgo etc.? Demore certo tempo para tomar consciência de como *você* experiencia este provérbio. ...

Agora abra os olhos e diga ao parceiro o que este provérbio significa para você em termos da sua própria experiência. Depois de ambos terem feito isto, dediquem algum tempo para apontar algumas diferenças no que o mesmo provérbio expressa para cada um de vocês. Depois discutam como estas diferenças são refletidas no seu relacionamento e na sua vida conjunta. ...

Agora feche os olhos e pense no provérbio que você decidiu não usar antes. ... Repita-o silenciosamente para si mesmo, com diferentes inflexões, e depois leve algum tempo para se identificar com ele e veja como o experiencia. ...

Agora abra os olhos e conte ao parceiro detalhadamente o que este provérbio significa para você em termos da sua própria experiência. Novamente tomem consciência das diferenças entre vocês e discutam como estas diferenças são refletidas no relacionamento. ...

Suposições

Enquanto vocês mantêm contato com os olhos, alternem-se dizendo sentenças que comecem com as palavras "Eu suponho que você...". Não discuta estas suposições, nem diga nada que não comece com as palavras "Eu suponho que você...". Façam isto durante quatro minutos. Se você não conseguir continuar, diga somente o começo da sentença, e veja que palavras surgem. ...

Agora digam um ao outro o que experienciaram ao fazer isto e verifiquem as suas suposições. O que você descobriu sobre suas suposições e as de seu parceiro? Até que ponto você já tinha se conscientizado destas suposições e até que ponto você estava errado nas suposições sobre o parceiro? Dedique cinco minutos para discutir isto. . . .

(Uma variação interessante é "Eu suponho que você saiba. . .".)

Apreciação

Uma suposição que fazemos freqüentemente é a de que os outros sabem quanto nós os apreciamos. Temos certeza de que eles sabem quando estamos satisfeitos, de modo que não nos preocupamos em expressar nosso apreço diretamente. Mesmo que eu saiba que você gosta de mim, fico contente em ouvi-lo dizer isto de vez em quando. Agora quero que, um de cada vez, diga ao parceiro o que você aprecia nele. Comece cada sentença com as palavras "Eu aprecio. . ." e continue a afirmar o seu apreço de maneira específica e detalhada. Use exemplos para estar certo de que seu parceiro saiba exatamente o que você aprecia nele. Faça isto durante cinco minutos. Se ficar empacado, comece com as palavras "Eu aprecio. . ." e veja que palavras lhe vêm à cabeça. . . .

Dediquem algum tempo para compartilhar a experiência e expressem como se sentiram ao dar e receber apreço, e do que se conscientizaram ao fazer isto. . . .

"Não" Indireto

Quero que cada um de vocês peça algo que saiba que o parceiro não quer lhe dar. Continue a pedir a mesma coisa repetidamente. Cada vez que você pede, quero que o parceiro diga "não" *sem estar realmente dizendo "não"*. Conscientize-se de *como* você foge ao pedido do seu parceiro sem realmente recusá-lo abertamente. Faça isto durante quatro minutos. . . .

Agora troquem de lugar, de modo que aquele que estava pedindo algo agora deve recusar o pedido constante do parceiro, sem realmente dizer "não". Façam isto mais uma vez durante cerca de quatro minutos. . . .

Agora compartilhem a experiência. O que você aprendeu sobre a sua forma e a forma de o parceiro dizer "não" indiretamente? . . .

Inversão de Papéis

Agora quero que ambos invertam os papéis e assumam o lugar do outro. Falando *como se você fosse seu parceiro,* expresse "seus" sentimentos a respeito do relacionamento e daquilo que está errado nele. Por exemplo, um marido *atuando como sua esposa* poderia dizer: "Realmente fico zangada quando você vem para casa cansado e vai dormir logo depois do jantar... não me sinto casada com você". Expresse todas as suas irritações, desgostos, aborrecimentos, tristezas etc. Tente tornar-se realmente o seu parceiro e entre na experiência de sê-lo, vendo as coisas do ponto de vista dele e expressando-as. Demore pelo menos cinco ou dez minutos para fazer isto, e depois mais cinco ou dez minutos para compartilhar a experiência. ...

Machucando

Quero que cada um expresse como se sente *machucado.* Olhe para o parceiro e diga sentenças que comecem com as palavras "Sinto-me machucado quando...". Faça uma longa lista de "machucado". Se você não conseguir continuar, repita as palavras iniciais e veja o que surge em seguida. Faça isto durante uns quatro minutos e tenha presente a sua postura e tom de voz. ...

Agora quero que você volte a esta lista de "machucado" e transforme cada um numa acusação. Em vez de dizer "Sinto-me machucado quando..." diga "Você me machuca quando...". Perceba como se sente, a sua postura e o seu tom de voz ao dizer estas sentenças. ...

Agora quero que você expresse a raiva e o desejo de se vingar, que estão por trás dessas acusações. Volte à sua lista de acusações e em vez de dizer "Você me machuca quando..." diga "Eu quero machucar você por meio de...". Mais uma vez perceba a sua postura, seu tom de voz e como você se sente ao dizer estas sentenças. ...

Agora compartilhe suas experiências com seu parceiro durante pelo menos cinco minutos.

Quando alguém diz que se sente "machucado" é possível traduzir isto pela palavra *vingativo.* Sentir-se "machucado" disfarça um desejo de se vingar e machucar alguém. Em troca de expressar a raiva abertamente, a pessoa anuncia a injustiça feita com ela, de forma que você se sinta mal e tome conta dela. A falsidade de se sentir "machucado" pode ser facilmente demonstrada perguntando-se à pessoa em que lugar do corpo ela sente o "machucado". Enquanto ela estiver procurando pelo "machucado" não terá saída.

181

Se realmente entrar em contato com suas sensações físicas, o que descobrirá é uma raiva latejando.

Expectativas

Agora quero que se alternem, dizendo suas expectativas. Quero que *cada* sentença comece com as palavras "Espero que você...". Um de vocês diz uma sentença e faz uma pausa para o parceiro dizer a ele. Seja bem específico a respeito de suas expectativas. Não seja vago, dizendo: "Espero que você me agrade". Diga exatamente como você espera que ele lhe agrade e o que pode fazer para lhe agradar. Não responda ou discuta estas expectativas, se são razoáveis ou não... só as manifeste e as explicite. Faça isto durante cinco minutos. Se você empacar, diga "Espero que você..." e veja que palavras surgem na sua cabeça. ...

Agora reflita em silêncio sobre os últimos cinco minutos e resuma o que você espera do outro. ... Dentro de um minuto lhes pedirei que compartilhem seus resumos e esclareçam mal-entendidos ou discordâncias naquilo que esperam um do outro. *Não* discuta se são razoáveis ou não etc. Esteja certo de entender claramente as expectativas do outro. Antes de conseguir discutir algo de maneira sensata é preciso chegar a um acordo a respeito do que está discutindo. Prossigam. ...

Agora que vocês estão esclarecidos sobre o que esperam um do outro, dediquem dez minutos para expressar o que *sentem* sobre estas expectativas. Quais de suas próprias expectativas são realmente importantes para você? Quais das expectativas do parceiro você está disposto a satisfazer? Quais você reluta ou não quer satisfazer? Não se confunda com razões, racionalizações, lamentos, acusações, julgamentos etc. Afirme sua posição: como se sente em relação às expectativas. Prossigam. ...

Agora dediquem cinco ou dez minutos para discutir as expectativas de cada um, da forma que quiserem. Tenha presente como você se sente e o que se passa entre vocês enquanto fazem isto. Traga esta percepção para o diálogo. Se você observa que se sente tenso, ou que seu parceiro está se queixando ou ameaçando etc., diga-lhe isto. Quanto mais você revelar sobre o que se faz presente, mais isto o ajudará a esclarecer o que acontece entre vocês. Vá em frente. ...

Agora quero que você pare e silenciosamente reflita sobre o que ocorreu durante a discussão que acabaram de ter. Vocês começaram a esclarecer o relacionamento e suas exigências, ou fizeram algum tipo de jogo de acusação, tal como "Olhe o que você está fazendo para mim" ou "É tudo culpa sua" etc. Até que ponto vocês tiveram um contato honesto, sincero? ... E de que formas você tentou fugir das expectativas do seu parceiro tentando impor as suas próprias expectativas? Discutam isto durante cinco minutos. ...

Agora, um de cada vez, diga ao parceiro como ele não corresponde às suas expectativas. Seja específico e conte-lhe detalhadamente todas as formas em que ele não corresponde. Diga-lhe como ele o desaponta e ouça dele como você não corresponde às expectativas dele. Faça isto durante cinco minutos. ...

Exigência-Resposta Maldosa

Agora faça de cada uma das expectativas uma exigência e coloque estas exigências ao parceiro. Expresse-as de maneira clara e firme, como se estivesse dando uma ordem. Depois de você formular a exigência, quero que o parceiro dê uma resposta maldosa ou despeitada. Esta resposta maldosa ou despeitada é uma forma baixa de vingança. Por exemplo, se a exigência é "Mantenha a cozinha limpa", uma resposta maldosa poderia ser "Não, não vou mantê-la limpa; vou deixá-la suja de propósito, porque gosto de mexer com você" ou "Está bem, farei bastante barulho ao lavar a louça enquanto você assiste televisão; e vou ficar tão cansado de limpar a cozinha que você terá que pôr as crianças na cama". Solte-se de verdade e coloque-se nestas respostas maldosas. Durante cinco minutos expressem os pedidos e as respostas despeitadas. ...

Agora dedique alguns minutos para discutir o que você presentificou e o que descobriu. Até que ponto você poderia realmente entrar no despeito e gostar dele? Era "só uma brincadeira" ou você manifestou algumas das suas formas reais de se vingar do outro? ...

Agora torne esta vingança explícita. Diga ao parceiro como você sabota as exigências dele. Seja bem explícito e específico sobre a sua maneira de tentar evitar as exigências do parceiro e exatamente como você frustra muitos dos desejos, objetivos e ações dele. Comece cada sentença com as palavras "Eu saboto ou frustro você quando...". Por exemplo: "Eu frustro você quando adio o conserto das coisas da casa até que as lojas fechem e não posso comprar as peças". Faça isto durante cinco minutos. ...

Agora diga ao parceiro como você fica encurralado quando ele não quer satisfazer suas exigências e você não satisfaz as dele. Entre realmente nos detalhes dos impasses: o que você continua a pedir e seu parceiro continua a recusar, e vice-versa. Por exemplo: "Estou chateado por ter que amolá-lo para consertar as coisas e ficando cada vez mais frustrado por você retardar e adiar o conserto". Usem

183

alguns minutos para manifestar todas as formas que vocês têm de se encurralarem. . . .

Agora olhem-se e tenham contato físico. Diga a seguinte sentença ao outro e pare para absorver o que você acabou de experienciar ao dizê-la: "Neste momento, possivelmente, não posso ser diferente do que sou". . . .

Agora troque por: "Neste momento, você não pode ser diferente do que é". . . .

Agora dediquem algum tempo para compartilhar a experiência destes experimentos. . . .

Roteiro de Vida ("Life-Script")

Ao crescer e aprender a lidar com dificuldades você desenvolve um tipo de "roteiro" ou "*script* de vida". Assim como um roteiro cinematográfico ou de uma peça de teatro, este roteiro de vida é um esquema ritualístico de regras, objetivos, imagens e exigências que guiam as suas ações e descrevem o que irá acontecer em sua vida. Uma pessoa desenvolve um *script* de vida que a descreve como pessoa desamparada que requer que alguém venha em seu socorro. Outro *script* requer que toda a tentativa de encontrar pessoas resulte em desapontamento, de modo a poder continuar no isolamento seguro. Agora, quero que a pessoa mais baixa leve cinco minutos para descrever seu roteiro de vida ao parceiro. Comece com as palavras "Meu roteiro de vida é. . ." e conte tudo sobre o seu roteiro de vida. Não o discuta, apenas o relate detalhadamente. Quando você tiver terminado, será a vez do parceiro descrever o *script* de vida dele durante cerca de cinco minutos. . . .

Agora dediquem algum tempo para discutir os roteiros de vida: como se sentem em relação a eles e o que descobriram um sobre o outro. . . .

Quando duas pessoas estabelecem uma relação é porque cada uma delas tem algo a ganhar com a outra. Agora quero que cada um de vocês diga ao outro o que faz *por* você estar se relacionando com o parceiro. O que você obtém como esposo, pai, amigo, amante ou qualquer que seja seu relacionamento. Comece cada sentença com as palavras "Sendo sua esposa, eu ganho. . ." ou algo parecido, e depois expresse detalhadamente o que você ganha. Se ficar sem saber o que dizer, repita a sentença incompleta e veja que palavras lhe ocorrem em seguida. Faça isto durante cinco minutos. . . .

Agora dediquem algum tempo para compartilhar a experiência. Como você se sentiu e do que se conscientizou? . . .

Roteiro de Relacionamento

Cada relacionamento desenvolve rapidamente muitas regras e afirmações não expressas a respeito do que é permitido, quem faz isto ou aquilo, o que se evita etc. ... Um relacionamento se desenvolve porque os roteiros de vida dos dois parceiros de alguma forma se combinam, e então desenvolvem um roteiro conjunto que descreve o relacionamento: quais os papéis e o que acontecerá na relação. O papel de cada pessoa requer certas coisas e comportamentos do parceiro. Não pode haver marido sem esposa, mãe sem filhos etc. Agora quero que, um de cada vez, diga ao outro o que seu papel no relacionamento exige do parceiro. Comece a sentença com "Para que eu seja uma boa esposa (ou marido, amigo, amante, mãe etc.) você precisa...". Entre nos detalhes do que seus papéis exigem do outro. Façam isto durante cinco minutos. ...

Agora dediquem algum tempo para compartilhar como vocês se sentiram e o que conscientizaram sobre o relacionamento. Vejam se podem esclarecer mais sobre a relação. Se você descobrir outras "regras básicas" que descrevem o relacionamento, discuta-as também.

Contatando pelo Nome

Quero que você se sente em frente ao parceiro, em silêncio. Agora quero que o mais alto tente contatar com o parceiro dizendo o nome dele. Se o parceiro não sentir o contato, deve agitar a cabeça, e você terá que tentar uma maneira diferente de dizer o nome, até que o atinja. Tenha presente como se sente ao fazer isto e observe que formas de dizer o nome dele não o atingem. Quando seu parceiro sentir o contato, deve menear a cabeça. Pare por um momento de forma que ambos possam se conscientizar de como o nome foi dito quando você o atingiu. Depois será a vez de ele tentar atingir você dizendo o seu nome. Não diga nada a não ser o nome do parceiro. ...

Agora quero que um diga ao outro o que presentificou durante o experimento. Como tentou atingir o parceiro e como se sentiu ao fazer isto? Que formas de dizer o nome você tentou e não tiveram efeito? Como seu parceiro o atingiu: através de um pedido, com doçura, implorando etc.? Compartilhem a experiência durante alguns minutos. ...

Precisar-Querer-Sentir Falta

Agora quero que cada um expresse aquilo que precisa do outro. Seja bem específico e detalhado ao dizer ao parceiro o que precisa dele. Comece cada sentença com as palavras "Eu preciso...". Durante cinco minutos faça uma longa lista de necessidades. ...

Agora quero que cada um diga exatamente as mesmas coisas de antes, mas substituindo "Eu *preciso*..." por "Eu *quero*...". Tenha presente como você se sente ao dizer esta nova sentença. É realmente uma necessidade, algo de que você precisa e sem o qual não pode viver, ou é algo que você pode estar desejando muito, mas que não é absolutamente necessário para a sua sobrevivência? Esta "necessidade" não é apenas algo que o livra da inconveniência de fazer alguma coisa sozinho? Então repita esta sentença que começa por "Eu quero" e, imediatamente, acrescente as primeiras palavras que lhe ocorrerem. ...

A palavra "querer" tem dois significados básicos: *desejar* e *sentir falta*. Quero que você passe pela mesma lista de desejos e necessidades e expresse o sentido de *falta* ou *ausência* que você experimenta e que está subjacente ao querer ou precisar. Por exemplo, se o meu desejo é "Quero que você aprove o meu serviço de casa" então a falta poderia ser "Sinto falta da sua aprovação pelo que faço", ou possivelmente "Sinto falta de confiança em meu próprio trabalho". Tente ser realmente honesto ao manifestar e assumir responsabilidade pelos seus próprios sentimentos de falta. ...

Agora compartilhem a experiência durante cinco ou dez minutos e discutam o que veio à tona com este experimento. ...

Diálogo Sim-Não

Quero que você passe os próximos quatro minutos se comunicando apenas com as palavras "sim" e "não". Olhem-se enquanto usam estas duas palavras, trocando o tom de voz, rapidez, volume, inflexão etc. Presentifique as suas sensações enquanto faz isto e também o que você comunica, como interage. ...

Agora, durante cinco minutos, compartilhe suas experiências. Como você se sentiu, e o que expressou sobre você e a relação? ...

Agora faça exatamente o mesmo, apenas usando as palavras "eu" e "você" (em vez de "sim" e "não"), durante cerca de quatro minutos, e depois compartilhem as experiências. ...

Oração Gestalt

A oração da Gestalt-terapia de Fritz Perls é:

Eu faço minhas coisas, e você faz as suas.

Não estou neste mundo para viver de acordo com suas expectativas
E você não está neste mundo para viver de acordo com as minhas.
Você é você, eu sou eu
E se por acaso nos encontramos, é lindo.
Se não, nada há a fazer.

Quero que cada um diga isto silenciosamente ao parceiro, enquanto mantém contato com os olhos e contato físico. Tenha consciência da sua experiência enquanto a faz. . . .

Agora quero que cada um parafraseie a oração da Gestalt. Diga ao seu parceiro o que ela significa para você com suas próprias palavras. . . .

Mais uma vez diga o que a oração significa para você; mas agora amplie o que descobriu, e seja bem específico em termos de vocês dois e do relacionamento. Diga detalhadamente quais são as suas "coisas" e as do seu parceiro, e seja específico a respeito de suas expectativas, e das dele, que você não está no mundo para satisfazer etc. . . .

Agora dedique algum tempo para compartilhar o que você experienciou. Até que ponto você concorda ou discorda da oração Gestalt, e até que ponto você pode realmente viver segundo ela. . . .

ATIVIDADES DE GRUPO

Neste capítulo há instruções para uma grande variedade de atividades grupais: demonstração, experimentos verbais e não-verbais, dramatização, identificação com fantasias, experimentos de confiança, massagem etc. São outras oportunidades para você se tornar mais consciente de si mesmo, oportunidades que serão perdidas a não ser que você explore a sua consciência e percepção de fazê-las e se permita algum tempo para absorver e refletir sobre as experiências e continue a fazê-las com outros.

Ensaios e Ansiedade

Fechem os olhos e mantenham-nos fechados até que eu peça para que os abram. Dentro de três minutos vou chamar um de vocês para se levantar e contar a este grupo de estranhos coisas sobre si mesmo, honesta e detalhadamente. ... Daqui até o momento da chamada quero que você imagine que é a pessoa que irei chamar. Estou lhe dando uma chance de ensaiar e decidir o que dirá. ... Imagine-se em pé, frente ao grupo. ... O que dirá sobre si mesmo? ... Agora entre em contato com sua existência física. O que está acontecendo em seu corpo? ... Que tensão, nervosismo ou excitação você sente? ...

Agora fique em contato com sua existência física e observe mudanças que ocorrem quando lhe digo que *não* vou chamar ninguém para se levantar e falar ao grupo. ... Presentifique o que acontece em seu corpo agora. ...

Muito bem, abram os olhos. Agora quero lhes dizer algumas palavras que podem ser úteis para o entendimento desta experiência. Eu, deliberadamente, os "ameacei" com uma situação *futura*. Pedi-lhes que saltassem para o futuro e preparassem a tarefa de contar ao grupo coisas sobre si mesmos. Sua energia e excitamento crescem de forma a enfrentar o desafio e vocês sentem alguns sintomas: o coração batendo mais forte e certos músculos ficam tensos e tremem. Se a tarefa estivesse presente agora, todo o excitamento poderia fluir em atividades, movimentando o corpo, gesticulando, falando etc. Mas, uma vez que o desafio está no futuro, o excitamento passa a não ter nada a ver com ele, então se acumula e vocês experienciam o que é chamado de ansiedade ou medo de palco. Vocês também terão a experiência se a tarefa estiver realmente no presente e à espera de vocês, mas sem que vocês ousem tentá-la, de modo que ainda estarão ensaiando para o futuro. A maioria de vocês provavelmente não só ensaia a tarefa, mas também imagina todo tipo de fracassos e conseqüências desastrosas. À medida que se tornam mais excitados e agitados com essas catástrofes que só existem na imaginação, o fato de se aborrecerem interfere com a própria tarefa e pode trazer o fracasso temido. Quero que percebam que este tipo de dificuldade ocorre quando se abandona o agora da realidade presente e se salta para o futuro imaginário, que não existe.

Há uma estória que ilustra bem o desperdício provocado por este envolvimento com o futuro. Um jovem acabou de marcar encontro com uma garota muito bonita, para esta noite. Agora é meio-dia e amanhã de manhã ele tem um exame muito importante, para o qual tem que estudar. A tarde toda ele está com o encontro na cabeça, de modo que não consegue estudar. Depois, à noite, quando está com a garota, está tão preocupado com o exame da manhã seguinte que não consegue apreciar o encontro. Estou certo de que você se reconhece nesta estória. Qualquer preocupação com o futuro reduz seu contato com o que existe agora, podendo apagar o presente completamente.

"Recordar" ou pensar sobre o "passado" é a mesma coisa. Quase toda recordação é uma atividade fantasiosa, inútil, envolta em imagens sentimentais, pensamentos a respeito de fatos que você desejaria que tivessem sido diferentes, ensaios sobre outras formas de agir, tortura de si mesmo pelo resultado real etc. Nada disto pode ter qualquer utilidade, embora a maioria da energia esteja ligada a esta fantasia, de modo que não se experiencia nem se faz nada *agora*.

Demonstração de Identificação *

(Pegue, *de antemão*, um pedaço de papel usado, ou um copo de plástico, e torne-o mais interessante cortando uma ponta, dobrando-o, riscando-o ou amassando-o um pouco.)

---

* Neste capítulo, o que estiver entre parênteses são orientações para o líder ou facilitador do grupo. (N. do T.)

Quero que todos focalizem a atenção no que estou segurando na mão e que dêem descrições breves disto. (Dêem tempo para obter um grande número de respostas: branco, estragado, sendo segurado, flexível, fino, liso, marcado etc.)

Agora quero que vocês observem que, embora todos olhassem para o mesmo objeto, pessoas diferentes presentificaram coisas diferentes; se eu fizesse o experimento individualmente com cada um de vocês, vocês mencionariam alguns dos muitos aspectos que foram referidos aqui no grupo. Alguns de vocês nunca observaram características que são óbvias para outros. O fato de alguns observarem certos detalhes, e outros, detalhes distintos, não é acidental. O que você observa no mundo não é simplesmente o resultado do que existe "lá fora", mas está de alguma forma ligado ao que você é e o que é importante para você naquele momento. Sua memória também é seletiva segundo sua vida e seus interesses. A maioria de vocês já esqueceu várias das descrições deste objeto que foram mencionadas alguns minutos atrás.

Dediquem alguns minutos para recordar quais descrições lhe vieram facilmente à cabeça e observem a ligação destas frases descritivas com a sua vida. ... Se você observou que o papel é fino e áspero, veja se a sua finura ou aspereza possui algum significado especial para você. Você é magro ou gostaria de ser? Você é áspero ou teme a aspereza dos outros? ... Centralize sua atenção particularmente nas coisas que você observou e lembrou claramente. ... Agora feche os olhos e tente se descrever com as mesmas palavras. Se você observou que o papel (ou copo) tinha um pedaço cortado ou faltando, tente dizer "Tenho um pedaço faltando", e veja como se sente ao dizer isto. Se sentir que é verdade, fique com a experiência e veja se pode descobrir o que está faltando em você. Faça isto durante algum tempo. ...

Agora abram os olhos. Algum de vocês descobriu algo através deste experimento? Algum de vocês sentiu algo ao tentar se identificar com a descrição? Gostaria de ouvir a sua experiência, se alguém quiser falar sobre ela. ...

Agora quero que todos fiquem em silêncio e tentem de novo esta identificação. Olhe para o papel que estou segurando e imagine que você é o pedaço de papel. Diga silenciosamente a si mesmo: "Estou sendo segurado... sou branco... escrito... dobrado... tenho um pedaço faltando". ... *Torne-se* realmente este pedaço de papel. ... (Após quinze segundos, ou quando todos estiverem bastante envolvidos com a experiência, amasse de repente o papel na sua mão.) O que acontece? Fique com aquilo que estiver experienciando agora. ... Gostaria que cada um de vocês expressasse brevemente o que aconteceu quando fiz isto. ... Prometo que não farei mais este tipo de truque sujo com vocês. Fiz isto porque não tenho outra maneira melhor de lhes mostrar como o processo de identificação pode levá-los ao contato com seus sentimentos. Neste caso, armei uma situação: decido com que vocês devem se identificar e depois amasso o papel. Os sentimentos de vocês são uma reação a mim e ao que fiz. Se vocês se identificam com algo que vocês próprios tenham escolhido, ou com a sua fantasia, ou com um sonho que tenha sido amassado, podem recuperar a consciência de seus *próprios* sentimentos enterrados. Mesmo nesta situação planejada é possível aprender algo sobre si mesmo, ou seja: Como você reage depois que eu o "amasso"? Você se sentiu apenas amassado, ou sentiu raiva e vontade de se vingar? Dedique alguns minutos para se lembrar da reação à situação e observe como a experiência poderia caracterizar a sua forma de reagir a injúrias.

Este experimento mostra também quão facilmente nós nos perdemos, identificando-nos com coisas e eventos fora de nós. Quando amasso o *papel*, vocês reagem como se *vocês* estivessem sendo amassados. Se vocês se identificam fortemente com a bandeira do país, ficam furiosos se alguém a queima: reagem como se vocês estivessem sendo queimados, e não um pedaço de pano colorido. Se vocês se identificam fortemente com o emprego, é possível que reajam com uma depressão suicida quando ele desaparece: reagem como se a vida tivesse acabado e não o emprego. Quando se trabalha por meio da fantasia e se identifica solidamente com a consciência e a experiência, é possível reagir apropriadamente a ofensas reais e ficar imune a ofensas e perigos imaginários, que ocupam tanto a atenção de tantas pessoas.

Formando Grupos

Usualmente é melhor formar grupos com mais ou menos o mesmo número de homens e mulheres, para tirar proveito dos seus pontos de vista diferentes. Às vezes é bom formar grupos que se conhecem pouco, de forma que as pessoas venham a se conhecer melhor e se sentir mais à vontade. Outras vezes é válido formar grupos de forma a reunir pessoas que já se gostam ou não se gostam, de modo que possam explorar mais o relacionamento. Se for possível, use o próprio processo de formação do grupo como foco para aprofundar a tomada de consciência. Também aqui existem várias possibilidades:

Formem grupos de *exatamente* cinco pessoas, equilibradas em termos de sexo. Ao formarem os grupos tenham presente o que vocês e os outros fazem, e como se sentem ao fazê-lo. Tão logo tenham formado grupos de *exatamente* cinco pessoas, sentem-se em círculo e não conversem até eu avisar. ...

Agora quero que cada um expresse a sua consciência de todos os detalhes de como o grupo se formou. Qual foi sua parte na formação do grupo e como se sentiu enquanto o grupo se formava? Você foi ativo, ou esperou ser escolhido? Quem assumiu mais responsabilidade pela formação do grupo, manifestando desejos e preferências, fazendo sugestões etc.? Como o grupo decidiu quem teria que sair caso houvesse muita gente? Durante cinco minutos compartilhem a consciência do processo de formação do grupo.

Quero que exatamente cinco (ou qualquer que seja o número de grupos que você deseje) pessoas sejam voluntárias para dar início aos grupos. Vocês não terão outra responsabilidade além de ajudar o início do processo de divisão. Quem quiser fazer isto, levante-se por favor e fique perto da parede, enquanto o resto do grupo vai para o centro da sala.

Enquanto o processo de formação do grupo continua, quero que se conscientizem do que acontece, e que sentimentos vocês têm em relação ao que acontece. Agora quero que cada uma destas cinco pessoas escolha alguém do sexo oposto que gostaria de ter no grupo e peça para a pessoa vir e se juntar a você. ...

Agora quero que cada uma das cinco pessoas que *acabam de ser escolhidas* escolha uma pessoa do sexo oposto, que gostaria de ter em seu grupo, e peça a esta pessoa que se aproxime. ... (Continue fazendo isto até que todo mundo tenha sido escolhido.) Agora sentem-se num pequeno círculo. Quero que, um de cada vez, diga à pessoa que escolheu o que o levou a querer tê-la no grupo. Fale diretamente para a pessoa escolhida por você; fale alto de modo que os outros membros do grupo possam ouvi-lo. Depois de todos terem feito isto, quero que cada um expresse como se sentiu durante o processo de escolha, ou seja: esperando ser escolhido, ao ser escolhido ou escolhendo outra pessoa. Dediquem três ou quatro minutos para compartilharem as experiências. ...

(Muitas vezes isto traz à tona fortes temores e sentimentos de não ser aceito, de ser deixado de fora, lembranças de ser o último a ser escolhido para jogos esportivos durante a infância etc.)

Forme par com alguém do sexo oposto, alguém que você não conheça bem e que gostaria de conhecer melhor. ...

(Faça então vários experimentos de pares: *Espelhando, Completando Sentenças, Você Tem-Eu Quero* etc.)

Agora juntem-se com um ou dois pares para formar grupos de quatro ou seis, e sentem-se. ... Quero que cada pessoa, por vez, apresente seu parceiro ao grupo da seguinte forma: olhe para o parceiro e diga a ele tudo que se fez presente para você na interação que tiveram: o que você observou e o que ele manifestou sobre si mesmo, como você se sente em relação a ele etc. Fale diretamente com o parceiro, e alto o bastante para que o resto do grupo possa ouvi-lo facilmente. Quero que cada um leve um ou dois minutos fazendo isto. Alguma pergunta? Muito bem. Comecem...

Apresentações

Uma excelente forma de apresentar os membros do grupo uns aos outros é começar com uma viagem de fantasia, tal como *Roseira, Espelho, Motocicleta* ou *Estátua de Si Próprio,* e depois pedir a cada pessoa para expressar suas experiências detalhadamente, *na primeira pessoa e no presente.*

Antes de tudo quero que se conheçam em pares, e depois lhes pedirei para apresentarem o parceiro ao grupo. (Escolha um ou dois experimentos de pares, tais como: *É Óbvio Que, Minha Impressão é Que,* ou *Você Tem-Eu Quero.*)

Agora quero que cada um apresente o parceiro ao grupo em termos do que realmente teve presente durante os últimos minutos. Quero que olhem para seus parceiros e falem diretamente com eles, mas falem alto o suficiente de forma que todo o grupo possa ouvir. Digam a ele o que observaram durante a interação e como se sentem. Quero que cada um dedique pelo menos um ou dois minutos para apresentar o parceiro. Alguma pergunta? ... Comecem. ...

Quero que cada pessoa fique em pé no centro do círculo e passe aproximadamente três minutos se apresentando, expressando a sua consciência de momento em momento. Fale *para* alguém enquanto faz isto. Enquanto cada pessoa o faz, quero que o resto do grupo se conscientize do que esta pessoa tem presente e como se expressa não-verbalmente, através da postura, movimentos, tom de voz etc. (Demonstre ficando em pé ao dizer isto, e depois tome alguns minutos para expressar a sua consciência, falando *para* alguém ao fazê-lo.)

Quero que cada um se apresente a cada pessoa do grupo, comunicando-se apenas por meio do nome. Vocês não podem usar outras palavras, mas dispõem de uma grande variedade de inflexões, altura, repetições possíveis. Olhem nos olhos da outra pessoa e tomem consciência também de como se sentem fisicamente ao se apresentarem. Enquanto falam, tenham presente aquilo que a voz expressa e observem como os outros se expressam quando usam o nome para se apresentarem.

193

(Façam a mesma coisa mas usem apenas o próprio nome e a palavra *sim, não* ou *talvez* para se apresentarem a cada pessoa do grupo.)

Fechem os olhos e entrem em contato com a existência física. . . . Presentifiquem realmente o corpo. Entrem em contato com ele e com suas sensações físicas. . . . Agora quero que repitam silenciosamente o seu primeiro nome, várias vezes. Enquanto o fazem, escutem a si mesmos e observem as sensações e imagens que surgem. . . . Vejam se conseguem visualizar o nome ao dizê-lo, e percebam as modificações que ocorrem nesta imagem enquanto o repetem. . . . Tomem consciência de como se sentem ao repetir o nome e sigam quaisquer sentimentos ou imagens que emerjam à consciência. Continuem a fazer isto por alguns minutos. . . .

(Você pode fazer isto com o nome de outra pessoa, alguém do grupo, ou alguém importante em sua vida.)

Quero que aprendamos os nomes, uns dos outros. Vou dizer meu nome e, após uma pausa, quero que a pessoa à minha direita diga o nome distintamente, e depois lentamente mencione cada pessoa que já tenha se apresentado. Então a pessoa à sua direita fará o mesmo, e assim por diante. Se vocês não conseguirem lembrar o nome de uma pessoa, perguntem a ela; digam o nome e prossigam. Estejam certos de não estarem apenas memorizando uma lista de ruídos, mas sim ligando o nome ao indivíduo. Ocasionalmente inverter a direção poderá ajudá-los a fazer isto. Em vez de nomear as pessoas da primeira à última, comecem com a última em direção à primeira. . . .

(Nomes são rótulos culturais um tanto superficiais, mas muitas pessoas pelo menos começarão a se comunicar se souberem alguns nomes. Os nomes podem também reduzir a ambigüidade de quem está falando com quem.)

Escolhendo um Líder

Silenciosamente olhem para as pessoas do grupo. *Sem falar,* quero que cada grupo escolha um líder, que será o responsável por verificar se o grupo está seguindo as instruções. Agora dediquem alguns minutos para escolher não-verbalmente um líder — *sem palavras.* . . .

Agora que cada grupo escolheu um líder, quero que tomem consciência de *como* este líder foi escolhido. Passem alguns minutos discutindo qual foi a verdadeira seqüência de eventos que resultou na escolha e que membro do grupo assumiu realmente a parte mais ativa na decisão. ...

A pessoa que assumiu a parte mais ativa é a pessoa que realmente conduziu a situação; portanto, de agora em diante, *ela* será o líder oficial do grupo.

Dando e Recebendo Apreciações

Formem grupos de seis a oito pessoas e sentem-se em círculo, com bastante espaço no centro para que uma pessoa possa se sentar confortavelmente. ...

Neste experimento quero que vocês experienciem a expressão daquilo que gostam nas outras pessoas do grupo e se conscientizem de como se sentem ao enviarem e receberem estas mensagens de gostar e apreciar. Uma pessoa de cada vez sentar-se-á no centro do círculo, e enquanto lá estiver, deverá ficar em silêncio. Haverá tempo para *feedback* e discussão depois. A pessoa à esquerda daquela que está no centro começa e diz três ou quatro coisas que aprecia. Não estou lhes pedindo que sejam falsos. Vocês podem encontrar três ou quatro coisas de que gostam, mesmo no pior inimigo. Sejam tão superficiais ou profundos quanto quiserem, mas sejam honestos e expressem realmente coisas de que gostam. Olhem para a pessoa no centro e digam diretamente *a* ela, sendo bastante *específicos* e *detalhados*. Não digam apenas "Eu gosto de você" ou "Gosto do seu cabelo". Digam *exatamente* o que gostam na pessoa ou no cabelo. Por exemplo: "Gosto de como você realmente escuta o que alguém diz, e enquanto escuta, o seu sorriso torce sua boca do lado esquerdo e você inclina a cabeça um pouco para a direita; eu sinto que você está realmente me escutando, e gosto disso".

Depois de essa pessoa ter dito três ou quatro coisas de que gosta, dirá "passo", e então a pessoa à esquerda dirá três ou quatro coisas e assim por diante, até que todas as pessoas do círculo tenham expressado a sua apreciação à pessoa no centro. Então esta voltará para o seu lugar no círculo e a pessoa à esquerda irá para o centro. Façam isto até que todos tenham se sentado no centro e recebido a apreciação de todos os outros. Quando terminarem, sentem-se bem próximos uns dos outros, de maneira que seja confortável para todos, e compartilhem as experiências. Digam tudo que queriam ter dito antes, mas não disseram. Muitas pessoas, especialmente a última a sentar-se no meio, não terão tido chance de responder ao que as outras disseram.

Quero que tenham particular consciência das sensações físicas ao darem e receberem mensagens de apreço. É fácil e agradável manifestar o gostar, ou você sente desconforto e tende a evitar a comunicação direta com a outra pessoa? Você realmente aceita e gosta do que os outros dizem, ou sente-se desconfortável, tendendo a evitar ou rejeitar estas mensagens de apreço? ... Alguma pergunta? ... Quero um voluntário em cada grupo para ser o primeiro a se sentar no meio do círculo. ... Muito bem. ... Comecem. ...

(Uma porção de sentimentos agradáveis e muita confiança pode se desenvolver através deste experimento, se for mantida a consciência real. Não permita que eles se degenerem em constatações vagas e gerais, tais como elogios, cumprimentos, apoio etc. Estas "boas intenções" podem produzir sensações gostosas, temporárias, em pessoas que acreditam em tais constatações da fantasia, mas nada real pode acontecer. Se houver tempo, continue com o experimento que se segue.)

Expressão Não-Verbal

(Este experimento é mais produtivo com pessoas que já tiveram pelo menos alguns contatos anteriores significativos. É especialmente bom quando segue o experimento anterior, *Dando e Recebendo Apreciações.*)

Formem grupos de seis a oito pessoas e fiquem em círculo. Uma pessoa começará indo para o centro do círculo, e olhará para a pessoa que está à esquerda do seu lugar no círculo. Quero que a pessoa no meio olhe para quem está à sua frente, e que tome um ou dois minutos para entrar em contato com seus sentimentos em relação à outra pessoa. Então, silenciosamente, expresse como se sente, de maneira não-verbal, usando algum tipo de contato físico. Passe então para a pessoa seguinte e faça o mesmo, e assim por diante, até chegar de volta ao seu lugar no círculo. Então a pessoa à esquerda vai para o meio e faz o mesmo, até que todos o tenham feito. Quando terminarem, sentem-se em círculo e compartilhem as experiências. Também digam alto o que queriam dizer antes, mas não conseguiram.

Quando você estiver no centro, tente realmente entrar em contato com seus sentimentos em relação a cada pessoa e deixe-os fluir em algum tipo de manifestação não-verbal. Não fique só abraçando todo mundo ou dando as mãos. Diferencie seus movimentos e tenha consciência deles. Você poderá abraçar alguém, empurrar outro, e quase não tocar um terceiro etc. Enquanto estiver no círculo, conscientize-se dos detalhes específicos dos movimentos, hesitações etc. da pessoa que se acha no centro, enquanto ela interage com os outros. Observe não somente *o que* ela faz, mas *como* se expressa não-verbalmente. Ela se move tranqüila ou impacientemente? Espontaneamente ou de maneira deliberada? ... Alguma pergunta? ... Preciso de um

voluntário em cada grupo para ir ao centro do círculo e começar. ...
Muito bem. ... Comecem. ...

Três Desejos

Quero que cada um passe um ou dois minutos pensando silenciosamente em três desejos que poderiam ser satisfeitos agora, no grupo. ...

Agora, um de cada vez, digam ao grupo seus desejos e, na medida do possível, satisfaçam-nos. Se a satisfação do seu desejo envolver ativamente o outro, respeite os sentimentos dele se ele não quiser satisfazê-lo. Depois de manifestarem e realizarem seus desejos, discutam a experiência durante cinco ou dez minutos. ... Alguma pergunta? ... Comecem. ...

Espero que a maioria de vocês perceba agora que é possível agir sobre *muitos* daqueles impulsos e desejos que usualmente são inibidos ou reprimidos. A amplitude de comportamentos possíveis (muitas vezes excitantes e substanciais) é *muito* maior do que a que vocês geralmente se permitem. Um modo saudável de funcionar requer envolvimento com outras pessoas, dando e recebendo dos outros o que se deseja trocar. Nosso medo de rejeições impede a expressão de muitos impulsos positivos e substanciais, tanto quanto a de outros que são, pelo menos, inofensivos.

Agora eu gostaria que vocês tentassem expandir a amplitude de comportamento que vocês se permitem. Quero que cada pessoa pense em três desejos que pensou antes mas censurou, e não manifestou por alguma razão. ...

Agora quero que cada pessoa diga ao grupo seus desejos censurados e veja se consegue satisfazer qualquer um *destes* desejos. Depois de cada um ter expressado e realizado seus desejos, discutam a experiência. ... Prossigam. ...

Passar a Máscara

(Grupos de cinco a sete pessoas, sentadas em círculo.)

Quero que façam um jogo chamado "passar a máscara". Quero que um de vocês se vire para a pessoa da direita e faça do seu rosto uma "máscara" — alguma espécie de expressão fixa. Mantenha esta máscara o tempo suficiente para que a pessoa da direita possa copiá-la. Esta deve copiar a máscara, e depois de tê-lo feito, continuar com ela, e começar a virar a cabeça rapidamente para a direita. Entretanto, pouco antes de a cabeça estar virada para a pessoa da direita, ela deverá *modificar* o rosto, passando para outra máscara, nova e diferente. Não planejem as máscaras a serem criadas, simplesmente virem a cabeça e vejam o que acontece. (Demonstre.) Então a pessoa à direita copiará esta nova máscara, virando a seguir a cabeça e criando uma máscara nova, que será copiada pela pessoa seguinte, e assim por diante. Não falem durante o experimento e não usem as mãos para alterar a expressão facial: empreguem apenas os músculos faciais. Alguma pergunta? . . . Prossigam. . . .

Agora quero que invertam a direção. Passem a máscara na direção oposta à inicial, durante alguns minutos. . . .

Agora fechem os olhos, silenciosamente, e absorvam o que acabaram de experienciar. . . . Gostaria que se lembrassem das máscaras que criaram. O que elas expressavam? . . . Eram todas diferentes, ou muitas delas expressavam o mesmo tipo de sentimento ou atitude? . . . Isto tem algum significado para você? . . . O que a máscara expressava sobre você? . . .

Agora considere os outros do grupo. Como eram suas máscaras e o que elas expressavam? . . . Agora abra os olhos e olhe em silêncio para os outros. . . . Dedique algum tempo para lembrar as máscaras que eles fizeram e o que estas máscaras podem expressar a respeito deles. . . .

Daqui a pouco quero que cada um coloque em palavras a consciência das próprias máscaras e o que expressavam, e depois de todos terem feito isto, prossigam dizendo o que perceberam nas máscaras dos outros. Façam isto durante cinco ou dez minutos. . . .

Agora feche os olhos e faça uma máscara, a mais característica entre aquelas que foram feitas antes. . . . Conserve esta máscara no rosto por algum tempo, e entre realmente em contato com ela, e com aquilo que ela expressa a seu respeito. . . . Agora *torne-se* aquilo que sua face expressa na máscara. Se a sua máscara for feroz, torne-se feroz; se a sua máscara for estúpida, torne-se estúpido. Torne-se aquilo que a máscara expressa e tenha presente como se sente ao fazê-lo. . . . Agora comece a fazer pequenos ruídos que exprimam como você se sente no momento. . . . Observe se sua atenção vagueia para os outros ruídos da sala, ou se você quer imitar alguns deles. Se isto acontecer, tome consciência e depois dirija sua atenção aos próprios sentimentos, e os sons que os mesmos expressam. . . . Agora permita que estes sons se tornem mais fortes. . . . Daqui a pouco lhe pedirei que abra os olhos e interaja com os outros. Continuem a manter as máscaras e os ruídos. Mantenham contato com suas faces ao abrirem os olhos e interajam com os outros por alguns minutos. . . .

Mais uma vez dediquem algum tempo a compartilhar a experiência de terem feito isto. ...

(Este é um experimento ativo e animado, do qual a maioria das pessoas gosta muito. *Dependendo de quanto as máscaras são espontaneamente criadas,* elas expressam muito dos sentimentos e atitudes mais importantes da pessoa, e dos quais ela podia não estar consciente. Pode-se fazer o mesmo tipo de experimento passando alguma coisa em vez de máscaras. Pode-se passar sons sem sentido, ruídos animais, grunhidos, gritos, risadas, murmúrios, gestos, apertos de mão, e outras formas de contato físico etc.)

Robô-Idiota

Quero que todos se levantem e se mexam um pouco para se soltar. Em um instante quero que todos se tornem robôs: máquinas com forma humana que se movem rígida e mecanicamente. Estes robôs não têm palavras, mas uma porção de ruídos de máquinas: rangidos, tinidos, estalidos etc. Comecem a fazer alguns tipos de movimentos mecânicos e ruídos de robô, e descubram que tipo de robô são. Agora tornem-se robôs e movam-se pela sala. Tenham algum tipo de contato físico com os outros robôs e interajam por alguns minutos. Conscientizem-se de como se sentem. ...

Muito bem. Parem. Um robô é *supercontrolado* de maneira completa e rígida por uma mente mecânica. Em seguida, quero que se tornem idiotas; o idiota é uma pessoa *subcontrolada,* cuja mente quase não existe. *Não* estou lhes pedindo para *caçoarem* de pessoas com deficiências mentais. Quero que *experienciem* como se *sentem* quando são subcontrolados. ... Idiotas também não têm palavras, e sim uma série de ruídos incoerentes, grunhidos etc. Comecem a fazer alguns ruídos, movimentos confusos e tornem-se idiotas. Sejam idiotas por vários minutos e movam-se pela sala tendo contato físico e interagindo com os outros idiotas. Conscientizem-se de como se sentem ao fazê-lo. ...

Agora continuem sendo idiotas e encontrem outro com o qual queiram fazer par. ... Passem alguns minutos num diálogo não-verbal de sons, movimentos e contatos físicos. Ao fazerem isto, conscientizem-se de como se sentem e o que se passa entre vocês e seus parceiros. ...

Agora parem. Tornem-se robôs novamente e continuem o diálogo não-verbal com seus parceiros por alguns minutos. Conscientizem-se de como se sentem agora, e como isto se compara com a experiência de ser idiota. ...

Agora tornem-se idiotas mais uma vez e continuem a interação com seus parceiros durante um minuto. ...

Agora sentem-se juntos e compartilhem suas experiências com seus parceiros. Como se sentem em cada papel, como se expressam e o que absorveram dos parceiros? Façam isto durante cinco minutos. ...

Conversa com as Mãos

Quero que cada um faça par com alguém do sexo oposto (se possível) que não conheça bem e que gostaria de conhecer melhor. ... Agora encontrem outro par que gostariam de conhecer melhor e formem um grupo de quatro. Cheguem a um acordo entre os quatro que estão interessados e querendo estar juntos por algum tempo para se conhecerem melhor. ... (Se houver gente sobrando, forme grupos de seis, cinco ou três.) Agora fiquem em pé num círculo, de forma a estarem próximos de duas outras pessoas do grupo que queiram conhecer melhor. ... Agora sentem-se em silêncio numa roda pequena, de modo que tenham as mãos livres e que possam tocar os cotovelos facilmente. ...

Agora fechem os olhos e entrem em contato com seus corpos. ... Mantenha os olhos fechados até eu lhe pedir para abri-los. Observe o que acontece dentro da sua pele. ... Tome consciência do seu respirar ... e observe qualquer desconforto ou tensão. ... Veja se consegue ficar mais à vontade. ... Agora junte as mãos, como se elas fossem estranhas, e deixe-as se descobrirem. ... Como estas mãos se encontram e se descobrem? ... Como são estas mãos fisicamente? ... Como se movem e interagem? ... Agora deixe suas mãos descansarem juntas. ... Entre novamente em contato com seu corpo e com o que está acontecendo dentro dele. ...

Dentro de um ou dois minutos lhes pedirei para se aproximarem das pessoas de ambos os lados e conhecerem suas mãos. Agora quero que se conscientizem do que experienciam ao deixar o presente e começar a antecipar o futuro. ... Tenham presente os pensamentos, fantasias e imagens que surgem ... e observem como o corpo se sente em resposta a estas imagens e fantasias sobre o futuro. ... Agora vejam quanto conseguem voltar ao presente centralizando a atenção exclusivamente no funcionamento físico agora: sensações de excitamento ou tensão etc. ...

Agora estendam as mãos e contatem com as mãos, de ambos os lados. Digam "olá" com as mãos e depois comecem a conhecer estas mãos. ... Ao fazerem isto, percebam como os pensamentos e fantasias se interpõem entre vocês e suas sensações. ... Observem que, quando vocês prestam atenção a palavras e imagens na cabeça, o que sentem nas mãos se esvai ou desaparece. ... E observem que o inverso também é verdadeiro: Quando centralizam a atenção nas mãos e no contato com as outras mãos, as palavras e imagens na cabeça tendem a desaparecer. ... Assim, conheçam realmente as mãos que estão tocando. Como são? ... Como se sentem? ... Como se mexem? ... Se estas mãos fossem gente, como as descreveriam? ...

Agora quero que tentem expressar sentimentos e atitudes diferentes através das mãos. Ao fazerem isto, tenham também presente a forma pela qual as outras mãos expressam os mesmos sentimentos.

Primeiro expressem jovialidade. ...

Agora sejam meigos e carinhosos. ...

Agora manifestem dominação. ...

Agora sejam submissos e queixosos. ...

Sejam vivos e ativos. ...

Agora mortos e passivos. ...

Expressem arrogância. ...

Sejam tímidos. ...

Não sejam rudes demais ao expressarem raiva. ...

Agora sejam amáveis. ...

Agora manifestem irritação. ...

Expressem alegria e felicidade. ...

Agora fiquem tristes e deprimidos. ...

Sejam rejeitadores. ...

Agora manifestem aceitação. ...

Agora que vocês possuem um "vocabulário", mantenham uma conversa com as mãos. Vejam se conseguem expressar a cada uma como se sentem e o que está acontecendo entre vocês. ... Por exemplo: Sua interação é principalmente aconchegante e comunicativa, ou é um duelo de forças? ... Uma delas é mais ativa e a outra mais submissa e recuada? ... Você gostaria que a outra fosse diferente? ... Veja o quanto consegue comunicar com suas mãos. ...

Agora, devagar, bem devagar, comecem a dizer um adeus silencioso a estas mãos que se tocam. ... Digam lentamente adeus e tragam suas mãos de volta a vocês. ... Presentifique suas mãos e como se sente ao estar de novo consigo mesmo. ... Absorva silenciosamente o que acabou de experienciar. ...

Dentro de um minuto lhes pedirei que abram os olhos e digam aos outros o que descobriram sobre si mesmos e sobre eles, por meio da conversa com as mãos. Conversem com alguém e façam isto *na primeira pessoa e no presente.* Por exemplo: "Não me sinto muito ativo, e observo a aspereza da sua pele, e estou surpreso por você ser tão meigo e gentil", ou qualquer que seja a sua experiência. Agora abram os olhos, e compartilhem suas experiências por dez minutos. ...

Espero que tenham tido alguma vivência de quanto uma pessoa pode se expressar através das mãos. Muitos de nós não têm contato físico com outros e isto nos separa e nos impede de nos relacionarmos. Além de rituais sem sentido, tal como dar as mãos, muitos de nós só tocam outras pessoas quando há raiva ou amor. Algumas pessoas possuem tão pouco o tocar dentro de suas vidas que quando realmente se sentem próximas de outras, grudam-se umas nas outras, fisicamente, e freqüentemente se afundam sexualmente uns nos outros. Gostaria que percebessem que existem muitas outras formas de se relacionar fisicamente com uma pessoa.

Nós aprendemos a mentir e a disfarçar com as nossas palavras, mas, quando tocamos, não podemos evitar de expressar algo que realmente sentimos. Se vocês puderem ter mais consciência de como se tocam uns aos outros, poderão aprender mais a respeito do que realmente ocorre entre vocês. A consciência das coisas que vocês tocam em sua vida também se torna mais viva.

Uma objeção que muitas pessoas levantam em relação a este experimento é que possuem dificuldade de se comunicar com duas mãos diferentes ao mesmo tempo. Isto certamente é verdade, mas o valor disto é lhes mostrar quão distintamente se exprimem duas pessoas diferentes. Agora eu gostaria de dar-lhes uma chance de se comunicarem apenas com uma pessoa através das mãos.

Façam par com alguma outra pessoa do grupo e sentem-se em frente ao parceiro, com os olhos fechados. Fiquem sentados quietos por algum tempo, e sintonizem o que se passa dentro de vocês. ... Agora junte as mãos e deixe que elas se conheçam de novo. ... Agora estenda ambas as mãos para o parceiro e comece a conhecer suas mãos. ... O que elas expressam? ... Quais as diferenças entre as duas mãos? ... Como você se sente em relação a elas? ... E como você expressa aquilo que sente através das mãos? ... Agora eu gostaria que procurassem alternadamente "falar" e "ouvir" com as mãos. Um dos dois mantém as mãos paradas enquanto o outro "fala" com elas ... e depois invertam como se estivessem conversando. ... Agora façam alguns pedidos com as mãos. Como você gostaria que elas fossem?

Agora tentem brincar um pouco com as mãos. Imaginem que um de vocês é uma máquina de escrever e que o outro está datilografando. ... Agora brinque de "pegador" ou "esconde-esconde". ... Agora inventem jogos. ... Percebam o que se desenvolve do diálogo entre vocês ... como cada um de vocês se expressa e como se sente ao fazê-lo. ...

Daqui a pouco vou lhes pedir para dizerem adeus a estas mãos. Enquanto isso, quero que continuem no diálogo silencioso com as mãos. Procurem exprimir, o mais claramente que puderem, como se sentem em relação às outras mãos e àquilo que expressam. . . . Agora devagar, bem devagar, ponham fim a esta conversa e silenciosamente digam adeus a estas mãos. . . . Tragam as próprias mãos lentamente de volta e presentifiquem como sentem suas mãos e o corpo, agora que estão de novo consigo mesmos. . . . Agora abram os olhos e dediquem alguns minutos a discutir suas experiências com o parceiro. Falem *para* seus parceiros e façam-no *na primeira pessoa e no presente.* . . .

Agora formem par com um novo parceiro. . . . (Repita a última parte.)

Exagero ou Inversão

Quero que o grupo decida um exagero ou inversão para cada pessoa do grupo. Esta é uma instrução que auxilia uma pessoa a se tornar mais consciente de si mesma: uma exigência de anunciar, exagerar ou inverter aquilo que normalmente faz. Por exemplo, se uma pessoa normalmente se desculpa, ou com palavras ou com o tom de voz, pode-se pedir a ela que comece tudo o que for dizer com as palavras "Estou me desculpando. . .", ou pode-se dizer para exagerar o que faz, desculpando-se de joelhos, ou dizer que deve proferir tudo vangloriando-se — o oposto de se desculpar. Centralizem-se numa pessoa de cada vez, e façam depressa várias sugestões de exageros ou inversões, e cheguem a um acordo. Certifiquem-se de que aquilo que escolhem pode ser imposto nesta situação aqui e agora, e estejam certos de cada pessoa perceber claramente o que ela deve fazer. . . .

Agora que cada um tem um exagero ou uma inversão passem os próximos dez minutos com isto. Durante este tempo conservem-se ao máximo no aqui e agora do seu experienciar. Estejam certos de que todos aceitaram aquilo que o grupo já tinha concordado em impor. Avise a alguém quando este se esquecer. Perceba como a sua própria instrução afeta o que você faz, e como se sente; observe como os outros são afetados por suas instruções. Manifeste a sua consciência o máximo que sua instrução permitir. Agora as instruções são retiradas. Dedique dez minutos para expressar qualquer coisa que não expressou antes a respeito da sua experiência. . . .

Papel e Inversão

Quero que o grupo decida um papel específico que sirva para cada indivíduo do grupo. Focalizem uma pessoa de cada vez, e consigam depressa sugestões para um papel que expressa a forma pela qual esta pessoa o impressiona. Percebam que existem *muitas* possibilidades de papéis. Quando decidirem um papel apropriado para a pessoa, tornem o papel mais específico e detalhado. Se se decidiram pelo papel de enfermeira, descrevam que tipo de enfermeira será. Uma enfermeira rude, forte, que não tem tempo para brincadeiras, ou alegre, suave como um doce de coco? Depois de fazerem isto, decidam uma sentença simples que seja apropriada para o papel da pessoa. Para a enfermeira, a sentença poderia ser: "Anime-se, não vai doer nada e você logo estará bom". Agora escolham os papéis e sentenças de cada um no grupo e estejam certos de que cada pessoa entendeu exatamente o papel e a sentença que lhe foram dados. ...

Agora que cada um de nós tem seu papel e sua sentença, quero que atuemos nos respectivos papéis durante cerca de oito minutos. Empenhem-se de fato no papel e interajam com os outros do grupo da forma que for mais adequada ao papel. Ao interagirem, alternem a sentença que receberam com quaisquer outras coisas que queiram dizer. Muito bem. Comecem. ...

Agora parem e absorvam a experiência. ... Como se sentiram em seus papéis e o que observaram sobre si mesmos ao desempenhá-los? ... Agora passem cerca de cinco minutos compartilhando as experiências de atuarem nestes papéis. ...

Agora dediquem cinco minutos para perceber qual seria o oposto exato do seu papel e da sua sentença. Por exemplo, o inverso de uma enfermeira doce cuja sentença é: "Arrume-se, não vai doer nada e você logo estará bom", é um paciente velho que grunhe: "Oh, isto vai doer, vou ficar doente muito tempo". Você poderá ter a ajuda do grupo para decidir o oposto exato do seu papel e da sua sentença. ...

Agora que todos temos papéis e outras sentenças inversos, quero que atuemos neles durante os próximos oito minutos. Envolvam-se de fato com seus papéis e interajam com outros da forma que for mais adequada para o papel. Ao interagirem, intercalem com a sentença do papel quaisquer outras coisas que queiram dizer. ... Prossigam. ...

Agora parem e absorvam o que experienciaram ao atuarem nestes papéis opostos. ... Como se sentiram e o que presentificaram enquanto o faziam? ... Que papel foi mais fácil, o original ou o inverso? ... O que observaram nos outros? ... Agora compartilhem as experiências e observações durante cinco ou dez minutos. ...

Agora quero que cada um desempenhe alternadamente seu papel original e o papel inverso. Ao interagir com os outros, atue no mesmo papel durante cerca de vinte segundos, e então troque rapidamente para o inverso. Façam isto durante oito minutos. ...

Compartilhem novamente suas experiências. . . .

(Este experimento pode ser bastante útil se você pedir a cada indivíduo que escolha seu papel e sua sentença em vez de o grupo escolher.)

Tocando a Face

Faça par com alguém do sexo oposto que você não conhece bem e que gostaria de conhecer melhor ... e então segure suas mãos para deixar claro com quem você formou o par. ... Se você tiver que fazer par com alguém do mesmo sexo, decidam rapidamente qual de vocês será o "homem" ou a "mulher", de modo que não haja depois confusão com as instruções. Agora escolham outro par com o qual gostariam de estar e formem um grupo de quatro. Se vocês forem um par do mesmo sexo *não* formem o grupo com outro par do mesmo sexo. Agora encontrem outro grupo de quatro e formem um grupo de oito. (Coloque os que sobraram em grupos de seis ou dez, talvez você tenha que romper um grupo de oito para fazer isto.) ... Agora sentem-se em círculo, em silêncio, em frente a seus parceiros. . . .

Agora quero que todas as mulheres fechem os olhos e os conservem fechados até eu lhes pedir que os abram. Agora, todos os homens fiquem em pé e movam-se silenciosamente fora do círculo ... e então sentem-se em silêncio em frente a uma das mulheres, sem dizer nada, nem fazer quaisquer ruídos que possam identificá-lo. Olhem cuidadosamente para a face da mulher e observem todos seus detalhes. Então comecem a tocar e a acariciar sua face. ... Façam isto durante algum tempo. . . .

Agora terminem de acariciar, lentamente, e aos poucos afastem as mãos e sentem-se em silêncio durante algum tempo. ... Mulheres, mantenham os olhos fechados, enquanto os homens levantam de novo, movem-se do lado de fora do círculo por algum tempo ... e depois voltam a sentar-se em frente ao parceiro *original*. ... Agora quero que as mulheres abram os olhos e expressem a experiência de ter a face tocada. Falem para o grupo todo e não tentem adivinhar quem estava com quem; mais tarde, vocês terão tempo para isto. Digam como se sentiram enquanto estavam sendo tocadas e como experienciaram os dedos que as tocavam. As mãos eram confortáveis, hesitantes, o toque era leve ou firme? Durante cinco minutos expressem realmente os detalhes de suas experiências. ... Vocês ainda têm alguns minutos para terminarem. . . .

Agora quero que as mulheres fechem os olhos de novo ... e que os homens fiquem novamente em pé e se movam silenciosamente em volta do círculo ... e sentem-se diante de uma mulher diferente da primeira. ... Olhem novamente para a face da mulher à sua frente e observem todos os detalhes ... e depois estendam as mãos delicadamente e comecem a tocar e a acariciar a face por algum tempo. ...

Agora, bem lentamente, terminem de tocar e recolham as mãos; fiquem sentados quietos por algum tempo. ... Mulheres, mantenham os olhos fechados enquanto os homens ficam em pé outra vez ... movem-se em torno do círculo ... e depois voltam a sentar-se em frente à sua parceira *original*. ... Quero que as mulheres abram outra vez os olhos e expressem suas sensações ao terem suas faces acariciadas pela segunda vez. Que diferenças notaram entre as duas experiências? ... Façam isto durante dez minutos. ... Vocês ainda dispõem de algum tempo. ...

(Agora repita as mesmas instruções, mas pedindo aos *homens* para fecharem os olhos enquanto as mulheres se movem silenciosamente em volta do círculo etc. No fim, dê a eles um ou dois minutos para tentarem descobrir quem tocou quem, se eles quiserem. É muito importante manter este segredo durante a experiência, porque muitas pessoas falarão menos se souberem quem as tocou.)

Animal

Encontre uma posição confortável e feche os olhos. Agora imagine que está num quarto escuro e que na outra ponta do quarto há uma tela escura de cinema. Aos poucos, surgirá alguma luz na tela e, enquanto a luz vai gradualmente aumentando, você vê um animal que representa você. À medida que a tela fica mais clara, olhe cuidadosamente para a imagem. ... Que tipo de animal ali está? ... Como ele é? ... Qual é a sua postura ou atitude? ... O que ele está prestes a fazer? ... Há algo especial ou anormal com este animal? ... Examine-o com cuidado e observe ainda mais os detalhes. ... Aproxime-se dele, continue a olhá-lo e descubra mais a seu respeito. ...

Agora torne-se este animal. Identifique-se com ele. ... Qual é a sua existência sendo este animal? Descreva-se. ... Diga a si próprio, silenciosamente: "Eu sou...", "Eu tenho...". Como você é sendo este animal? ... Como se sente fisicamente? ... Olhe em volta. Como é o seu ambiente? E o que você faz? ... Como interagem neste ambiente? ...

Mantenha os olhos fechados e agora assuma realmente a postura física que expressa este animal. Se você fosse animal, que tipo de posição assumiria? ... Como se sente? ... O que está prestes a fazer? ... Agora fique no seu lugar, mas faça pequenos movimentos e gestos do tipo que o animal faria. ... Entre mais em contato com a sensação de ser este animal. ... Como você vive? ... Agora faça pequenos ruídos. ... Que tipo de ruídos este animal faria? ... Agora faça os ruídos mais alto. ... Agora mova-se mais e continue sendo o animal. ... Continue a fazer sons e movimentos. Dentro de um minuto, quero que abra os olhos e interaja fisicamente com os outros animais durante alguns minutos. Ao fazer isto, tenha presente como se sente, se move, e como se relaciona com os outros animais. *OK*. Abram os olhos e interajam.

Agora sente-se em silêncio por algum tempo, enquanto considera sua existência como animal. Não tente analisar, permaneça com a experiência e absorva-a ... O que você reconhece nesta experiência? ... Você vê alguma relação entre a experiência e a sua vida cotidiana? ...

Agora juntem-se em grupos de cinco ou seis; cada um irá contar sua experiência de ser animal. Conte sobre o ambiente e como se relaciona com os outros animais. Faça isto *na primeira pessoa e no presente, como se estivesse acontecendo agora.* Por exemplo: "Sou um gato persa preto, com uma coleira vermelha, e me sinto distante e satisfeito...". Assuma a postura e torne-se o animal enquanto fala sobre si mesmo. Façam isto durante dez minutos. ...

Agora fechem os olhos ... torne-se de novo o animal ... assuma sua postura ... e mais uma vez faça quaisquer movimentos e ruídos que este animal faria. Daqui a pouco vou lhe pedir para abrir os olhos e interagir somente com os outros "animais" do seu grupo. ... Muito bem. Abra os olhos e interaja com estes outros animais. ...

Agora discuta *como* vocês interagiram entre si. ... Foram ativos, passivos, agressivos, gentis etc.? Com que outros "animais" interagiram, quais evitaram e como se sentiram nestas interações? ...

Agora dediquem algum tempo para sentarem-se quietos e absorverem mais a experiência de "animalidade". ... Diga a si mesmo silenciosamente: "Sou um gato. Vivo numa casa protegida, evito outros animais grandes..." ou qualquer que tenha sido a sua experiência de ser este animal e interagir com outros. ...

Agora discuta até que ponto a sua fantasia de ser este animal expressa o que você é: como você age e como se relaciona com os outros. Você percebe que a fantasia dos outros do grupo expressa algo sobre eles? ...

Agora feche os olhos outra vez ... e torne-se seu animal. ... Encontre uma postura que ele assumiria e entre mais uma vez na

207

sensação de ser este animal. ... Como é o seu corpo? ... Como você se sente? ... Como é a sua vida? ... Onde você está e como é o seu ambiente? ...

Agora imagine que está em algum tipo de cercado que restringe a sua liberdade. ... Examine este cercado. ... Descubra como ele é. ... Como é o cercado e do que é feito? ... Investigue-o realmente em detalhe. ... Toque-o, teste-o, até saber realmente como é. ... Ande em volta e examine todas as suas partes. ... Há alguma forma de sair? ... Como você se sente neste cercado? ... O que há do lado de fora? ... Se você não consegue enxergar como é lá fora, imagine como poderia ser. ... Este cercado o mantém distante de que? ...

Agora imagine que está falando com o cercado e que ele pode responder. ... Torne-se o cercado e continue o diálogo com o animal. ... Como você é sendo o cercado? ... Como se sente? ... O que você diz ao animal? ... Continue o diálogo por algum tempo. Troque de lugar quando quiser e atue em ambos os papéis. ... Enquanto continua o diálogo, tenha consciência do caráter da interação entre o cercado e o animal. ... O que se passa entre os dois? ...

Agora torne-se o animal de novo, e prossiga examinando e explorando o cercado até que descubra um jeito de sair dele. ... Como você sai? ... Ao sair, explore como é estar fora do cercado. ... Como se sente? ... Como é o seu ambiente agora? ... Como é a sua vida e o que faz? ... O que lhe acontece? ... Compare sua situação fora com a sua existência lá dentro. ... Fale novamente com o cercado e veja o que ele lhe responde. ... Mantenha este diálogo por algum tempo. ... Agora volte para dentro do cercado, só para dar uma olhada. ... Como você experiencia voltar lá para dentro? ... Você prefere estar dentro ou fora? ...

Agora, lentamente, diga adeus ao cercado. Mantenha os olhos fechados e, quando estiver pronto, volte a este quarto e ao seu corpo real ... e silenciosamente absorva a sua experiência por algum tempo. ... Num minuto, lhes pedirei para abrirem os olhos e compartilharem a experiência de ser o animal no cercado com outros do grupo. ...

Mais uma vez conte sua experiência *na primeira pessoa e no presente, como se estivesse acontecendo agora.* Muito bem. Abra seus olhos e expresse suas experiências detalhadamente durante alguns minutos.

Considere novamente até que ponto a sua experiência com esta fantasia de cercado expressa algo importante sobre sua vida e como você é limitado. ... Dedique alguns minutos para dizer aos outros como suas fantasias expressam algo sobre a sua existência ou situação de vida. . . .

Exploração Cega de Objetos

Sentem-se num círculo fechado, sem lacunas, e ponham vendas nos olhos. Não falem nada, quero que fiquem no máximo silêncio durante este experimento. (Diminua ou apague as luzes para que não abram os olhos.) Vou dar a cada pessoa um objeto para manejar e explorar através de todos os sentidos, exceto a visão. Usamos tanto nossos olhos que tendemos a ignorar os outros sentidos e esquecer como estes podem ser usados. Muitas vezes usamos os olhos não para ver realmente, mas para descartar. Eu olho e vejo uma árvore, categorizo-a, ponho-a num arquivo e olho para outro lugar. Não dedico tempo para olhá-la e contatá-la, ver suas qualidades especiais e como se diferencia das outras árvores. (Comece a distribuir os objetos: veja a lista de possibilidades na p. 214.) Vou dar, a cada um, um objeto. Depois de distribuído, tente descobrir o mais que puder sobre ele. Toque-o, amasse-o, cheire-o, escute-o, encoste-o no rosto etc. Observe até que ponto você deseja "saber o que é", em vez de somente descobri-lo com seus sentidos. Mesmo se você o reconhecer como um objeto familiar, veja o que mais pode descobrir sobre ele. Mesmo que já tenha visto ou manipulado o objeto muitas vezes, veja se consegue ficar atento à possibilidade de descobrir algo novo, que nunca observou antes. Imagine que você é uma criança pequena e que tudo é novo e interessante. Agora cada um de vocês tem um objeto para explorar. Vou lhes dar um minuto para descobrirem tudo que puder sobre este objeto. . . . Agora quero que cada um passe o seu objeto para a pessoa à direita e explore o novo objeto por um minuto. . . .

(Repita a instrução de "passar o objeto à direita", ou "passe-o de novo", a cada quarenta e cinco segundos-um minuto. Lembre-se de onde começou um determinado objeto de modo a saber quando o circuito estiver completo.)

Agora coloque seu objeto atrás de você, sente-se silenciosamente e conscientize-se de como se sente fisicamente. Tenha particularmente presente as suas mãos. Como se sente depois de explorar todos estes objetos? . . . Agora use sua mão esquerda para descobrir a direita como se fosse um objeto novo e estranho. . . . Agora deixe a direita descobrir a esquerda da mesma forma. . . . Em que se diferenciam as duas mãos? . . .

Dentro de um minuto lhe pedirei para estender as mãos para ambos os lados e descobrir as mãos dos seus vizinhos. Agora, quero que se conscientize de como se sente em relação a isto e como imagina que isto será. ... Quero também que perceba que isto é uma predição *sobre* a sua experiência futura. Você não pode *saber* como será o futuro, e se você se agarrar a esta predição, isto o impedirá de experienciar a situação em si quando esta acontecer. ...

Agora estenda as mãos para ambos os lados e descubra as mãos que encontra. ... Como são elas? ... Veja se consegue interromper seu pensamento e julgamento e só se conscientizar das sensações em sua mão. ... As mãos que encontrou são ativas ou frouxas, rudes ou gentis, pesadas ou leves? ... Brinque com elas. ... Agora comunique-se silenciosamente com as suas mãos, e diga às mãos que está segurando como se sente em relação a elas. ... Agora, vagarosamente, diga adeus. ... Traga suas mãos de volta a você ... e mais uma vez experiencie suas mãos e como se sente fisicamente. ...

Agora quero que mantenha os olhos fechados, fique em pé e estenda suas mãos para a frente. Mova-se em círculo até que encontre alguém. Quando encontrar, juntem as mãos e descubra como são as mãos desta pessoa. Ajudarei as pessoas que não encontrarem ninguém a descobrirem seu par. Use algum tempo para conhecer estas mãos. Brinquem. ... Conversem. ... Comuniquem-se silenciosamente, expressando seus sentimentos em relação ao outro. ...

Agora, silenciosamente, diga adeus com as mãos ... e continue se movendo até achar outra pessoa para descobrir. ...

Mais uma vez faça par ... e desta vez conheça as mãos e os antebraços do parceiro. ... Descubra realmente como são estas mãos e estes braços. ... Agora, vagarosamente, diga adeus ... e continue a se mover por algum tempo. ...

Mais uma vez faça par ... e agora inclua as mãos, os antebraços ... e também a parte superior dos braços. ... Descubra novamente com suas mãos. ... Lentamente e em silêncio, diga adeus ... e mova-se em direção a outra pessoa. ...

Mais uma vez faça par e conheça as mãos da pessoa ... os braços ... e agora inclua os ombros e a parte posterior do pescoço. *Não* toque a parte anterior do pescoço — algumas pessoas são muito sensíveis nesta parte. ... Descubra como a pessoa é. ... Agora, lentamente, diga adeus com as mãos ... e mova-se para outra pessoa. ...

Mais uma vez faça par e descubra as mãos ... braços ... e a parte posterior do pescoço ... e depois inclua o cabelo e a cabeça. ... e agora o rosto. ... Sejam gentis e cuidadosos, particularmente em volta dos olhos e da boca. ... Como é o rosto desta pessoa? ...

Juntem as mãos e expressem seus sentimentos. ... Agora, lentamente, diga adeus com as mãos ... e continue a se mover. ... Desta vez não busque outro parceiro: ache um lugar para ficar em silêncio e entre em contato com suas sensações. Como é a sua experiência física agora, depois de tocar e ser tocado? ...

Algumas pessoas têm objeções a este tipo de experimento porque receiam que o contato físico com outras pessoas conduza diretamente à sexualidade. Minha intenção é justamente oposta: quero que percebam que existem muitas possibilidades entre o isolamento total e a união física total, e se fizerem esta exploração como fariam com uma criança ou um animal, poderão descobrir isto. A maioria das pessoas necessita e quer ter contato físico. Se puderem enriquecer suas vidas com algumas experiências de contato físico sensível, estarão *menos* inclinadas a sentir forte necessidade de sexo, com todas as suas conseqüências e complicações. ...

Agora tirem as vendas e formem grupos de quatro ou cinco, contrabalançando os sexos, e compartilhem as experiências. ...

(*Lista de objetos*: Basicamente objetos que sejam interessantes de se *tocar, cheirar, ouvir* etc. Não use coisas que abafem todas as outras. Por exemplo, se você incluir uma cebola cortada, ninguém mais será capaz de sentir o cheiro de qualquer outra coisa; se você incluir um sino grande, ninguém será capaz de ouvir o farfalhar de folhas ou de um pano de seda. E, naturalmente, não use também nada venenoso, perigoso, melado ou desagradável; e tampouco algo frágil a ponto de se deteriorar rapidamente. Eis algumas coisas que usei: sino pequeno, tábua de cedro pequena, pedaço de madeira leve, pedaço de camurça, pedaço de veludo ou seda, um aparador, pequeno galho de pinheiro ou qualquer planta, um broto de rosmaninho ou qualquer outra erva, um limão, uma rosa ou outra flor, um grampeador, um pote de cerâmica, uma caixa pequena contendo algo, um pedaço de pêlo de animal, um pedaço de tapete macio, uma pedra lisa, um osso branqueado, um galho liso, inhame, uma maçã, um galho com sementes que chacoalham, um sapato limpo, uma pinha, um pedaço de cortiça, uma concha grande.)

Fim do Mundo

Ponham as vendas que estou lhes dando. ... Agora quero que cada um imagine que foi cegado pelo brilho de uma bomba atômica. ... Agora você se encontra num abrigo subterrâneo e sabe que o sistema de ventilação deverá parar em vinte minutos, e então todos morrerão. *Não há absolutamente nenhuma possibilidade de escapar deste recinto.* Você tem apenas vinte minutos para viver e existe apenas o recinto, as coisas e pessoas que estão dentro dele. Quero que tome consciência de como se sente e como emprega seus últimos vinte minutos de vida. O que você faz? Eu lhe avisarei quando o tempo tiver terminado. ...

Muito bem. ... O tempo terminou. ... Vocês estão todos mortos. ... Quero que dediquem alguns minutos para absorver a experiência e recordar como se sentiram e o que fizeram durante este tempo. ... Agora juntem-se em grupos de cinco ou seis *sem remover a venda dos olhos.* ... Agora tirem as vendas e contem a experiência *na primeira pessoa e no presente, como se estivesse acontecendo agora.* Façam isto durante cerca de dez minutos. ...

Agora eu gostaria que vocês observassem quanto de suas vidas continuam adiando e colocando num tempo futuro: um tempo que poderá não chegar. Por que esperar até o fim da vida para fazer estas coisas? Vocês podem se permitir esperar? Discutam isto em grupo durante alguns minutos. ...

(Você pode também simplesmente distribuir as vendas, pedir às pessoas que as coloquem durante vinte minutos — e ver o que acontece, ou pode limitar a situação um pouco mais, proibindo-as de falar etc.)

Espaçograma

Quero que cada um se levante e se mova pela sala silenciosamente. ... Ao se mover, observe em que parte da sala se sente mais confortável. Conscientize-se também de como se sente ao se aproximar e se afastar das diferentes pessoas. ... Com que se sente bem e de quem gostaria de se manter distante? ...

Agora, gradualmente, escolha um lugar da sala que gostaria de ocupar e sente-se ali. Enquanto os outros se sentam, você pode querer trocar de lugar de forma a estar mais perto ou mais longe de alguém. ... Continue trocando até que tenha achado o lugar mais confortável para você. Não fale, nem tente fazer outra pessoa se mover ...

Depois de todo mundo ter parado de se mover, entre em contato com suas sensações e o que é estar onde está. Dedique algum tempo para presentificar suas redondezas e o que o faz sentir-se confortável neste lugar. ... Como este lugar pode ficar mais confortável para você? ...

Agora olhe em volta e veja onde todo mundo está. Quem está no meio da sala e quem está em volta? Que agrupamentos e aglomerados você vê? Quem está nestes agrupamentos e quais são as diferenças entre eles? ... Quem está sozinho? ... Dedique algum tempo para ver realmente o que está sendo expresso neste arranjo. ...

Fique onde está. Agora quero que cada pessoa por sua vez diga como se sente no lugar escolhido e o que há neste lugar que faz com que se sinta mais confortável. Seja específico com relação aos sentimentos e forneça detalhes sobre o que é que você gosta neste lugar em que está.

Permaneçam onde estão e compartilhem o que experienciaram enquanto se moviam pela sala e buscavam o lugar mais confortável. ...

(Uma versão simplificada é pedir a todos que se levantem e se movam, e então se distribuam e se encostem em uma das quatro paredes da sala, e mudem de posição sempre que quiserem, até estarem satisfeitos com a localização. Esta pode ser uma forma útil de conscientizar a polarização ou fragmentação de um grupo.)

Ponto Familiar

(Este experimento é mais útil num grupo que já se conhece há algum tempo, tendo se encontrado na mesma sala.)

Agora, silenciosamente, tomem consciência de onde estão sentados, e como se sentem aí. ... O que há neste local que faz com que você o prefira em relação a outros locais possíveis nesta sala? ... Veja se consegue tornar presente o que faz com que este ponto familiar seja especial para você. ... Agora olhem a sala e decidam qual o lugar mais *diferente* do local onde estão agora. ... Que lugar é o mais diferente do seu ponto familiar? ... Agora quero que cada um se mova em silêncio para este lugar diferente — ou para a posição mais próxima possível se outra pessoa também resolver sentar-se ali. ... Agora, silenciosamente, entre em contato com suas sensações neste novo lugar. ... Como é este lugar? ... O que você não gosta nele, e o que você gosta? ... Compare a vivência de estar neste lugar com a de estar no seu canto original. ... Você consegue agora dizer algo mais sobre o que gosta no seu ponto familiar? ...

Agora quero que fique onde está, e expresse a experiência de estar nestes dois lugares diferentes. Diga quais são as diferenças e como se sente, distintamente, em cada um. ...

Agora volte ao seu lugar original e entre novamente em contato com suas sensações e com o lugar. ... Veja se consegue descobrir ainda mais sobre o que há de especial neste lugar. ...

Mais uma vez quero que cada um expresse o que tem presente enquanto se encontra no ponto familiar em comparação com o lugar diferente. ... Veja se consegue expressar algo mais sobre o que há de especial neste lugar. ...

Ligação

Levantem-se e movam-se em silêncio pela sala. ... Não falem. Presentifique suas sensações ao fazer isto. ... Tome consciência de quem o atrai e de quem gostaria que permanecesse distante. ... Enquanto continua se movendo lentamente pela sala, comece a ter qualquer contato físico que sinta vontade de ter com os outros. ...

Agora quero que, silenciosamente, mantenham contato físico com *uma* outra pessoa da sala. ... Agora quero que os pares sigam juntos enquanto cada um estabelece contato físico. ... Agora com uma terceira pessoa façam quaisquer outros contatos que queiram com qualquer outra pessoa na sala. ... Enquanto ficam ligados aos parceiros, mudem de posição ou se ajeitem como quiserem. ... Agora olhem para o grupo e vejam como ele está interligado. Quantos contatos cada pessoa fez? ... Quem parece confortável em seus contatos e quem parece desajeitado e tenso? Alguém tentou fazer tantos contatos que chega a ponto de estar todo esticado para os lados e deformado? ... Quem está no centro e quem está fora, apenas com os contatos exigidos? ...

Agora fiquem ligados enquanto um de cada vez descreve a consciência de como está ligado e como se sente nesta posição. Depois de todos terem feito isto, reflitam até que ponto este arranjo é uma expressão de como estão ligados com as pessoas na vida cotidiana. Continuem a compartilhar o que quiserem a respeito dessa experiência.

Telegrama

Nos próximos cinco minutos, restrinjam suas sentenças a uma ou duas palavras apenas. Conscientizem-se de como se sentem e como é a interação grupal, quando a enxurrada de palavras é reduzida a uma gota e vocês precisam escolher uma ou duas palavras para transmitirem as mensagens. ...

Massagens nos Ombros

Quero que cada pessoa, silenciosamente, encontre alguém a quem gostaria de dar algo e fique atrás desta pessoa. ... Eventualmente vocês poderão fazer um círculo, um atrás do outro, na direção dos ponteiros do relógio. ... Agora sentem-se num pequeno círculo, e cada um esfregue ou massageie as costas, ombros e pescoço da pessoa que está à sua frente. Fechem os olhos e não falem. Comunique-se com a pessoa à sua frente com as mãos, e com a pessoa atrás de você por ruídos. Experimente vários tipos de massagens e ouça os ruídos da pessoa para descobrir em que parte ela quer ser massageada e de que tipo de massagem ela gosta mais. Faça ruídos para dizer à pessoa de trás que tipo de massagem você prefere. Façam isto durante cerca de cinco minutos. ...

Sem falar, vire-se para o outro lado do círculo e massageie as costas da pessoa que antes estava massageando você. Novamente comunique-se com as mãos com a pessoa da frente e ruídos com a pessoa de trás ...

Agora dediquem alguns minutos para falarem com seus vizinhos e compartilharem com eles a experiência de massagear e receber massagem. Quais foram as diferenças nas massagens, e como conseguiram se comunicar etc.? ...

Organismo Submarino

(Ideal para grupos entre seis a dez pessoas.)

Sentem-se em círculo, fechem os olhos e entrem em contato com o que sentem fisicamente. ... Lentamente estenda as mãos e toque as mãos que se encontram de ambos os lados. Imagine que você é uma célula, movendo-se vagarosamente com outras células para formar um organismo submarino. Sem interromper o contato, levantem-se e silenciosamente fechem o círculo enquanto aos poucos aumentam o contato entre as pessoas. Contatem com estas pessoas por meio das mãos e dos braços. ... e, gradualmente, explorem a parte superior dos braços e os ombros ... e agora movam os braços devagar, pelas costas, e contatem com as mãos que vêm do outro lado. ... Vocês estarão lado a lado, ligados não apenas às pessoas junto a vocês, mas também com as seguintes no círculo. ... Agora imaginem que este organismo submarino está num mar raso, balançando suavemente nas ondas. ... Vocês podem sentir as ondas suaves indo e voltando, enquanto o sol se infiltra pela água. ... Comecem a emitir sons, juntos, baixinho, e agora juntem os sons como juntaram os corpos num organismo, e prossigam durante alguns minutos. ... (O líder pode sugerir o som hum.)

Coração de Mãos

Fiquem em pé num círculo, fechem os olhos e entrem em contato com a experiência física. ... Tomem consciência do que se passa dentro de vocês. ... Agora estendam as mãos e toquem as mãos e braços de ambos os lados. ... Explorem realmente estas mãos e braços. ... Como são? ... Em que são diferentes e em que são iguais às suas? ... Continuem a explorá-las e lentamente movam-nas em direção ao centro do círculo. Imaginem que todas estas mãos diferentes, com qualidades diferentes, vagarosamente se aproximam e se combinam no centro do círculo para formar um grande coração que bate em ritmo lento. ... Ao aproximarem as mãos, deixem o coração se contrair bem devagar ... e depois expandam de novo. ... Imaginem que seus braços são vasos sangüíneos carregando sangue vindo e indo para o coração, que os alimenta e une seus corpos. ... Aos poucos, abandonem o controle de suas mãos e deixem que elas se tornem parte do coração que bate. ... Ao fazerem isto, o coração começará a bater mais regularmente e aos poucos assumirá vida própria. ... Focalizem sua atenção no coração que bate e observem como a batida se modifica por si só de tempos em tempos. Continuem a se conscientizar das sensações nos braços e nas mãos e *muito* devagar abram os olhos e vejam a batida do coração e as artérias ... e depois olhem em silêncio para o rosto dos outros do grupo, enquanto continuam sentindo a batida do coração que os une e alimenta. ...

Máquina de Grupo

Formem grupos de três a cinco pessoas e *não falem.* Dentro de um minuto pedirei às pessoas em cada grupo para se aproximarem e se tornarem uma máquina. Ao se reunirem para se tornarem esta máquina, quero que cada pessoa faça *sons, movimentos* e tenha *contato físico* com ao menos duas outras pessoas. Aqueçam um pouco o motor e divirtam-se. Não falem, não façam planos, e lembrem-se dos três ingredientes principais: *sons, movimentos* e *contato físico* com aos menos duas outras pessoas. Agora aproximem-se e tornem-se uma máquina de lavar roupa durante quatro minutos. ...

Agora parem, fechem os olhos por um minuto e entrem em contato com suas sensações físicas. ... O que acontece dentro de vocês? ... Como se sentem? ... Quero que se conscientizem de *como* se expressam e *como* interagem com os outros na sua máquina de grupo. Até que ponto vocês quiseram planejar e organizar a máquina? Até que ponto sentiram-se envergonhados, incapazes de se soltarem? Como os outros do grupo se tornaram a máquina de lavar? Participaram com energia e vitalidade, ou hesitaram e ficaram paralisados? ... Quem era o mais enérgico e envolvido, e quem participou menos? ... Agora abram os olhos e compartilhem as experiências. ... Contem um ao outro como se sentiram e o que observaram sobre si mesmos e os outros, por cinco ou dez minutos. . . .

Agora, após discutir suas vivências e sensações de constrangimento, quero que se tornem outra máquina. Fàçam novamente movimentos, sons e tenham contato físico, sem planejar ou falar. Vejam se conseguem se soltar mais e entrar realmente na atividade desta máquina. Ao fazerem isto, tomem consciência de como se sentem e como interagem com os outros. Agora tornem-se um automóvel durante alguns minutos. . . .

Agora parem e fechem os olhos por um minuto . . . e novamente entrem em contato com suas sensações físicas. . . . Como se sentem agora? . . . Absorvam suas experiências dos últimos minutos e tomem consciência de como se expressam. Que parte do carro foi você, que tipos de ruídos e movimentos você fez e como se sentiu fazendo-os? . . . Como interagiu com as outras partes do carro: devagar e em silêncio, de modo tranqüilo ou conflituoso? . . . Como você sentiu as interações? . . . Com quem gostaram de interagir mais, e com quem menos? . . . Presentifiquem todos os detalhes do que ocorreu enquanto o grupo interagiu. . . . Agora dediquem cinco ou dez minutos para compartilharem suas próprias experiências e consciência de outros. . . .

Em seguida, quero que todos se tornem qualquer tipo de máquina que queiram, desde que façam sons, movimentos e tenham contato físico com os outros. Não falem ou planejem, comecem a se movimentar e a emitir sons. Se você enjoar de ser uma parte da máquina, torne-se parte de uma máquina diferente que lhe dê mais prazer. Enquanto fazem isto, continuem conscientes de como se expressam através de sons, movimentos e contato físico, e como se sentem e interagem com os outros. Sejam qualquer parte de máquina que quiserem. Prossigam. . . .

Agora parem, e mais uma vez fechem os olhos e absorvam a experiência. Reflitam novamente naquilo que experienciaram e como se expressaram. . . . Dediquem novamente alguns minutos para compartilharem o que mais descobriram sobre si próprios e sobre os outros do grupo, e como interagiram entre si. . . .

(Outras máquinas boas para serem sugeridas: impressora, máquina de escrever, avião, cortador de grama ou qualquer outra máquina com muitas partes em movimento e ação. Você pode fazer o mesmo tipo de experimento formando um *animal* com o grupo: um polvo, elefante, cachorro, cavalo, macaco, ou qualquer outro animal com muitas possibilidades de atividades e movimentos.)

Círculo de Confiança

Formem grupos de exatamente sete pessoas (sete é o ideal; oito e nove está bem) e contrabalancem os sexos na medida do possível.

... Fiquem em pé, em círculo, e distribuam as pessoas menores de maneira regular pelo círculo. ... Agora uma pessoa se move para o centro e cruza os braços em cima do peito. ... As outras se deslocam até esta pessoa e seguram-na levemente com as mãos. (Demonstre isto e o que se segue com um grupo.) Quero que a pessoa no centro feche os olhos e, enquanto mantém o corpo reto, relaxe os tornozelos. Você começará a oscilar para um lado e a pessoa desse lado irá segurá-lo. Depois, delicadamente, passem a pessoa do centro em volta do círculo ou cruzando o círculo ... e, lentamente, aumentem o tamanho do mesmo. ... Depois continuem a passar a pessoa por algum tempo ... a seguir, reduzam novamente o tamanho do círculo. Terminem segurando a pessoa por algum tempo, e cantem em surdina, enquanto a seguram (ou termine com *Levantar e Balançar*: ver o experimento a seguir). ... Entenderam a idéia? Antes de começarem, preciso mencionar alguns pontos importantes.

A idéia básica é dar à pessoa no centro uma experiência de confiança. Ela deve confiar em vocês, crer que não a deixarão cair, e vocês precisam inspirar esta confiança de modo a lhe oferecer uma situação confortável e segura.

Não sejam rudes e *não* joguem a pessoa daqui para lá. Vocês podem ser delicados e tranqüilos, mesmo quando o círculo aumentar. Se vocês acharem que a pessoa no meio está tendo uma experiência rude, diminuam o círculo por algum tempo.

Não falem, *nem* riam. Tentem fazer o exercício em silêncio completo, de forma que a pessoa no meio possa realmente entrar em contato com sua experiência sem se distrair.

Todos no círculo deveriam colocar um pé na frente e outro bem atrás. Se fizerem isto, poderão sustentar bastante peso, mesmo que não sejam fortes. Se ficarem perto da pessoa no meio, terão menos peso para sustentar; assim, se você for pequeno ou ele for grande, fique mais perto e mantenha o círculo menor. Se alguém tiver problemas, deverá ficar próximo ou não tomar parte no experimento.

Observem os pés da pessoa no meio. Enquanto vocês a passam, talvez seus pés se desloquem para um ou outro lado do círculo. Se isto acontecer, desloquem o círculo de modo que os pés dela se conservem no centro. Se não tiverem isto presente, talvez tenham que suportar mais peso do que desejam. Se acontecer que um de vocês se encontre com mais peso do que pode agüentar, conduza a pessoa até o chão da maneira mais lenta e delicada que puder.

A pessoa no centro deve relaxar o máximo que puder, e ainda manter o corpo bem reto. Não curve os joelhos ou os quadris.

Deixe os pés inteiros no chão e solte os tornozelos. Se a pessoa no centro parecer tensa, façam o experimento de maneira lenta e tranqüila, e vejam se conseguem encorajá-la a ser mais confiante. Alguma pergunta? ...

Muito bem. Agora comecem segurando delicadamente. ... Agora, aos poucos, comecem a passar a pessoa ... e lentamente aumente o tamanho do círculo ... e passem a pessoa em volta por algum tempo. ... Agora reduzam o tamanho do círculo ... e segurem a pessoa no centro enquanto todos cantam em surdina juntos (ou *Levantar e Balançar*: ver o experimento seguinte). ... Agora quero que outra pessoa se mova para o centro do círculo, e comecem de novo. (Repita, usando apenas as instruções necessárias para recordar o grupo, ou para acertar o tempo de diversos grupos diferentes.)

Agora sentem-se juntos e contem, cada um por sua vez, a experiência de estar no centro e o que observaram sobre os outros, tanto quanto estavam no meio, como quando estavam no círculo. Você conseguiu relaxar no meio? Como foi passado em volta: com cuidado, ou como se estivessem carregando caixas num caminhão? Compartilhem as experiências durante cerca de dez minutos. ...

(Se houver menos pessoas, ou quiser fazer isto em grupos de quatro, eis outro experimento de confiança: uma pessoa fica em pé, com os olhos fechados, enquanto outra fica em pé ou agachada logo atrás da primeira, e mais uma de cada lado. A pessoa com olhos fechados gradualmente se inclina para trás e cai, e as outras três a seguram com as mãos e os braços pelas costas e ombros. Sejam cuidadosos ao começarem, e com pessoas ansiosas — não deixem que caiam muito antes de a segurarem. Quando estiverem mais confiantes, podem deixá-las cair até que estejam bem perto do chão.)

Levantar e Balançar

Formem grupos de sete pessoas (ou oito ou nove) e fiquem em pé num círculo, em silêncio. Fiquem quietos: não se deve falar, rir etc. durante o experimento. Alguém que queira ser levantado e balançado mova-se para o meio do círculo, cruze os braços sobre o peito e feche os olhos. ... Agora alguém relativamente pequeno deve ficar em pé atrás da pessoa que está no centro, com as pessoas mais fortes de ambos os lados. (Demonstre isto e o que 'se segue com um grupo.) Movam-se em direção à pessoa no centro e coloquem as mãos sobre ela e segurem-na delicadamente por algum tempo.

A pessoa no meio deve relaxar o mais que puder, e ainda assim manter o corpo relativamente reto. ... Depois inclinem vagarosamente a pessoa para trás, para uma posição deitada, e ajeitem as mãos debaixo dela, até segurá-la na horizontal. A pessoa pequena irá embalar a cabeça, e as mais fortes de cada lado suportarão o tronco e as costas, enquanto as outras segurarão os quadris e as pernas. Tentem oferecer completo apoio e conforto, e mantenham o corpo todo relativamente reto e nivelado — não deixem uma parte do corpo pender para baixo. Então comecem a balançar para a frente e para trás, ou em círculos, lentamente, sem tirarem os pés do chão, como se estivessem embalando um bebê. Cantem em surdina, bem baixo, enquanto fazem isto. Continuem por algum tempo.

Então a pessoa balançada, se não for grande demais para os outros, deve ser vagarosamente levantada até estar a uma altura acima das cabeças, e aí ser balançada por um tempo curto ... e depois, *muito* devagar, trazida de volta ao chão, sempre com o corpo nivelado. Ao abaixarem-na, diminuam gradualmente a amplitude do balanço. Façam isto de forma que, quando ela alcançar o chão, quase não esteja se mexendo e não se arraste pelo chão. Também, ao se aproximarem do chão, tragam as mãos para as bordas do corpo de modo que possam tirá-las facilmente, sem perturbarem a pessoa quando o corpo chegar ao solo. É possível fazer isto de maneira tão suave que a pessoa nem percebe quando seu corpo toca o chão. Depois, removam delicadamente as mãos e fiquem quietos por algum tempo, deixando a pessoa ficar sossegada com sua experiência até desejar abrir os olhos. ...

(Esta pode ser uma bela experiência a ser vivida, *se* for feita com cuidado e suavidade. Pode ser emocionante para pessoas que se sentem sozinhas e distantes das outras. Pode-se também começar levantando a pessoa deitada do chão. É mais trabalhoso e complicado, pois terão que forçar as mãos por baixo da pessoa.)

Massagem nas Costas em Grupo

(Grupos de oito a dez; pode ser feito também com grupos de seis a sete.)

Uma pessoa se deita confortavelmente de bruços, com os cotovelos para fora e as mãos para cima, perto da cabeça. O líder se ajoelha perto da cabeça, e três ou quatro pessoas se ajoelham de cada lado. Toda a massagem é feita sem falar, com a pessoa que está na cabeça do massageado liderando e coordenando os outros com gestos de mãos e cabeça.

Todo mundo deve tentar massagear da mesma forma e com a mesma força, da maneira indicada pelo líder. Massageiem o corpo todo, incluindo a cabeça, dedos e pés. Movimentem-se pelas partes do corpo mais próximos de vocês e procurem não deixar nada de fora. A massagem consiste em vários atos de aproximadamente vinte segundos de duração, com dez segundos de pausa depois de cada um, de modo que o receptor possa silenciosamente experienciar seu corpo. Cada ato envolve uma única forma de usar as mãos: esfregar, bater com a palma da mão etc. Cada ato deve começar muito suavemente, e então aumentar devagar, e depois diminuir e terminar lentamente, de modo que não haja contato repentino e nem quebra repentina de contato ao final. Também os primeiros movimentos devem ser relativamente fortes e estimulantes, e os últimos, mais leves, terminando com uma massagem suave, ou com uma aplicação estática de pressão em um ou dois pontos da espinha. Eis aqui uma boa seqüência (demonstre):

1) *Bater*: com as palmas das mãos. . . .

2) *Cortar*: com a parte lateral das mãos. . . .

3) *Tamborilar*: com as pontas dos dedos. . . .

4) *Puxar*: colocar as pontas dos dedos num círculo e depois juntá-las, levantando-as. . . .

5) *Andar*: usar um ou dois dedos e o polegar como se fossem pernas. . . .

6) *Esfregar*: com as palmas se movendo em círculos. . . .

7) *Pressionar*: com as palmas, aumentando gradualmente a pressão, manter e depois reduzir lentamente a pressão. Fazer uma só vez. . . .

8) *Alisar*: com as pontas dos dedos, um vaivém suave. . . .

9) *Pressionar*: com as pontas dos dedos. Termine retirando um dedo de cada vez, começando pelo dedinho. . . .

10) Líder (somente): colocar os dois dedos indicadores na espinha, a uma distância de aproximadamente vinte centímetros e, logo após, aumentar a pressão num dos dedos, enquanto diminui a do outro. Alterne uma ou duas vezes, e depois lentamente retire a pressão de um dedo e depois do outro. Então espere em silêncio e deixe o massageado apreciar sua experiência o tempo que quiser. . . .

Vocês podem variar esta seqüência com muitas outras formas de massagear. Podem esfregar com as palmas das mãos, com os dedos, com os pulsos ou as costas da mão. Podem também puxar com as palmas das mãos, ou entre o polegar e os dedos, alisar com as palmas etc. *É muito importante que todos façam a mesma coisa ao mesmo tempo, e que todos comecem e terminem juntos.* Se isto não acontecer, a pessoa massageada terá uma experiência estranha e desconcertante, em vez de agradável. Conscientizem-se do que os outros estão fazendo e permaneçam juntos. O líder pode indicar silenciosamente como quer que se massageie, movendo a mão antes de qualquer conjunto de movimentos. Alguma pergunta? ... Muito bem. Comecem. ...

Segredos

Nós mantemos segredos porque imaginamos que, se fôssemos honestos e abertos, haveria algum tipo de conseqüência desagradável: as pessoas não gostariam de nós, tirariam proveito, ficariam aborrecidas conosco, nos rejeitariam etc. Este experimento lhes dá a chance de um teste de realidade de algumas de suas expectativas catastróficas sem sofrerem nenhuma conseqüência. Quero que reúnam seus segredos *anonimamente* nestes pedaços de papel (distribua o papel), e então vocês poderão ver como as pessoas reagem a seus segredos sem saberem quem são. Vocês também poderão saber que tipos de coisas os outros guardam em segredo. Agora fechem os olhos e pensem em dois ou três segredos que *menos* gostariam que os outros soubessem. ... Qual seria a informação sobre si mesmo que seria mais difícil de revelar ou mais prejudicial para seu relacionamento com as pessoas aqui? ...

Agora quero que vocês escrevam seus segredos nos pedaços de papel que lhes dei. Escrevam-nos claramente, com bastante detalhes, de modo que qualquer pessoa que os leia saiba exatamente o que quiseram dizer. Por exemplo, não escrevam apenas: "Tenho medo das pessoas", mas digam exatamente de que pessoas têm medo e o que temem nelas, tal como: "Tenho medo de homens fortes que possam me machucar fisicamente". *Por favor, não sejam falsos.* Ou escrevam um segredo real, importante para vocês, ou só escrevam que não desejam mencioná-los. ... Quando acabarem de escrever, dobrem o papel duas vezes, e coloquem-no numa pilha, no meio do círculo. Ao colocarem seu papel, misturem a pilha e voltem para seus lugares. ...

Agora que todos puseram o papel na pilha, quero que cada pessoa vá até o meio, pegue um papel e sente-se de novo. ...

Dentro de um minuto pedirei que uma pessoa leia o segredo no pedaço de papel que pegou, *como se fosse o seu.* Comece dizendo: "Meu segredo é...". Tentem imaginar realmente que se tornaram esta pessoa que escreveu o segredo e vejam se podem expressar algo mais sobre como se sentem *sendo esta pessoa do segredo.* Mesmo que o segredo não lhes pareça importante, é importante para alguém; portanto, por favor, respeitem isto. Depois de uma pessoa ter lido o segredo "dela", quero que as outras do grupo digam como se sentem em relação a esta pessoa que acabou de revelar "seus" segredos. Não digam nada além de suas *reações de sentimentos*. "Fiquei aborrecido", "Estou surpreso", "Não me importa que você faça isso", ou qualquer outra coisa. Se alguns dos segredos forem reais para você, se quiser admitir isto, por favor, faça-o. Depois de cada um do grupo ter dado sua resposta, continuem com outra pessoa lendo os segredos como se fossem dela, enquanto os outros contam como reagiram com seus sentimentos. Alguma pergunta? Muito bem. Podem começar. . . .

Agora dediquem cerca de dez minutos para discutir e compartilhar o que quiserem a respeito daquilo que experienciaram ou descobriram por meio deste experimento. Como se sentiram quando alguém leu seus segredos e como os outros reagiram? Como se sentiram ao ouvir os segredos dos outros? . . .

(Para entrarem em contato com as expectativas catastróficas e com a parte de vocês que insistem em manter segredos, peçam às pessoas para pensarem em diversos segredos que não gostariam que outras pessoas soubessem. . . . Então troquem de papéis e tornem-se estas outras pessoas ou a "sociedade", e falem mentalmente como se fossem estas outras pessoas. . . . Agora continuem a ser estas pessoas respondendo aos seus segredos, e deixem as palavras saírem num cochicho ou murmúrio. . . . Agora deixem que elas se tornem cada vez mais altas. . . . Tomem consciência daquilo que dizem e então continuem a compartilhar as experiências: vejam o experimento. *Segredos* no capítulo *Pares*.)

(Num grupo que já tenha desenvolvido bastante confiança e calor, tente a seguinte versão do mesmo experimento. Sentem-se num pequeno círculo, de mãos dadas e olhos fechados, e fiquem quietos por algum tempo. Então, cada pessoa, quando quiser, deverá dizer um segredo profundo, que tem medo de revelar. Depois de todo mundo ter feito isto, abram os olhos e digam qual foi a sua reação de sentimentos aos segredos revelados.)

Argila Imaginária

Tenho um grande pedaço de argila imaginária nas minhas mãos. Ela pode ser moldada, enrolada, desenhada, esticada, batida etc., transformando-se em *qualquer coisa*. (Use as mãos para mostrar como a argila se molda de várias formas.) Agora vou dar um pedaço desta argila a uma pessoa do grupo e quero que ela "sinta" esta argila com seus dedos e passe alguns minutos transformando-a em alguma outra forma. Perceba como suas mãos se movem sobre a argila imaginária e veja que tipo de criação surge neste movimento. Quando terminar, dê aquilo que criou a outra pessoa, a uma pessoa a quem você gostaria de dar. Então será a vez de ela criar algo e depois passar para outra. Continuem com isto até que cada pessoa tenha tido ao menos uma oportunidade de moldar a argila. Façam tudo *em silêncio*. Ouçam e observem. Alguma pergunta? ... Muito bem. Aqui está a argila. (Finja estar dando a argila.) Podem começar. ...

Agora, silenciosamente, absorvam o que conscientizaram em si próprios e o que observaram nas outras pessoas enquanto estas modelavam a argila imaginária. Como se sentiram ao receberem a argila e enquanto a modelavam? Estavam "constrangidos" (*Selfconscious*) ou conseguiram realmente ter a sensação da argila e dos movimentos das mãos? Pensaram ou planejaram enquanto estavam agindo, ou deixaram a coisa acontecer por si só? Quem vocês escolheram para dar a obra? O que observaram nos outros ao modelarem a argila? O que cada pessoa criou, e como se sentiram em relação a cada uma das obras? Como foi o *processo* de criação de cada pessoa: o estilo ou técnica que cada pessoa usou. Alguém delineou cuidadosamente? Alguém simplesmente juntou pedaços? Quando alguém deu a obra a outra pessoa, como foi a interação e o que aconteceu entre as duas pessoas? Foi um presente, ou algo para se jogar fora? Quando as pessoas receberam a argila, gostaram do que lhes foi dado, ou amassaram imediatamente e começaram a remodelá-la? Houve pessoas que receberam vários presentes enquanto outras receberam apenas um? Reflitam sobre todos estes detalhes e compartilhem a experiência durante dez minutos. ...

Escultor

Façam par com alguém e fiquem em pé frente a frente, sem falar, até que todo mundo esteja com um par. ... Agora quero que a pessoa mais alta de cada par seja um escultor e que a pessoa mais baixa seja a argila. Quero que o escultor use algum tempo para olhar o parceiro, e realmente contatar com ele. Observe como mantém o corpo, a inclinação da cabeça etc. ... *Sem planejar*, comece suavemente a modificar a postura dele, de forma a exagerar aquilo que percebeu. Se você presentificou a inclinação da sua cabeça para trás, incline-a ainda mais. Use as mãos como se estivesse modelando argila ou uma estátua de cera. Quero que a pessoa que está sendo modelada como estátua mantenha consciência das suas sensações. ... Continue a modificar a posição da estátua até estar satisfeito com o resultado. Quando acabar de modelar, dê um passo para trás e examine a estátua, veja como ela é e o que expressa. ...

Agora olhe para ela e faça do seu corpo uma cópia exata da sua estátua. Quero que ambos tenham a sensação da estátua e do que ela expressa. ...

Agora troquem de papel. A pessoa mais baixa será o escultor. Use algum tempo para olhar o parceiro e percebê-lo. ... Depois, sem planejar, comece a modelá-lo delicadamente... e continue até que esteja satisfeito com a estátua que criou. ... Depois dê um passo para trás e examine sua estátua, veja o que ela expressa. ... Depois torne-se a cópia exata da estátua, e tenham ambos a sensação de ser a estátua. ...

Agora usem alguns minutos para compartilhar a experiência com os parceiros. Contem o que se fez presente, em si mesmos e nos parceiros, enquanto esculpiam. ...

(Quando cada estátua estiver terminada, pode-se também juntá-las em interação numa escultura geral, se se desejar.)

Amontoado

(Melhor em grupos grandes. Dez pessoas no mínimo.)

Fechem os olhos e fiquem em pé. ... Entrem em contato com a própria experiência enquanto estão sozinhos. ... Como você se sente fisicamente? ... Observe como está ocupado com pensamentos, imagens, e volte à sua existência física. ... Agora deixe os braços pendendo ao lado do corpo e comece a se mover lentamente em direção ao centro da sala. ... Tome consciência do que acontece dentro de você ao se mover em direção aos outros. ... Que fantasias lhe ocorrem e como se sente? ... Mantenha os olhos fechados e, quando chegar aos outros no meio da sala, contate com eles suavemente, como se fossem um bando de pássaros procurando calor no inverno. ... Agora, de modo delicado e lento, abra caminho através destas outras pessoas e presentifique como se sente ao fazê-lo. Quando chegar à extremidade do grupo, fique ali um pouco e conscientize-se de como se sente ali; depois, vire-se e lentamente penetre no grupo de novo. Dedique algum tempo para tomar realmente consciência de como experiencia isto. ...

Círculo de Imitação

(Requer pelo menos dez pessoas.)

Cada pessoa do grupo deve encontrar uma posição agradável. Agora escolha alguém que se encontre à sua direita. Não importa quem você escolhe, e ninguém precisa saber quem você escolheu. Quando eu disser "já" quero que cada um imite a pessoa que escolheu. Copie a postura, expressão facial, movimentos, ruídos etc. Imite tudo o que esta pessoa faz durante alguns minutos. Muito bem. Já. ...

(Não há grandes descobertas neste experimento. Muita gente se surpreende com o resultado. É engraçado e anima as pessoas se estas ficaram algum tempo sentadas, ou se a energia do grupo está baixa.)

Natureza do Homem~

Quero que discutam a natureza do homem por cinco minutos. Quero que façam afirmações sobre sua natureza básica. Não façam perguntas e não se percam decidindo quem está "certo" e o que "natureza básica" realmente significa. Compartilhem suas idéias e crenças, e ouçam os sentimentos e opiniões dos outros. Exponham suas idéias sobre a natureza básica detalhadamente, de forma que os outros possam saber exatamente o que pensam. Talvez possa ajudar se começar com "A humanidade é basicamente..." e terminar a sentença com sua idéia, dando evidências e exemplos específicos para demonstrar exatamente aquilo que pensam. Alguma pergunta: ... Muito bem. Comecem. ...

Agora absorvam silenciosamente a discussão que tiveram. ... E em silêncio sintetizem suas próprias crenças a respeito da natureza do homem. Olhem para o grupo e resumam as afirmações que cada pessoa fez. Qual é a idéia que cada pessoa tem da natureza do homem?

Agora quero que um de cada vez diga as *mesmas* afirmações que fizeram antes, mas em vez de dizer "A humanidade é basicamente..." digam *"Eu sou* basicamente...". Identifiquem-se também com evidências e exemplos. Se disseram "O Homem é basicamente propenso a guerras. Olhem para todas as guerras e conflitos na História", mudem isto para *"Sou* basicamente propenso a guerras. Olhem para todas as guerras e conflitos na *minha* história". Ao dizerem estas sentenças, tenham presente como se sentem. Tomem consciência se podem realmente se identificar com elas e sentir. "Sim, isto é uma verdade minha", ou se resistem à identificação e sentem "Não, isto *não* é uma verdade minha". Como você se sente quando os outros fazem suas afirmações modificadas? Você consegue reconhecer alguma verdade no que dizem sobre si próprios? Realizem agora esta tentativa de identificação, e depois de todos a terem feito, comecem a compartilhar o que experienciaram enquanto faziam o experimento. ...

ARTE, MOVIMENTO E SOM

O processo de criação artística por diferentes meios tem sido uma forma de auto-expressão durante milênios. Aprofundando a consciência do *processo* criativo, podemos resolver e esclarecer esta expressão de nós mesmos. O esclarecimento e resolução liberam energia e nos permitem evolução e crescimento, podendo perceber que cada área da nossa vida pode se tornar um meio de crescimento, criação e auto-expressão.

Desenho Esquerda-Direita

(Material: Um estojo grande de pastéis a óleo para cada oito ou dez pessoas, e vários pedaços de cartolina branca de cerca de sessenta por noventa centímetros para cada pessoa. Naturalmente podem ser usados outros meios. Os pastéis a óleo são bastante baratos, muito melhores do que *crayons* e sujam muito menos que tinta. Os estojos grandes apresentam uma ampla variedade de cores bonitas que permitem largas possibilidades de auto-expressão.)

Sem falar, dirijam-se até o estojo de pastéis e deixem sua mão direita escolher uma cor que sirva a ela; façam o mesmo com a esquerda, deixando que ela escolha também uma cor que sirva a ela. Façam uma pequena marca no papel com as cores que acharam e certifiquem-se de que são estas a cores que desejam. Depois de terem escolhido, peguem um dos pedaços de papel e encontrem um lugar para sentar onde possam ficar sozinhos e em silêncio. Certifiquem-se de haver algum espaço à sua volta, de modo a não se distraírem com as pessoas por perto. Não¹ desenhem nada enquanto eu não lhes disser para fazê-lo. ... Agora segurem uma cor em cada mão, de modo que possam vê-las facilmente, e olhem para elas por algum tempo. ... Agora fechem os olhos e retenham estas cores como imagens, e apenas observem o que acontece a elas. Se não conseguiram ficar com as cores como imagens ao fecharem os olhos, abramnos e olhem por mais algum tempo; depois fechem os olhos novamente e conduzam as cores ao mundo particular de imagens e vejam o que acontece. ... Estas cores podem se mover à sua volta, formar imagens abstratas, ou aparecer como imagens de coisas reconhecíveis? ... Deixem a coisa acontecer, e usem pouco tempo para observar o que as cores fazem. ...

Daqui a pouco lhes pedirei para abrirem os olhos e, silenciosamente, desenharem com ambas as cores no papel. Podem desenhar algumas das formas e imagens que lhe apareceram quando estavam de olhos fechados, ou desenhar qualquer coisa que surja. Usem as mãos como quiserem, alternadamente ou ao mesmo tempo. Enquanto desenham, centralizem a atenção no *processo* de desenhar e criar. Observem como sentem o pastel em cada mão e como as cores aparecem no papel. Observem quaisquer "deverias" que possam estar restringindo o que vocês estão fazendo e abandone-os. Libertem-se o máximo que puderem de objetivos e tenham presente apenas o que ocorre enquanto desenham: o que as cores querem fazer, e como suas mãos se sentem ao se moverem? Deixem que o material e o processo de desenhar os conduzam e dirijam. Muito bem. Abram os olhos agora e desenhem em silêncio durante dez ou quinze minutos. ...

Agora quero que cada um de vocês dedique alguns minutos para expressar a experiência de ter feito isto. Segurem o desenho de forma que os outros possam ver. Digam que cor pertence a cada mão e descrevam a percepção do processo de criar desenhos: como suas mãos se moveram, como as cores interagiram e como sentiram as cores criando formas e imagens no espaço. (Demonstre fazendo isto com seu próprio desenho. Por exemplo: "Vermelho é a cor da mão direita e roxo a da mão esquerda. Percebi imediatamente que não queria desenhar com as duas mãos ao mesmo tempo, então fui trocando. No começo, o vermelho foi muito mais ativo, com um jeito de 'tomar conta' e aproveitar quase todo o papel, e o roxo parecia um pouco na defesa, meio 'este pedaço é meu'. Também descobri logo que o roxo poderia facilmente encobrir o vermelho, mas que este não podia encobrir o roxo. Fiz uma porção de riscos com o roxo e depois entrei com o vermelho e preenchi o espaço vazio. Cheguei até aqui onde já havia roxo, mas o roxo ficou tão maciço que o vermelho não conseguiu entrar. No fim, comecei a misturar as cores e gostei disto".) Agora quero que cada um descreva sua percepção do processo de fazer este trabalho. ...

Agora que cada um de vocês já descreveu a própria experiência de desenhar, quero que reflitam em silêncio sobre isto. ... Até que ponto suas duas mãos e suas duas cores expressam dois lados da sua personalidade, e como estes laços interagem? ... Mantêm-se separados no papel ou se relacionam? Cooperam ou estão em conflito? ...

O que expressam? ... Até que ponto vocês enxergam este processo de criar o desenho como algo que exprime a sua própria maneira de funcionar? ... O que observam nos desenhos dos outros: o que as cores parecem expressar, como interagem, e o que cada pessoa disse sobre este processo de criação? ... Que diferenças e semelhanças vocês vêem, ao olharem para os desenhos? ... Percebam que cada pessoa conhece mais sobre seu próprio processo. Comentários e observações dos outros são úteis apenas se forem oferecidos de modo livre e fácil, sem pedir que sejam aceitos como corretos etc. Agora dediquem cinco ou dez minutos para compartilharem suas observações e discutirem-nas. ...

Autodesenho

Sem falar, dirijam-se à caixa dos pastéis e peguem várias cores com as quais gostariam de desenhar. Se puderem, parem e deixem que as cores os escolham. Façam um pequeno traço no papel com as cores que acharam e certifiquem-se de que são realmente as cores que desejam. Depois de terem escolhido suas cores, peguem um dos pedaços de papel e achem um lugar onde possam ficar sentados em silêncio. Certifiquem-se de que há algum espaço à sua volta de modo a não se distraírem com as pessoas por perto. Não desenhem nada enquanto eu não lhes pedir. ... Agora fechem os olhos e entrem em contato com a existência física e com as sensações reais que estão tendo. ... Tomem consciência de como se sentem internamente. ... Agora deixem aparecer algumas imagens visuais que expressem de alguma forma o seu ser interior e a forma como se sentem em relação à vida. ... Estas imagens podem ser formas abstratas ou algo reconhecível, mas que de algum modo representem vocês como realmente são. ... Deixem estas imagens se desenvolverem por algum tempo. ...

Dentro de um minuto lhes pedirei para abrirem os olhos e criarem um desenho que represente você mesmos, com as cores que escolheram. Se decidirem que precisam de cores diferentes, dirijam-se silenciosamente à caixa e escolham as cores que necessitarem. Enquanto desenham, centralizem a atenção no processo de desenhar e como se sentem ao criar. Abandonem os objetivos específicos e apenas tenham presente como suas mãos se movem e como a cor aparece no papel. Deixem o material e o processo de desenhar prosseguirem de modo que as cores e as mãos decidam o que será feito a seguir. Deixem uma linha ir até onde ela quiser, parem quando ela quiser, mudem de direção etc. ... Abram seus olhos e dediquem quinze minutos para fazer um desenho que os represente. ...

Agora segurem o desenho de modo que os outros possam vê-lo. Quero que cada um descreva o seu desenho durante três ou quatro minutos. Façam a descrição *na primeira pessoa e no presente, como se estivessem descrevendo a si mesmos*. Por exemplo: "Tenho uma porção de rabiscos que se cruzam. Sou confuso e obscuro. Do lado direito tenho linhas vermelhas rígidas e quebradas cortando violentamente a paz do verde e do azul" etc. Expressem também a percepção do processo de criarem a si mesmos e de como se sentiram com o que aconteceu. Por exemplo: "No começo eu só tinha estas linhas vermelhas rígidas e um monte de espaço que não estava gostando. Então tentei preencher o espaço e fiquei todo confuso, e aí fiz estes remendos de azul e verde, muito calmos" etc. Presentifiquem também como se sentem e o que observam ao se descreverem. Descrevam-se durante alguns minutos *na primeira pessoa e no presente*. ...

Agora que cada pessoa descreveu seu desenho, quero que reflitam silenciosamente sobre a experiência. ... O que descobriram sobre si mesmos e os outros ao se expressarem através de desenhos? ... Que semelhanças e diferenças observaram nos desenhos? ... Agora dediquem cinco ou dez minutos para compartilharem suas observações e discutirem-nas. ...

(Uma variação deste autodesenho é a seguinte: peça a cada pessoa que comece escolhendo três cores de que mais gosta ou três cores de que menos gosta, e insista para que ela use todas as três cores. Pode-se também pedir a cada pessoa para fazer inicialmente o auto-retrato com as cores que gosta, e depois com as que não gosta. Depois descrever os dois desenhos e o processo de criá-los, e comparar. Desenhar com as cores das quais não se gosta geralmente é mais frustrante, e pode também ser expressivo e revelador.)

(Pode-se também desenhar uma parte de si mesmo da qual se gosta ou não; ou algum sentimento que provoca dificuldades. Pode-se também desenhar alguma pessoa importante na vida da pessoa: esposa, pai, filho, patrão, amante etc.; ou alguma força que afeta a vida: preocupação, doença, diabo, deus, velhice, autoridade etc. Um desenho de toda a família pode expressar como a pessoa se sente e se relaciona com ela.)

Diálogo de Desenho

Quero que cada um vá até a caixa de pastéis e, silenciosamente, escolha uma cor que exprima algum aspecto importante seu. ... Agora faça par com alguém que tenha uma cor diferente da sua. Cada par deve pegar um dos pedaços de papel e achar um lugar para se sentar.

Coloquem o papel entre vocês, e sentem-se em lados opostos do papel. ... Segure sua cor na mão com a qual *não* escreve. Em um minuto lhes pedirei que comecem a desenhar juntos sobre o papel. Não dividam o papel nem façam desenhos separados, não planejem, não discutam e não decidam o que irão desenhar juntos. Comece a desenhar lentamente e centralize a atenção no processo de desenhar, e como se sente ao interagir com o parceiro. Deixe a consciência e os sentimentos fluírem e entrarem no processo do desenho. Vocês podem se alternar ou desenhar ao mesmo tempo, e mesmo mover delicadamente a mão do parceiro por algum tempo e desenhar com a cor dele, se isto o agradar. Comecem a fazer isto agora e façam durante cerca de dez ou quinze minutos; interaja com o parceiro enquanto o desenho se desenvolve. ...

Agora contem um ao outro o que experienciaram ao trabalharem juntos no mesmo desenho. Expressem o que se fez presente ao interagirem e como se sentiram durante o diálogo silencioso. Como este desenho e o processo de criá-lo manifestam o tipo de relacionamento que você manteve com o parceiro? Façam isto durante cinco minutos. ...

(Pode-se fazer isto com três ou mais pessoas, ou com uma família. Este tipo de experimento pode expressar bastante os padrões de relacionamento e interação existentes dentro da família.)

Experimentando

(É necessário bastante papel barato para os próximos experimentos.)

Dirijam-se até a caixa de pastéis e escolham várias cores que lhes agradem. Então peguem dez ou quinze folhas de papel e sentem-se em algum lugar. Quero que experimentem várias formas de colocar as cores no papel; quero que se conscientizem também de como se sentem ao experimentarem estas várias maneiras de desenhar. Observem quais as formas que lhes agradam e quais não são satisfatórias. Agora imaginem que o pastel em sua mão é um pássaro que voa. Movam a mão como se fosse um pássaro descendo para fazer alguns traços no papel. ... Agora troquem de cor e imaginem que esta é uma formiga e vejam os vários tipos de traços que faz uma formiga. Usem o mesmo papel até ele ficar bem preenchido, e então deixem-no de lado e comecem outra folha. Troquem de cor sempre que trocarem a forma de desenhar. ... Agora imaginem que o pastel é um chicote. ... Agora uma motoniveladora ou um raspador. ... Agora uma mão que massageia. ... Agora uma motocicleta. ... Agora um cavalo. ... Agora uma cascavel. ... Agora uma faca. ... Agora uma língua de gato. ... Agora prossigam sozinhos durante os próximos cinco minutos. Pensem em algo que se move e depois deixem o pastel se tornar aquilo, e vejam como a cor é colocada no papel. ...

Agora peguem uma folha nova e usem várias das formas de desenho que *mais* gostaram, e percebam como se sentem ao fazerem isto. ...

Agora peguem outra folha de papel e usem as várias formas de desenho que *menos* gostaram, e percebam como se sentem enquanto o fazem. ...

Agora sentem-se e fiquem em silêncio por um ou dois minutos e contemplem as duas últimas folhas de papel. ... Presentifiquem o que gostaram e o que não gostaram nestas diferentes formas de aplicar a cor. ... Quais foram as diferenças dos seus movimentos de mão em cada uma das folhas? ... Como se sentiram ao desenharem e como a cor apareceu no papel? ... As formas apreciadas e as não-apreciadas expressam de algum modo qualidades opostas, tais como: lento-rápido, grande-pequeno etc.?

Agora coloquem suas folhas de forma que os outros do grupo possam ver. Quero que um de cada vez expresse sua percepção do processo de desenho, e o que gosta e não gosta em cada um dos diferentes tipos de desenho. Depois de todos terem feito isto, dediquem mais cinco ou dez minutos para compartilharem as diferenças e semelhanças nas formas que cada pessoa usou para desenhar cada coisa: pássaro, cavalo etc. Então discutam qualquer outra coisa de que se tenham dado conta durante os experimentos e nos desenhos dos outros. ...

Deixar Surgir

Dirijam-se à caixa de pastéis e, silenciosamente, escolham três cores de que gostem e que lhes sejam agradáveis quando reunidas. Façam traços fortes com estas cores para se certificarem de que gostam delas juntas. Depois de acharem três cores de que gostem, peguem vários pedaços de papel e sentem-se sozinhos, num lugar onde não possam se distrair com as pessoas em volta. Não desenhem enquanto eu não lhes pedir. ...

Quero que escolham quaisquer formas lineares simples: um retângulo, um círculo, parte de um círculo, um ângulo, duas linhas que se cruzam etc. (Mostre exemplos.)

Quero que usem apenas uma única forma linear e desenhem-na no papel de várias maneiras. Podem desenhar em cores diferentes, vários tamanhos, direções, sobrepondo-as ou separando-as etc. (Mostre um exemplo.)

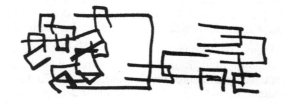

Façam isto com leveza e espírito de ensaio, sem objetivo algum a não ser tomar consciência de todo o processo: a sensação do bastão na mão, as cores, a forma que surge e como se sentem. Depois de algum tempo começará a aparecer alguma forma ou objeto em seu desenho. Em vez de ser apenas uma porção de contornos de diferentes cores e tamanhos, vocês serão capazes de ver surgir algo mais definido: algum objeto, talvez vários objetos, uma pessoa, um rosto etc. Quando começar a surgir algo específico, observem como se sentem em relação ao que surge e vejam como podem continuar a desenvolver, usando a mesma forma linear por algum tempo. Depois parem de usar esta forma e desenvolvam o que surge ainda mais, desenhando, ligando ou sombreando do modo que quiserem, ainda usando as mesmas três cores. Alguma pergunta? ... Comecem agora e façam isto durante uns dez minutos. ...

Agora dediquem alguns minutos para olhar silenciosamente para seus desenhos e revejam o processo de criação e o que se passou com vocês enquanto criavam. ...

Agora segurem o desenho de modo que os outros possam vê-lo, e descrevam sua percepção do processo de criação: os diferentes estágios do desenvolvimento, como se sentiram, o que fizeram etc. Então dediquem mais alguns minutos à discussão da percepção do desenho de cada um: as cores, as formas lineares que cada pessoa escolheu, o que surgiu do desenho de cada pessoa e o que isto pode significar para cada um. ...

Agora peguem outro pedaço de papel. Quero que repitam o mesmo experimento de desenho, mas desta vez façam o contrário do que fizeram. Por exemplo, se da outra vez empregaram uma forma linear rigidamente angular, escolham agora uma curva suave. Se anteriormente começaram com um aglomerado de formas no centro do papel, usando a mesma cor, comecem agora com formas espalhadas e diversas cores. Se antes usaram traços pesados para fazerem as linhas escuras, utilizem agora traços mais leves para tornarem as linhas mais fracas. Na medida do possível recordem como fizeram o experimento da primeira vez, e invertam a forma de fazê-lo. Comecem outra vez fazendo a forma linear enquanto se conscientizam do processo. Vejam o que surge e depois desenvolvam o que surgir, primeiro com a mesma forma e depois com as formas que quiserem. Façam isto mais uma vez por dez minutos. ...

Agora olhem silenciosamente para o desenho que acabaram de fazer e centralizem a atenção naquilo que surgiu e se desenvolveu. ... Presentifiquem isto realmente em detalhe. Quais são todas suas qualidades e características? ... Agora identifiquem-se com aquilo que surgiu. ... Tornem-se aquilo e se descrevam. ... Como vocês são ... e como se sentem sendo isto? ... Como é a sua vida e o que fazem? ... Entrem realmente nos detalhes da experiência de serem aquilo que surgiu do desenho. ...

Agora quero que segurem o desenho de forma que os outros possam vê-lo. Quero que continuem a se identificar com o que surgiu no desenho e se descrevam durante alguns minutos, *na primeira pessoa e no presente*. Expressem realmente todos os detalhes. Depois de cada um ter feito isto, passem mais cinco ou dez minutos compartilhando qualquer coisa que tenham observado nos desenhos dos outros e nos próprios, discutam o processo de criação etc. ...

Escrevendo o Nome

Dirijam-se até a caixa de pastéis e escolham uma cor que lhes agrade e que expresse algo sobre vocês. Peguem também umas dez folhas de papel e sentem-se em silêncio em algum lugar onde não possam se distrair com a presença de outros por perto. ... Em todos estes experimentos, quero que segurem o bastão com a mão que *não* usam para escrever.

Agora quero que escrevam lentamente seus nomes de trás para diante, como se estivesse refletido num espelho. Para isto, usem a metade superior da folha e tenham presente como se sentem ao escreverem o nome desta maneira, com a mão que não estão acostumados a usar. ...

Agora usem a metade inferior do papel para a mesma coisa: escrever o nome de trás para diante com a mão não-usual, mas agora façam isto com o *menor esforço possível*. Conscientizem-se do que experienciam ao fazer isto. ...

Peguem outra folha de papel e escrevam seu nome do jeito certo, de modo a preencher toda a folha de papel. ...

Agora, na mesma folha, escrevam seu nome no menor tamanho possível. ...

Agora coloquem todas estas assinaturas onde os outros possam vê-las e contem uns aos outros a respeito da experiência de escrever o nome de maneiras diferentes. ...

Peguem outra folha de papel e escrevam o nome muito lentamente, com a mão que não lhes é habitual. Usem a assinatura para desenharem um mapa do seu tempo de vida até o momento atual. A assinatura final representará, de algum modo, os diferentes períodos da sua vida e o que experienciaram nestes tempos. ...

Peguem outra folha e numa metade usem o nome para desenhar um esboço de como você realmente é. ...

Agora na outra metade desenhem com seu nome um esboço de como um de seus pais os vêem. ...

Peguem outra folha e numa metade usem o nome para desenhar uma parte de si mesmos da qual gostam. ...

Na outra metade da mesma folha usem o nome para desenhar uma parte da qual não gostam. ...

Agora coloquem as assinaturas onde todos possam vê-las e contem a respeito delas, e como se sentiram enquanto as faziam. Descrevam a assinatura da linha de vida e seus esboços de si mesmos detalhadamente, expressando a percepção do processo. Depois de todos terem feito isto, dediquem algum tempo para discussão daquilo que observaram sobre as assinaturas dos outros e o que expressam. ...

Auto-Escultura

(Material: Para cada pessoa cerca de três a cinco quilos de argila para modelar e um pedaço de cartão ou tábua de setenta centímetros sobre a qual se possa modelar. Pode-se usar algum papel barato para evitar que caia argila sobre o tapete ou almofadas.)

Quero que cada um pegue uma mão cheia de argila. Também peguem uma tábua para colocar a argila e encontrem um lugar para ficar. ... Agora levem alguns minutos para conhecer a argila. ... Sintam sua textura e seu peso. ... Sintam como muda de forma quando a exploram com seus dedos. ... Tentem moldá-la de diferentes maneiras: amassando, batendo, rolando, puxando, alisando, socando etc. ... Descubram como é esta argila e do que é capaz. ...

Agora que exploraram a argila, juntem-na numa bola e a coloquem na tábua que têm à frente. Fechem os olhos e sentem-se numa posição confortável, e centralizem a atenção nas mãos e dedos que acabaram de explorar a argila. ... Observem como seus dedos e mãos se sentem. ... Agora voltem-se para dentro e deixem a atenção fluir para diferentes áreas do corpo. ... Conscientizem-se do que sentem em cada parte do corpo. ...

Agora visualizem uma imagem da bola de argila e imaginem que ela vai lentamente se transformando e se moldando numa imagem de você mesmo. Esta imagem pode ser uma representação bastante realista ou pode ser abstrata. Não procurem modificar esta bola imaginária; deixem que ela se modifique sozinha, vagarosamente, transformando-se numa representação de você mesmo. ... Ela poderá passar por algumas poucas modificações, ou talvez formar duas ou mais imagens. ... O que quer que aconteça, observem cuidadosamente a evolução, sem interferir. ...

Agora mantenham os olhos fechados e peguem a bola verdadeira que se encontra à sua frente, segurem-na delicadamente, por algum tempo. ... Centralizem a atenção nas mãos e nos dedos e deixem que comecem a se movimentar e conhecer a argila. ... Agora quero que comecem a criar uma imagem de si mesmos na argila, com os olhos fechados. Enquanto fazem isto, focalizem todos os detalhes do *processo* de moldar a argila: como a sentem, como seus dedos se mexem, as imagens que surgem enquanto a argila muda de forma etc. ... Na medida do possível, deixem que a argila e os dedos conduzam a modelagem, e vejam o que se desenvolve à medida que moldam a si mesmos. ... Vocês terão quinze minutos para fazerem isto. ...

(Dê um pequeno aviso ao se aproximar o final do prazo.)

Agora abram os olhos, em silêncio, e vejam o que fizeram da argila. ... Continuem a trabalhar nela mais um pouco se quiserem, mas não façam grandes modificações. ... Olhem cuidadosamente e percebam como ela está: suas propriedades e características. ... Como se sentem em relação a esta imagem de si mesmos? ... Agora identifiquem-se com a escultura. Tornem-se a estátua e se descrevam. ... Como vocês são? ... Como se sentem como escultura? ... Como são suas vidas? ... Explorem todos os detalhes de serem esta escultura. ...

Agora quero que cada pessoa passe alguns minutos descrevendo a sua auto-escultura. Identifiquem-se com ela e contem sobre si mesmos de maneira detalhada: como são, como se sentem, como é a sua vida etc. ... Façam tudo isto *na primeira pessoa e no presente*. Depois de todos terem acabado, usem cinco ou dez minutos para compartilhar a percepção das esculturas dos outros e as semelhanças e diferenças que observaram, aquilo que expressam para vocês etc.

Movimento do Corpo

O ideal é que tenham uma área grande para poderem se mover, tal como um salão de ginástica com soalho de madeira ou cortiça. Qualquer sala grande com chão limpo e liso serve. Um gramado grande pode ser ótimo num dia bonito que não seja nem muito frio nem muito quente. Usem roupas soltas e flexíveis que não impeçam os movimentos. Tirem os sapatos e as meias, e o máximo de roupas que quiserem tirar.

Basicamente, o objetivo é focalizar a atenção no corpo se soltar, de maneira que o corpo possa fazer o que quiser, sem planos ou direções. Ao focalizarem a atenção no corpo, vocês se conscientizarão das partes do corpo que querem se movimentar. Deixem que estas partes se mexam como quiserem: agitadas, graciosas, desajeitadas, fluentes ou qualquer outra coisa que esteja de acordo com as partes em movimento. As partes do corpo que se movem podem levar outras partes a se moverem também. Alguns movimentos podem se modificar e evoluir para outros tipos de movimentos antes de cessarem. Enquanto alguns movimentos param, outros podem vir à tona, ou o corpo pode querer descansar e ficar relaxado durante algum tempo. Continuem centralizando a atenção no corpo e deixem que ele se vá para onde quiser. Talvez seu corpo queira produzir sons ou pode ser que surjam imagens. Deixem que estes sons e imagens também se tornem parte do movimento, e continuem vendo o que emerge e se desenvolve destas manifestações.

A maioria dos experimentos que se seguem são mais estruturados do que este que acabei de descrever. Sugiro também música para ser utilizada em alguns deles, o que estrutura ainda mais a situação. Esta estrutura facilita a maioria das pessoas a se mover de determinada maneira e ao mesmo tempo impede outras formas de auto-expressão que emergiriam com um tipo de música diferente ou sem música alguma. Tambores africanos são excelentes para estimular as pessoas, levando-as a se soltar e a se movimentar, dificultando também movimentos vagarosos ou contínuos.

Embora a música seja útil para romper hábitos e inibições das pessoas, é também importante explorar como se limitam e inibem, e que partes do corpo estão tensas e presas. Usem qualquer música estimulante e expressiva, e quanto menos estruturada, mais apropriada para o experimento. Não empregue músicas com letra, pois isto imporá uma estrutura adicional. É preferível· não usar música *nenhuma* a usar música ruim ou inapropriada. Com um grupo novo, ou com um grupo rígido e acanhado, muita música e estrutura ajuda a se soltar. Depois da soltura, faça outros experimentos menos estruturados e sem música para permitir o desenvolvimento de uma maior auto-expressão e conscientização. Os experimentos com os olhos fechados são particularmente importantes para um grupo novo ou acanhado. Estes experimentos ajudam a impedir que as outras pessoas julguem seus próprios movimentos e os comparem com outros. Uma vez que ninguém pode ver, isto também reduz fantasias de observações e julgamentos dos outros. Manter os olhos fechados também ajuda a conservar a atenção no corpo, no que ele sente e expressa.

Faço algumas sugestões específicas de músicas nos experimentos abaixo. Tentando fazer alguns dos experimentos você poderá vir a descobrir que uma ou outra seleção seria tão boa ou melhor com as pessoas do grupo com o qual você está trabalhando. Tente utilizar seleções diferentes com o mesmo experimento e veja os efeitos que provocam; escolha a mais útil. Em alguns experimentos não faço sugestão de música porque serão muito mais úteis se a música não existir. Uma vez que as pessoas já estejam um pouco soltas, todos os experimentos serão melhores sem música. A ausência de estrutura externa dá maior liberdade para a auto-expressão e autodescoberta.

Respirando para Dentro do Corpo

Encontrem um lugar com bastante espaço em volta e deitem-se. Fechem os olhos e achem uma posição confortável. ... Dediquem algum tempo para se conscientizarem do corpo. ... Agora centralizem a atenção na respiração. ... Observem todos os detalhes da respiração, quando o ar flui sem esforço para dentro do corpo e de novo para fora. ... Sintam o ar se mover pelo nariz ou pela boca, pela garganta abaixo, e sintam o peito e a barriga se expandirem ao receberem este ar que traz vida. ...

Agora imaginem que respiram pelas outras partes do corpo. Imaginem que um pouco de ar que respiram flui pela pélvis, pernas abaixo até os artelhos. Imaginem que suas pernas se expandem um pouco enquanto inspiram este ar e se contraem um pouco ao expirarem. ... Façam isto durante alguns minutos. ...

Agora tentem respirar pelos braços e dedos por algum tempo... e observem como se sentem ao fazer isto. ...

Agora respirem pela cabeça e pelo pescoço. ...

Centrando

Agora sintonizem a parte inferior do estômago ou das costas. Em algum lugar desta área encontra-se um centro de onde partem todos os movimentos. Agora movam-se lentamente em direção ao centro, da maneira que quiserem... e agora movam-se lentamente a partir do centro. Tomem consciência de como se movem e de como se sentem enquanto fazem isto, durante alguns minutos. ...

Compressão-Expressão

(Música para piano, de Erik Satie, vol. 1)

Mantenham seus olhos fechados. Quero que exagerem esta alternância entre se retirar lentamente até o centro e depois voltarem para fora, para o mundo. Continuem a fazer o que estavam fazendo, mas exagerem e vejam o que mais podem conscientizar em suas sensações e movimentos enquanto os criam. ... Agora exagerem ainda mais, de forma a alternar entre se comprimir numa bola apertada e depois se abrir para o mundo... se expressar. ... Continuem alternando entre compressão e expressão, mas abram os olhos ao se abrir. ... Ao fazerem isto, dirijam lentamente seus movimentos para outra pessoa. Abram-se para esta pessoa em alguma posição que lhes seja confortável e conservem esta posição durante alguns segundos. Depois afastem-se para se comprimirem e fechem os olhos. Depois movam-se para fora de novo e expressem-se em relação à outra pessoa e mantenham a posição por algum tempo. Tenham presente o que acontece nesta interação silenciosa, como vocês e os outros se movem e o que estes movimentos parecem expressar. ...

Base

Fiquem em pé com os olhos fechados e conscientizem-se de como estão parados ... explorem quaisquer tensões que sintam e vejam se conseguem relaxar. ... Agora focalizem a atenção nos pés e nas pernas ... e no contato dos pés com o chão. ... Sem mexerem os pés, tomem consciência de como o peso está distribuído. ... A maior parte do peso está no calcanhar ou na ponta do pé? Observem quaisquer diferenças entre os dois pés. ... Há mais peso na parte interna ou externa do pé? Tomem consciência de como seus pés contatam com o chão. Seus pés acolhem o chão, seguram-no, ou se afastam dele? ... Agora presentifiquem como suas pernas se sentem e observem quaisquer diferenças entre ambas. ... Como suportam a parte superior do corpo e a ligam aos pés? ...

Agora comecem a mexer os pés e as pernas e continuem a explorar o contato com o chão enquanto se mexem. Observem como os pés e as pernas se sentem quando o peso muda. ... Agora abram os olhos e continuem a experienciar os pés e as pernas enquanto caminham vagarosamente. ... Observem como seus pés contatam o chão e como vocês caminham. ... Vocês batem no chão, sapateiam, seguram, acariciam, deslizam? ... Agora andem na velocidade habitual e continuem se conscientizando dos movimentos das pernas e dos pés. ... Agora andem depressa. ... Agora corram lentamente. ... Agora tomem consciência de como o contato muda quando vocês reduzem para caminhar rápido ... e daí para a velocidade habitual... até um caminhar lento... e finalmente parando de novo com os olhos fechados. Fiquem com a experiência por algum tempo. ...

Aproximar-se-Afastar-se

Mantenham os olhos fechados e imaginem algo específico que lhes atraia muito: algo do qual gostariam de se aproximar. ... Visualizem-no claramente e tenham presente como são os sentimentos em relação a esta coisa. ... Tomem consciência particularmente do que sentem no rosto. ... Agora deixem suas sensações físicas fluírem em movimentos lentos em direção a esta coisa e percebam como seu corpo se move e se sente. ... Mexam-se em direção a esta coisa que os atrai e depois dediquem algum tempo para tocá-la e contatá-la como quiserem. ...

Agora afastem-se lentamente e deixem seus movimentos expressarem como vocês ainda estão ligados a ela, ainda que se afastando. ...

Agora fiquem onde estão e imaginem que muito perto de vocês acha-se algo específico que os repele fortemente: algo de que gostariam de se afastar. Visualizem esta coisa claramente e percebam como se sentem em relação a ela. Tomem consciência particularmente daquilo que sentem no rosto. ... Agora deixem seus sentimentos fluírem, em movimentos vagarosos, afastando-se deste objeto, e conscientizem-se de como o corpo se sente ao se afastarem. ... Agora quero que voltem em direção a esta coisa que os repele e experienciem seus sentimentos em relação a ela mais claramente. Comecem a se aproximar e percebam como se sentem e como se movem. ... Aproximem-se da coisa. Quando a alcançarem, dediquem tempo para examiná-la e descobrir como é. ... Descubra mais a respeito do que os repele... e continuem descobrindo outras qualidades e características que a coisa possui. ... Talvez descubram algo que apreciem, algo que realmente os atrai. ... Continuem descobrindo. ... Agora afastem-se novamente, devagar, e percebam como se sentem e como se movem. ...

240

Tensionando

Achem um lugar com bastante espaço em volta e deitem-se. Fechem os olhos e encontrem uma posição confortável. Focalizem a atenção no corpo e conscientizem-se onde o corpo se sente confortável e bem e onde se sente tenso e mal. ... Agora tensionem o corpo o máximo que puderem por alguns segundos, realmente com força ... e depois se soltem completamente. ... Façam isto mais algumas vezes e mantenham a consciência de como sentem o corpo ao fazerem isto. ...

Casulo

(Debussy: *Reverie,* por Laurindo Almeida: *Reverie for Spanish Guitars.* Comece a música quando tiver início a quebra do casulo.)

Achem uma posição confortável no chão, uma posição em que se sintam protegidos do mundo. ... Fechem os olhos e conservem-nos fechados até eu lhes pedir para abrir. ... Imaginem que estão num casulo, envolvidos por uma forte casca que os protege. ... Usem algum tempo para explorar a existência dentro do casulo. ... Descubram como ele é, e como se sentem dentro dele. ... Descubram quanto espaço possuem e quanto podem se mover lá dentro. ...

Agora, lentamente, quebrem o casulo. ... Achem o caminho para fora desta casca protetora e tomem consciência de como se sentem ao emergirem no mundo. ... Ao surgirem, comecem a se esticar de qualquer maneira que os faça sentirem-se bem. ... Cada vez que se esticarem, deixem que se produza algum tipo de ruído. ... Agora tornem-se o ruído e deixem que ele volte ao espreguiçar. ... Explorem todas as formas possíveis de espreguiçar o corpo. ...

Gravidade

(Tchaikovski: *Dance of the Sugar Plum Fairy,* por Laurindo Almeida: *Reverie por Spanish Guitars.* Comece a música quando a gravidade é reduzida.)

Continuem a se esticar e movam-se como quiserem com os olhos fechados, e centralizem a atenção na experiência da gravidade. ... Sintam como a força da gravidade os puxa, e como é transmitida através do corpo para as partes que o suportam. ... Sintam como todo o corpo reage à gravidade quando se modifica a posição. ...

Agora imaginem que a atração da gravidade é duplicada ou triplicada de modo que vocês estão muito pesados, e cada movimento exige um tremendo esforço. ... Conscientizem-se de como se movem nesta gravidade pesada e de como se sentem. ... Agora, silenciosamente, obriguem-se a uma posição ereta contra esta tremenda força... e depois afundem de novo e descansem no chão. ...

Agora imaginem que a atração da gravidade é reduzida pela metade, de modo que estão leves, e mover o corpo é fácil e não requer muito esforço. ... Tomem consciência de como se movem e de como se sentem nesta gravidade leve. ... Agora abram os olhos e continuem a se mover como quiserem. ... Observem se preferem se movimentar sozinhos ou interagir com os outros. ...

Explorando Possibilidades

(Olantanji: *Drums of Passion*, Columbia; ou outros tambores africanos.)

Fiquem em pé, confortavelmente, com bastante espaço em volta, e fechem os olhos. Quero que explorem as possibilidades de movimento nas diferentes partes do corpo. Comecem com os dedos e as mãos, vejam de quantas formas diferentes podem se movimentar. ... Agora deixem o movimento fluir nos braços. ... Agora deixem chegar até os ombros, pescoço, cabeça. ... Continuem a mexer os braços e as mãos. ... Aos poucos, os movimentos fluirão para todo o corpo. ... Agora deixem que eles fluam pelo peito e tronco, descobrindo as possibilidades de movimento. ... Agora deixem o movimento chegar aos quadris ... às coxas e joelhos ... e, finalmente, canelas, tornozelos e pés. ... Descubram todas as formas que seus pés e pernas podem se mover. ... Deixem o corpo se movimentar da forma que sentirem melhor. ... ·

Continuem deixando o corpo inteiro se mexer. Agora abram os olhos e explorem diferentes tipos de movimentos. Primeiro explorem o se curvar. Curvem todas as partes do corpo das várias formas que puderem. ... Agora explorem o balançar. ... Agora a torção. ... Agora o sacudir. ... Agora o ondular. ... Agora o balançar fortemente. ... Agora o rodar. ... Agora o fluir. ... Continuem a se mover por algum tempo da forma que lhes seja mais agradável. ...

Agora explorem os movimentos acompanhados de diferentes sons e ruídos. Farei um som e quero que continuem a repeti-lo, sozinhos, deixando que ele entre no movimento. Agora explorem como se movimentar com este som: Buzzzzzz. ... Agora com Grrrrrhhhhh. ... Agora com Chnnnnhhh. ... Agora com Shhhh. ... Agora com Zap. ... Agora com Ouooooo. ... (Fazer qualquer som.) Agora façam quaisquer outros sons e deixem que entrem em seus movimentos. ...

Agora façam par com alguém e mantenham um diálogo de som e movimento. Conscientizem-se de como a outra pessoa se move, e deixem a resposta fluir em movimentos e ruídos ocasionais. ... Tomem consciência de como seus movimentos são diferentes dos movimentos do parceiro. ... Agora achem um novo parceiro e interajam com ele através do movimento. ... Conscientize-se de como seus próprios movimentos ficam diferentes com o novo parceiro. ... Agora encontrem outro parceiro para um novo diálogo. ... O que se mantém igual nos seus movimentos, independente do parceiro? ... Continuem com os novos parceiros e explorem a interação através do movimento. ...

Dançarino

(Borodin: *In the Steppes of Central Asia*, ou *Both Sides Now*, por Gabor Szabo, 1969.)

Procurem sentar confortavelmente, com bastante espaço em volta. ... Fechem os olhos e entrem em contato com a existência física. ... Observem o que está acontecendo com seu corpo. ... Quero que imaginem que estão sozinhos ao lado de uma campina ensolarada com muito espaço para se mover e dançar. Olhem em volta e tomem consciência de como se sentem neste lugar. ... Uma pessoa que gosta de se mover e dançar virá a esta campina e, sem notá-los, começará a dançar livremente. Quando esta pessoa chegar, observem a graça e a beleza de seus movimentos e de sua dança. ... Logo, o dançarino notará vocês e virá vê-los alegremente. Então se oferecerá para lhes mostrar como se mover e dançar, e insistirá para que dancem juntos na campina. Comecem movendo-se apenas no lugar, com o dançarino, depois comecem a se mover pelo quarto. Vocês terão que abrir os olhos para evitarem bater nos outros, mas mantenham a atenção dirigida para o dançarino, e dancem juntos.

Crescendo

(Aldo Ciccolini: Música para piano, de Erik Satie, vol. 1, faixa 1; ou alguma música leve de Chopin, para piano, tal como Balada N.º 2 em Fá Maior Op. 38.)

Deitem-se de costas com espaço em volta, e entrem em contato com as sensações do corpo. ... Agora imaginem que a mão esquerda é um pequeno botão de flor que cresce muito lentamente, e se move em direção ao sol ... aos poucos abre as pétalas para a brisa e a chuva... e quando sua energia se vai, começa a murchar para formar as sementes... e aos poucos entra dentro da terra com suas sementes. ...

Agora tragam o corpo para a posição fechada e tornem-se uma semente. ... Que tipo de semente você é? ... Agora estamos na primavera e vocês estão começando a brotar e movem-se, mandando uma pequena raiz para baixo da terra e um pequeno ramo em direção ao sol. ... Continuem a crescer, movam-se e tomem consciência de como seu corpo se sente enquanto lentamente fazem esta semente crescer e se transformar em algum tipo de planta ou árvore. ...

Evolução

(Gabor Szabo: *Spellbinder*, lado 1, faixas 1 e 2.)

Deitem-se com espaço em volta e fechem os olhos. Imaginem que são matéria inerte no fundo do mar pré-histórico. Existe água por todos os lados, às vezes correntes suaves, às vezes ondas bravias. Sintam a água escorrendo pela superfície inerte. ... Enquanto a vida se desenvolve, vocês se transformam em algum tipo de erva ou planta marinha. Escutem o tambor e deixem o sol penetrar no movimento enquanto as correntes os arrastam. ...

Agora tornem-se um animal simples que se arrasta pelo fundo do mar. Deixem o tambor fluir através do corpo e nos movimentos de um animal marinho. ...

Agora movam-se vagarosamente em direção à terra... e quando a alcançarem, façam crescer quatro pernas e comecem a se arrastar pela terra. Explorem sua existência como animal terrestre. ...

Agora fiquem gradualmente mais eretos, sobre duas pernas, e explorem a existência e movimentos dos animais bípedes. ...

Agora continuem se movendo e abram os olhos, e interajam com os outros através dos movimentos. ...

Separação e Ligação

(Aaron Copland: *Clarinet Concerto*, Columbia.)

Achem um lugar com espaço em volta. ... Fechem os olhos e entrem em contato com o corpo. ... Explorem a sensação física e o que se passa dentro de vocês. ... Agora comecem a esticar as mãos e os pés e explorem o espaço em volta. ... Conscientizem-se de como se sentem sozinhos neste espaço. ... Gostariam de ficar sozinhos ou se sentem mobilizados para entrar em contato com outros? ... Se quiserem, comecem a se movimentar mais. Quando contatarem com alguém, apertem sua mão se quiserem permanecer em contato com a pessoa. Se ela quiser ficar em contato, apertará a mão de volta. Então mantenham a ligação e continuem se movimentando juntos, como se fossem ambos parte de um organismo. Poderão mudar o jeito de contatar desde que permaneçam ligados. ... Podem também absorver outros neste organismo, se quiserem. ... Continuem a se movimentar por mais alguns minutos e interajam ou fiquem separados, se desejarem. ...

Agora afastem-se lentamente de quem estiverem tocando, até que estejam sozinhos de novo. Dediquem algum tempo para experienciar a sensação de serem vocês próprios. ...

Incompleto

Vou dividir o grupo pela metade e quero que uma das partes se sente. ... Agora quero que a metade que está em pé se mova pela sala como se fosse algo incompleto. Não falem; apenas façam movimentos e, se quiserem, ruídos. Tornem-se algo incompleto, movendo-se. ...

Agora quero que as pessoas sentadas se levantem e completem o que está incompleto, com movimentos e ações. ... Continuem a interagir por algum tempo. ...

Perspectivas Não-Usuais

Agora quero que se olhem de ângulos e posições de cabeça não-usuais. Não falem. Inclinem e olhem a pessoa de lado. ... Então continuem a se mover em direção à pessoa e olhem para ela com a cabeça entre as pernas... e continuem a explorar todas as possibilidades de descobrir os outros, segundo ângulos e posições não-usuais, durante alguns minutos.

Diálogo de Movimentos

Agora façam par com alguém e comecem a interagir sem falar, num diálogo de movimentos. ... Tomem consciência de como se sentem e o que acontece entre vocês durante a interação. ...

Agora, silenciosamente, digam adeus ao parceiro por meio de movimentos e dirijam-se para um novo parceiro, a fim de manter outro diálogo de movimentos. Desta vez, quero que imaginem que um dos dois é um bruxo e o outro uma pessoa totalmente à mercê do bruxo. Continuem a conversar com os movimentos durante alguns minutos, e percebam como cada um se expressa. ...

Agora troquem de lugar, quem era o bruxo passa a ser a pessoa sujeita a ele e vice-versa. ... Mais uma vez percebam como se movem e como se sentem. ...

Agora digam adeus por meio de movimentos e dirijam-se a outro parceiro para um novo diálogo. Desta vez quero que imaginem que um é a alegria, e o outro a tristeza. Mantenham uma conversa entre tristeza e alegria, e percebam como se sentem. ...

Agora troquem de lugar, a alegria vira tristeza e vice-versa. ...

(Existem muitas outras possibilidades de papéis, sentimentos e qualidades opostos: professor-aluno, pai-filho, policial-criminoso, homem-mulher, calculista-espontâneo, aborrecimento-animação, aceitação-rejeição, amor-ódio, calmo-nervoso, emotivo-não-emotivo, força-fraqueza, suave-rude, ativo-passivo, paciente-impaciente etc.)

Chamas

Agora achem uma posição confortável, deitados no chão. Fechem os olhos e, silenciosamente, entrem em contato com o corpo.

Agora imaginem que são um fogo começando a tremular. Deixem que as chamas se tornem movimentos. ... Onde, em que parte do seu corpo estas pequenas chamas principiam, e como aumentam, crescendo e se expandindo no ar? ... Tomem consciência de que tipo de fogo vocês são, enquanto se movimentam e crescem. ... As chamas queimam de maneira firme, ou sobem e descem, tremulando? ... Como se sentem sendo fogo? ... Continuem a ser este fogo que queima e brilha e explorem o espaço à sua volta. ... Continuem a ser as chamas enquanto abrem os olhos e se movem, interagindo com as outras chamas. ... Façam par com outra chama e mantenham um diálogo durante algum tempo... e depois troquem de parceiro para outra conversa. ... Agora movam-se para um lugar onde tenham espaço em volta. Fiquem neste lugar e fechem os olhos. Suas chamas estão começando a morrer e logo todo o combustível terá terminado. Percebam como se sentem e se movem enquanto as chamas aos poucos diminuem... depois tremulam um pouco e somem... até que a última desapareça e só restem brasas brilhantes. ... Permaneçam com a experiência durante algum tempo. ...

Cantando

Sentem-se num círculo, fechem os olhos e entrem em contato com o corpo. Sentem-se eretos, e imaginem que há um barbante flexível no topo da sua cabeça, que, delicadamente, os puxa para cima de forma que a espinha se endireite e a barriga e o peito se abram. Não se esforcem nem enrijeçam o corpo, e deixem o corpo balançar um pouco para se certificarem de que não estão se mantendo rijos. ...

Agora centralizem a atenção na respiração... e nos movimentos do peito e da barriga enquanto respiram. ... Ao fazerem isto, mantenham na cabeça a palavra "suavidade". ... Deixem a respiração e o corpo se tornarem suaves: sem dobras ou nós. ... Observem a suavidade da respiração, enquanto o ar entra suavemente nos pulmões, sem esforço. ... Sintam todo o corpo ficando mais calmo e suave. ... Agora deixem a suavidade do corpo e da respiração se expandir para incluir o ar em volta. ...

Agora deixem a boca um pouco aberta e, quando se sentirem prontos, deixem um som se formar ao expirarem. Façam qualquer som que surgir com o mínimo de esforço possível, enquanto continuam centralizando a atenção na suavidade da respiração e do corpo. Não procurem fazer o som: apenas deixem que ele flua facilmente para fora de vocês. Ao deixarem o som fluir, a suavidade se expandirá e incluirá as outras pessoas da sala, e a suavidade delas incluirá vocês. Aos poucos, todos se juntarão num som suave ou num canto. Façam pausas para respirar, ou quando começarem a ficar tensos ou perderem a suavidade. O canto pode se modificar de tempos em tempos: aumentar e diminuir de volume, variar de tom etc. Deixem-no fluir, e deixem que o próprio som flua facilmente com o canto. Continuem durante alguns minutos. Quando se sentirem prontos para deixar o próprio som surgir, deixem que emerja, e aos poucos formem o canto. ...

Diálogo de Som

Fiquem em pé com espaço em volta, e com um parceiro, um de frente para o outro a uma distância de aproximadamente um metro. ... Fechem os olhos e soltem o corpo. ... Presentifiquem os ombros, a barriga, o peito, e soltem qualquer tensão que encontrarem. ... Presentifiquem a garganta e o pescoço e soltem-nos. ... Soltem o maxilar de modo que caia um pouco, deixando a boca entreaberta. ...

Fiquem em contato com a respiração e com todas estas partes do corpo que participam na formação de sons. Quando se sentirem prontos, deixem crescer um som dentro de vocês, e vir à tona sem se preocuparem em fazer qualquer som especial. Deixem o som emergir sem esforço. Quando ele surgir, percebam como é, sem tentar modificá-lo. Apenas tenham presente como ele é, e observem como cresce e se transforma. Façam isto, um de cada vez, e percebam as qualidades do som enquanto o emitem. Vocês permitem que ele morra lentamente quando a expiração chega ao fim, ou param de repente, ou forçam o resto de ar a ponto de ficarem tensos e o som começar a falsear? Façam uma pausa depois de emitirem o som, e permaneçam em contato com a respiração e sintam a presença do corpo enquanto o parceiro emite o som dele. Depois emita seu som de novo. Alternem-se durante alguns minutos. . . .

Agora que se tornaram familiares com o som, aumentem o volume sem mudarem de tom, e depois tentem diminuir o volume. . . .

Agora tomem consciência da boca, dos lábios e da língua e, lentamente, explorem como podem modular a voz enquanto emitem o som. Brinquem com as cinco vogais *a, e, i, o, u* enquanto emitem o mesmo som. . . . Continuem sentindo a presença da boca, da língua e dos lábios, e sinta como eles modulam seu som. . . .

Agora mantenham os olhos fechados e conversem com o parceiro por meio dos sons. Continuem usando o mesmo som que lhes é agradável, variando o volume e a modulação para se exprimir. Centralizem a atenção nos sentimentos em relação ao parceiro e nos sons que ele emite e na sua reação a eles. Deixem esta percepção fluir em som, enquanto prosseguem no diálogo. Continuem por alguns minutos. . . .

Agora parem por algum tempo para absorverem silenciosamente a experiência. . . .

Agora abram os olhos e compartilhem a experiência com o parceiro. Como foram seus sons nesse diálogo? O que expressaram e o que vocês sentiram fisicamente enquanto emitiam os sons? . . .

(Este experimento também pode ser feito com um grupo pequeno, de no máximo dez pessoas. Comece com todos descobrindo seu próprio som ao mesmo tempo, e depois cada um deverá emitir seu som quando você lhe fizer algum sinal, por exemplo, tocar o ombro. Depois leve as pessoas a formarem silenciosamente pares para diálogos, sem que elas saibam com quem estão. Peça que seja mantido um diálogo de cada vez, de modo que cada um possa ouvir os diálogos restantes tanto quanto o seu próprio, e também para que um par não se distraia com os sons dos outros.)

Poesia de Consciência

Encontrem um lugar onde possam ficar sós e entrem em contato com o fluxo de consciência. Prestem atenção ao que se faz presente de momento em momento. Depois deixem a consciência fluir em palavras, *como se* fosse uma poesia livre. Não procurem criar um poema — apenas deixem a consciência fluir em palavras. Façam isto em silêncio, primeiro dentro da cabeça, depois digam as palavras em voz alta à medida que elas se fazem presentes. ...

Agora façam o mesmo e deixem a atenção vagar entre a consciência de sentimentos e reações interiores, e coisas e eventos externos. Deixem a consciência fluir em palavras durante alguns minutos. ...

Canto de Consciência

Agora quero que acrescentem sons a esta expressão da consciência em poesia. Comecem entrando em contato com o experienciar interior e deixem-no fluir em algum tipo de som, como no experimento de *Cantarolando*. Quando estiverem emitindo os sons tranqüilamente, deixem a consciência fluir em sons e palavras, *como se* fossem uma canção. Não se esforcem para moldar ou estruturar as expressões numa canção, apenas deixem sons e palavras fluírem. ...

(Você pode também acrescentar outras formas de auto-expressão: deixar a consciência fluir também em movimentos, pintura etc.)

PALAVRAS FINAIS

O processo de escrever este livro foi de maneira geral muito agradável, e apesar de neste instante estar cansado, estou satisfeito com a forma que tomou. Muita coisa emergiu em mim enquanto observava-o a se modificar e crescer nas minhas mãos; muitas coisas ficaram mais claras à medida que tentava explicá-las. Tendo reescrito algumas partes e respondido a críticas, muitas vezes percebi que trechos do que escrevi não estavam baseados na minha consciência, mas eram entulhos da minha fantasia, aos quais ainda me agarrava. Estou certo de que ainda há outras partes que ainda não reconheci como entulho. Agora que escrevi o livro, corro o perigo de me tornar um guru, a quem você pode preferir escutar em vez de dar preferência à sua tomada de consciência.

Consciência é algo básico, e você só pode descobri-la através da sua própria vivência. Se permanecer com ela, descobrirá que minhas palavras às vezes podem ser úteis como meio de conduzi-lo a um território novo, e que nenhum dos meus erros pode levar você muito longe. Se você tomar minhas palavras como mais reais que a sua própria experiência, então os danos que poderá causar a si mesmo e a outros não terão limites. Você apenas estará em contato com fantasias, imagens, idéias, pensamentos e crenças que o afastarão ainda mais da consciência do seu experienciar.

No passado, gastei algum tempo à procura de gurus. No início não tive êxito porque ninguém correspondia à minha expectativa de encontrar alguém que respondesse a todas as minhas perguntas e resolvesse todos os meus problemas. Mais tarde, quando minhas expectativas eram mais razoáveis, encontrei pessoas incríveis e aprendi com elas como conseguir sozinho o que queria que elas fizessem para mim. Mais recentemente, descobri a mim mesmo aprendendo mais com as coisas do mundo que eu tinha anteriormente rejeitado por não serem do tipo guru. Talvez, se eu continuar fluindo com minha consciência, tornar-me-ei mais aberto, o suficiente para permitir que tudo no mundo seja meu guru, ensinando-me com o desenrolar das experiências.

Espero que você tome este livro simplesmente como o relato de alguns dos meus instrumentos e explorações no momento. Sinto-me um pouco como o explorador que parou durante o inverno para fazer mapas e anotações grosseiras descrevendo as viagens. Logo que estas palavras estiverem escritas, minha vida e minha consciência continuarão a se movimentar e modificar, às vezes com amor, alegria ou prazer, e às vezes com turbulência, raiva ou infelicidade. Os acontecimentos da minha vida às vezes são como ondas que me arrebentarão contra as rochas se eu resistir a eles. Mas estou aprendendo a acompanhar as ondas, como um surfista: posso usar sua força para me carregar alegremente em vez de me destruir; posso apreciar o movimento e a beleza da água correndo, em vez de ser cegado e paralisado pelo medo.

Existem imensas forças de destruição soltas no mundo. Estas forças são, na maioria das vezes, criadas, mantidas e dirigidas por fantasmas, medos, ideologias, ideais, crenças, suposições, pensamentos, planos, tradições, costumes etc. Muitos daqueles que se agarram a estas fantasias, e alguns que também observam de fora, estão sendo destruídos por estas forças. Um grande número de nós está despertando de sonhos e pesadelos e entrando em contato com a realidade do experienciar. Ao fazermos isto, tornamo-nos pessoalmente livres destas fantasias e nos afastamos das forças destrutivas que estas fantasias geram. Esta é a revolução da consciência sobre a fantasia e dos vivos sobre os mortos. A maioria das revoluções pede que se dê a vida por uma causa. A revolução da consciência está acontecendo porque cada vez mais pessoas entre nós insistem em viver suas próprias vidas, recusando-se a dar a vida por uma fantasia. Você pode se juntar a nós apenas vivendo sua vida de maneira total, com consciência. Sendo nós mesmos, e não imagens, podemos responder uns aos outros diretamente, e chegarmos juntos a uma honesta responsabilidade (*response-ability*).

NOVAS BUSCAS EM PSICOTERAPIA
VOLUMES PUBLICADOS

1. *Tornar-se presente — Experimentos de crescimento em Gestalt-terapia* — John O. Stevens.
2. *Gestalt-terapia explicada* — Frederick S. Perls.
3. *Isto é Gestalt* — John O. Stevens (org.).
4. *O corpo em terapia — a abordagem bioenergética* — Alexander Lowen.
5. *Consciência pelo movimento* — Moshe Feldenkrais.
6. *Não apresse o rio (Ele corre sozinho)* — Barry Stevens.
7. *Escarafunchando Fritz — dentro e fora da lata de lixo* — Frederick S. Perls.
8. *Caso Nora — consciência corporal como fator terapêutico* — Moshe Feldenkrais.
9. *Na noite passada eu sonhei...* — Medard Boss.
10. *Expansão e recolhimento — a essência do t'ai chi* — Al Chung-liang Huang.
11. *O corpo traído* — Alexander Lowen.
12. *Descobrindo crianças — a abordagem gestáltica com crianças e adolescentes* — Violet Oaklander.
13. *O labirinto humano — causas do bloqueio da energia sexual* — Elsworth F. Baker.
14. *O psicodrama — aplicações da técnica psicodramática* — Dalmiro M. Bustos e colaboradores.
15. *Bioenergética* — Alexander Lowen.
16. *Os sonhos e o desenvolvimento da personalidade* — Ernest Lawrence Rossi.
17. *Sapos em príncipes — programação neurolingüística* — Richard Bandler e John Grinder.
18. *As psicoterapias hoje — algumas abordagens* — Ieda Porchat (org.).
19. *O corpo em depressão — as bases biológicas da fé e da realidade* — Alexander Lowen.
20. *Fundamentos do psicodrama* — J. L. Moreno.
21. *Atravessando — passagens em psicoterapia* — Richard Bandler e John Grinder.
22. *Gestalt e grupos — uma perspectiva sistêmica* — Therese A. Tellegen.
23. *A formação profissional do psicoterapeuta* — Elenir Rosa Golin Cardoso.
24. *Gestalt-terapia: refazendo um caminho* — Jorge Ponciano Ribeiro.
25. *Jung* — Elie G. Humbert.

26. *Ser terapeuta — depoimentos —* Ieda Porchat e Paulo Barros (orgs.).

27. *Resignificando — programação neurolingüística e a transformação do significado* — Richard Bandler e John Grinder.

28. *Ida Rolf fala sobre Rolfing e realidade física —* Rosemary Feitis (org.).

29. *Terapia familiar breve —* Steve de Shazer.

30. *Corpo virtual — reflexões sobre a clínica psicoterápica —* Carlos R. Briganti.

31. *Terapia familiar e de casal —* Vera L. Lamanno Calil.

32. *Usando sua mente — as coisas que você não sabe que não sabe —* Richard Bandler.

33. *Wilhelm Reich e a orgonomia —* Ola Raknes.

34. *Tocar — o significado humano da pele —* Ashley Montagu.

35. *Vida e movimento —* Moshe Feldenkrais.

36. *O corpo revela — um guia para a leitura corporal —* Ron Kurtz e Hector Prestera.

37. *Corpo sofrido e mal-amado — as experiências da mulher com o próprio corpo —* Lucy Penna.

38. *Sol da Terra — o uso do barro em psicoterapia —* Álvaro de Pinheiro Gouvêa.

39. *O corpo onírico — o papel do corpo no revelar do si-mesmo —* Arnold Mindell.

40. *A terapia mais breve possível — avanços em práticas psicanalíticas —* Sophia Rozzanna Caracushansky.

41. *Trabalhando com o corpo onírico —* Arnold Mindell.

42. *Terapia de vida passada — uma abordagem profunda do inconsciente —* Livio Tulio Pincherle (org.).

43. *O caminho do rio — a ciência dos processos do corpo onírico —* Arnold Mindell.

44. *Terapia não-convencional — as técnicas psiquiátricas de Milton H. Erickson —* Jay Haley.

45. *O fio das palavras — um estudo de psicoterapia existencial —* Luiz A. G. Cancello.

46. *O corpo onírico nos relacionamentos —* Arnold Mindell.

47. *Padrões de distresse — agressões emocionais e forma humana —* Stanley Keleman.

48. *Imagens do self — o processo terapêutico na caixa-de-areia —* Estelle L. Weinrib.

49. *Um e um são três — o casal se auto-revela —* Philippe Caillé.

50. *Narciso, a bruxa, o terapeuta elefante e outras histórias psi —* Paulo Barros.

51. *O dilema da psicologia — o olhar de um psicólogo sobre sua complicada profissão* — Lawrence LeShan.

52. *Trabalho corporal intuitivo — uma abordagem reichiana —* Loil Neidhoefer.

53. *Cem anos de psicoterapia... — e o mundo está cada vez pior —* James Hillman e Michael Ventura.

54. *Saúde e plenitude: um caminho para o ser —* Roberto Crema.

55. *Arteterapia para famílias — abordagens integrativas —* Shirley Riley e Cathy A. Malchiodi.

56. *Luto — estudos sobre a perda na vida adulta —* Colin Murray Parkes.

57. *O despertar do tigre — curando o trauma —* Peter A. Levine com Ann Frederick.

58. *Dor — um estudo multidisciplinar —* Maria Margarida M. J. de Carvalho (org.).

59. *Terapia familiar em transformação —* Mony Elkaïm (org.).

60. *Luto materno e psicoterapia breve —* Neli Klix Freitas.

61. *A busca da elegância em psicoterapia — uma abordagem gestáltica com casais, famílias e sistemas íntimos —* Joseph C. Zinker.

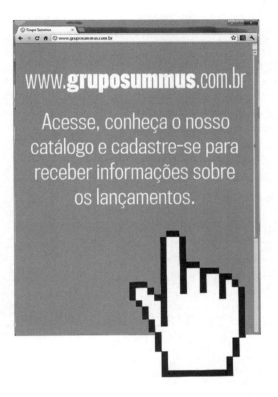

www.gruposummus.com.br